U0220086

科学新视角丛书

新知识　新理念　新未来

身处快速发展且变化莫测的大变革时代，我们比以往更需要新知识、新理念，以厘清发展的内在逻辑，在面对全新的未来时多一分敬畏和自信。

癌症：
进化的遗产

［英］麦尔·格里夫斯　　著

闻朝君　　译

陈赛娟　王一煌　　主审

上海科学技术出版社

图书在版编目（ＣＩＰ）数据

癌症：进化的遗产 / （英）麦尔·格里夫斯
(Mel Greaves) 著；闻朝君译. -- 上海：上海科学技术出版社，2024.5
（科学新视角丛书）
书名原文：Cancer：the evolutionary legacy
ISBN 978-7-5478-6595-8

Ⅰ. ①癌… Ⅱ. ①麦… ②闻… Ⅲ. ①癌—研究
Ⅳ. ①R73

中国国家版本馆CIP数据核字(2024)第070166号

上海市版权局著作权合同登记号 图字：09-2022-0285 号
封面图片来源：视觉中国

癌症：进化的遗产

［英］麦尔·格里夫斯　著
闻朝君　译
陈赛娟　王一煌　主审

上海世纪出版（集团）有限公司
上海科学技术出版社 出版、发行
（上海市闵行区号景路159弄A座9F-10F）
邮政编码201101　www.sstp.cn
常熟市华顺印刷有限公司印刷
开本 787×1092　1/16　印张 22.5
字数 270千字
2024年5月第1版　2024年5月第1次印刷
ISBN 978-7-5478-6595-8 / N·274
定价：68.00元

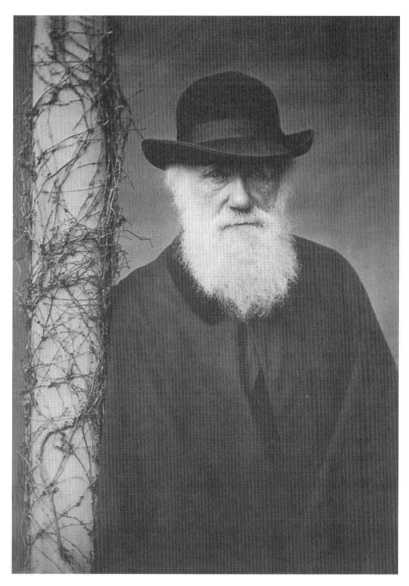

达尔文（1809—1882）。1859年发表的《物种起源》奠定了进化学的科学基础，在其进化思想的指引下，生物学得到了蓬勃的发展。近年来，进化医学或达尔文医学这一新观点的出现为理解疾病，包括癌症的发生提供了崭新的思路。

序

癌症一直是严重威胁人类健康和生命的重大疾病，全球每年近800万人死于癌症。癌症为什么会发生？发生率为什么这么高？为什么多数癌症治疗难以取得令人满意的结果？这些围绕癌症的一系列问题一直是各国医学和生物学工作者致力于破解的难题。关于癌症的发生有多种解释，比较流行的如环境致癌论等。部分社会学家甚至将其归咎于现代文明和社会发展。近年来人们生活节奏的加快和生活方式的改变，癌症发生率随之上升，癌症又被看成是生活方式导致的疾病。20世纪70年代以来，随着分子生物学和基因组学技术的发展，科学家们从微观上对具体类型癌症发生机制和相关癌基因的研究不断取得新的突破。然而，对癌症至今尚缺乏一个统一的宏观的认识。

近年来，进化医学或达尔文医学这一新观点的出现为理解疾病，包括癌症的发生提供了崭新的思路。这一观点来自新兴交叉学科领域的研究人员，他们将生态学家和进化生物学家的思想带入癌症生物学中。由英国癌症研究所血液研究部主任、知名血液学专家麦尔·格里夫斯教授所著、牛津大学出版社出版的《癌症：进化的遗产》（*Cancer:*

The Evolutionary Legacy）一书第一次系统性地从达尔文进化论的角度对癌症的发生和发展做了多维的、动态的阐述，使很多困扰癌症研究者的难题有了合理的解释。作者认为，癌症为什么会在世界范围内普遍发生，并贯穿于整个人类社会，这是因为癌症是地球生命数十亿年进化过程本身的自然产物。自然选择、适者生存的法则要求细胞不断进化，而进化源于 DNA 突变、单个克隆的适应生存、扩张、入侵和迁移。偶尔，在偶然性的作用下 DNA 突变也会朝着不利于人类进化的方向进行，一旦这些突变逃脱机体免疫系统的控制就会造成癌症的发生。因此，只要有进化就会有癌症。可以说，癌症就是一场失控的达尔文进化过程。癌症从一个微型良性肿瘤发展到恶性转移性癌肿的每一步都是自然选择带来的压力作用的结果，整个过程渗透着达尔文进化原理。癌细胞通过自然选择不断演化，有利于癌细胞生存和增殖的突变是促进肿瘤恶化的原动力。为什么癌症治疗会失败？这是因为癌症治疗这把双刃剑在杀死部分癌细胞的同时也会带来进一步的选择压力，促使新的突变的发生，在某种程度上"协助"了癌细胞的发展。作者这一独特的思考为癌症治疗提供了新的思路，提示治疗策略应尽量减少癌细胞积累新突变的可能。此外，改善人体内环境并使其稳定，特别是增强对异常细胞监管的免疫系统能力，以及遏制自然环境致癌因素或某些遗传因素所加剧的细胞"进化失控"，则必然有利于癌症的预防。

关于癌症研究的书有很多，但本书视野独特，且具有很强的可读性。其中文版的面世无疑将会使中国的读者从中受益。我愿向广大癌症研究者以及普通读者推荐这本书。

中国科学院院士

中文修订版前言

作为一名英国科学家和本书的作者，我非常高兴本书第一版在20多年前就被翻译成中文和读者见面了。非常荣幸有机会再作修订。我所讲述的故事有一点复杂——生物学和癌症是复杂的。但是我希望能够将其中的道理解释清楚，读者读起来会觉得有趣，并对未来充满乐观。

过去20多年里癌症研究及其治疗方法都有了巨大的进步。其中最前沿的工作是 DNA 或者癌症基因组的测序，以及进行大数据处理与分析的新计算工具和基于人工智能的诊断和预测方法。中国科学家在这些令人振奋的技术进步中做出了重要贡献。我们对癌症生物学的复杂性也有了更深刻的认识。结果表明，同时也让作者满意的是，癌症的所有关键之处——它的发生、发展和治疗结果，都能够从而且只能从进化的角度来理解。现在我们可以更清楚地认识到过去的成功和失败背后的生物学基础，并尝试用全新的方法来解决仍具挑战性的难题。

目前，世界范围内每年仍有数百万人死于癌症，这对所有国家而言都是巨大的公共卫生难题。我们现在有知识也有成熟的工具可以火力全开地应对这个难题。但是，这如同应对全球气候变暖危机一样，需要巨大的、全球范围内的共同努力和合作；需要跨国界的政策支持和资金支持。这些努力带来的回报将是一个癌症可控且发生率越来越低的世界。

麦尔·格里夫斯

2023 年 9 月

前　言

　　科学给我们提供了一个观察和认识我们所生活的世界的方式。对于从事科学事业的人来说，好奇心是推动力，它能使你充满乐观，但如果你试图从自然现象中提炼出一个清晰的画面，也似乎有点过于天真。自然现象的空间和时间超越了我们的经验，它复杂的多样性极易使我们思维混乱，理不出头绪。努力把握这些复杂性就是科学的意义所在。对于我们中的一些人来说，这个挑战极具诱惑力是因为它涉及人类境况。

　　癌症就是这样的一个难题。它总是诱惑人们去寻找一个解决方案，却又总是那么难以捉摸、不易对付和难以解释。不是吗？现在对这个变化无常的疾病有了一个可信的合乎逻辑的解释。本书就是尝试着阐释这个解释。它叙述的内容涵盖历史、地理、分子缺陷、人类的弱点和运气等，但最重要的是关于进化。

　　我个人认为能够最好地解释癌症难题的观点就是达尔文的进化论。我怀疑就在几年前这种观点还没有什么可靠的根据。但是，幸运的是，现在障碍被清除了。关于基因和进化通常还伴随着克隆、性和宗教的各种喧闹的争议已充斥着荧屏和电台。专家让我们确信，从我们奇妙的身体器官到我们的语言能力、心理特质甚至经济状况，尤其是对于疾病，进化和新达尔文主义生物学都能给出合理的解答。

兰道夫·内瑟和乔治·威廉斯创造了"达尔文医学"这个术语来解释我们为什么会生病。达尔文当然会乐于看到继沃森和克里克划时代的伟大发现之后，接着在乔治·威廉斯、理查德·道金斯、斯蒂夫·琼斯、丹尼尔·德耐特和其他一些富于激情的大师们的大力推动下，他会受到热烈欢迎而重返科学的舞台。

正是分子遗传学的力量催生了这种关于人的生物学新观点。然而，如果拨开迷雾所看清的画面仅是对基因的单维认识，那么这种认识是十分肤浅的。我们的生物学涉及的层面更多，也更有趣。在这个有关癌症的故事中，基因仍然处于中心位置，与故事中的其他角色相互交织在一起，共同参与这场碰运气的游戏。参与游戏的选手和游戏规则都是由进化遗赠的。癌症在自然界普遍存在，在某种意义上是自然的一个天然组成部分。但是人类面临的困境和癌症在当今社会的高发有其特殊之处。这与我们改变了进化的游戏规则有关。我们在先天与后天冲突的陷阱中陷得太深而难以自拔了！

我所希望的是这个达尔文观能够为解决与我们所有人都相关的癌症中的重大问题提供合理的框架。为什么会有癌症？为什么健康的机体不能对付它？为什么它这么常见？为什么有这么多的风险因素？为什么最好的治疗常常失败？确切地说癌症是什么？我们该怎样对付它？还有——为什么是我呢？一些过时的简单化的，尤其是以为找到癌症发生的原因就能治疗的错误观念必须被抛弃，而一些答案，如科技界的敏锐的观察者所预期的，乍一看有违直觉，然而一旦在合理的背景下加以理解之后就会带来深远的影响。

癌症是发达国家的主要顽疾之一。癌症的发生是多因素共同作用的结果，既涉及非常古老的进化遗产，也牵涉近期的进化，这个事实意味着没有简单的答案。但是我们可以有新的选择，主要是早期诊断、生物治疗，尤其是预防。它们对未来的意义非常深远——会对遗传筛选和咨询、风险评估、新的治疗策略、生物技术产业、卫生服务的组织和成本等带来影响。此外，可能意义最大的是对我们的社会行为带来深远的影响。

　　这里提供的仍然只是一种"观察方式"——是许多可能的观点中的一种。我要谈的动机是直截了当的，我不喜欢遮遮掩掩：我想探讨从我们自身进化和历史的角度能多大程度地了解我们在癌症中面临的关键问题。我并不期望它会提供一个完整的或唯一的解释或会给病人带来安慰，但我相信它能帮助我们更清楚地看到问题。

　　科学和医学出版物可能难免专业术语成堆、文字枯燥、深奥难懂。叙事、推断、趣闻和幽默被严格禁止，比喻修辞也很有限。我撰写本书的原因之一就是它可以使我逃离这些专业桎梏，所以它有那么点自我放纵，但希望不是以牺牲了广泛兴趣、精确性和理性的判断为代价。对于什么是已被普遍接受的科学认识以及什么仅是推测，本书是非常明确的。当然这本书中还有许多不确定之处，也有许多看似矛盾之处。对于一些非常复杂的或者专业的问题，我在陈述时尽量将之简单化，也尽量避免赘加许多更谨慎的科学家会附加用以减免自己责任的告诫和限定条件。同时，证明文献、参考文献和注释被减到最少。这显然是冒险，可能会引起同行科学家和专家评委的不快，对此我深表歉意，但本书的读者对象是非专业人士。

　　上述文字是在本书 2000 年出版时所写的前言。此后近八年来，世界日新月异，科学研究突飞猛进，科学新发现层出不穷。癌症生物学和医学也有了显著的发展，这在很大程度上是受到技术进步和人类基因组计划的推动。我在本书中文版末尾新的章节中从"进化"

的角度简略总结了这些进步。

2009 年是查尔斯·达尔文的巨著《物种起源》发表 150 周年，同时也将迎来达尔文诞辰 200 周年。英国和世界各地将举行一系列的活动，以纪念这位科学巨人，是他从此改变了人类认识自身及与自然界的关系的方式：我们古老的、很大程度上属于偶然事件的起源；我们丰富的多样性和卓越的才能；同时，还有进化遗产带给我们的先天不完美并使我们易受疾病尤其是癌症的侵袭这一无法挣脱的枷锁。《物种起源》发表 150 周年后，我们才刚刚开始认识到进化所蕴含的深刻含义。

麦尔·格里夫斯

伦敦，2008 年

致　谢

　　在本书写作过程中曾得到许多人的帮助，他们阅读了部分章节，提出了批评和建议。我要特别感谢弗雷达·亚历山大、大卫·迪尔纳雷、理查德·多尔、泰瑞克·昂弗、汤姆·格雷弗斯、巴瑞·古斯特森、安德鲁·李斯特、克里斯·马肖和罗宾·魏斯。尼克·戴、玛利亚·艾尔娜·卡布瑞拉、索尼亚·桂伦、费斯·何、理查德·胡尔斯顿、理查德·蒙塔利、大卫·奥尼恩、施朱·萨其、麦克·斯塔顿和大卫·沃德热心地为我提供了许多有用的资料。克里斯·普里斯特在美工方面提供了帮助，还有几位同事提供了图解，我会在具体图片的注解中予以注明。盖伊·戴维斯小姐和癌症研究所图书馆的工作人员给予了特别的帮助，我方得以利用历史和当代关于癌症的文献资料。

　　过去的25年中受益于慈善癌症研究组织的支持，我可以从容地进行我最感兴趣的研究工作，可以探索癌症这个布满荆棘的领域。因此，我要感谢癌症研究所、白血病研究基金会和皇家癌症研究基金会。

苏珊·哈里森和她牛津大学出版社的同事们在整个过程中给我提供了很大帮助。我要感谢芭芭拉·德福森认真的秘书工作。文责我负。

麦尔·格里夫斯

目 录

第一部分

———○———

癌症：古老的遗产和现代神话

没有人能够确切地说清楚肿瘤是什么，即使那些深受其害的人也不能。

尤因（J. Ewing），1916 年

第一章

困惑吗？你应该会

　　能否允许我从坏消息开始说起？那就是统计数据。我们 3 个人中就大约有 1 人会在某个时候被不幸诊断出患有癌症。无论你是何种身份，总裁、电影明星、主教、运动员、诺贝尔奖获得者、犹太人或非犹太人、黑人还是白人、富人还是穷人，这个比例都是如此。每天约有 1 500 个美国人死于癌症，更不用说其他国家远远超出这个数字的人数。全世界每年被诊断出癌症的人数超过 800 万。癌症是不分地域和人种的常见病，已成为一个大问题。在享受着财富、健康和长寿的西方社会，癌症更是一大尖锐的问题，人们期待有快速解决之道，却为不能实现而困惑不解。在发达国家，感染和营养不良已不再是死亡的主要原因，癌症，尽管在青年中的发生率还比较低，但无疑已成为威胁儿童生命的主要疾病，几乎找不到可以与其一争高低的竞争对手。

　　这种我们称为癌症的疾病，在诱因、发病机制、临床症状、治疗反应和治疗效果及治愈率等方面有着千变万化的差异。在某种意义上，每个患者的癌症都是独特的，这也是它难以对付的原因之一。

尽管癌症是"一种"疾病，实际却是许多（大约上千个）细胞和组织功能异常的总和。这些异常有一个共同特征，就是突变克隆的"领土扩张"。

癌症可以说是一种极其可怕的疾病。的确，癌症凶险无常，但"癌症"（希腊人的发明创造）这两个字在很大程度上也加深了我们对于这种疾病的恐惧。这种疾病的名称毫无例外地激起普遍、异常的恐惧，一旦得了此病就知道意味着什么。很惭愧，我们无法重新发明一个词来代替这个词。就像苏珊·桑塔格（Susan Sontag）在她的《疾病的隐喻》一书中所生动描述的那样，癌症就是无法战胜的杀人不眨眼的恶魔。所以毫不奇怪一旦被诊断为癌症会一下子激起过分的恐惧。这是一种对难以逃脱的结局的恐惧。这种被夸张的恐惧来自自身的内疚，也许就是自己的生活习惯，某种为生活带来乐趣的习惯，招来了这个不治之症；或者，恐惧也可能来自对给自己带来灾难的罪魁祸首——某个肮脏的、不守法的工业企业的愤怒。更糟糕的是，被癌症侵犯的可能是我们觉得难以启齿的器官，特别是当它们不能正常工作的时候。疼痛、羞愧和愤怒交织在一起，带来难以名状的糟糕感受。

在很多情况下，这种恐慌状态是可以理解的，但无疑，是无知、曲解的断言及前后矛盾却耸人听闻的小道消息激发了恐慌，同时，认为控制和根除癌症方面的工作毫无进展的社会普遍感受又加剧了这种恐惧。突破永远是"干打雷不下雨"，于是更多持怀疑态度的大众忍不住转向寻求替代医学的帮助。整个国家在癌症治疗、研究上的花费及癌症带来的经济损失，以及给病人及其家庭造成的生理和心理上的负担都是难以估量的。

现实状况是癌症的治疗过程可能令人不堪忍受，并具有其他毒副作用。至于为什么会这样，根本的问题是什么，医生和科学家至今尚未能做出很好的解释。然而，癌症的临床治疗的确有了进步，对癌症生物学机制的理解有了革命性突破，对致病的多重因素也有了更深刻的认识。我们对癌症到底是什么，为什么会这么复杂，最终有了一定的了解。这些新知识解释了过去的治疗为什么会失败，并在更长的时期内，为我们提供了一条控制癌症的可靠途径，即通过早期诊断和干预，采取更加有效和毒副作用更小的治疗方法。同时，预防也至关重要。驱除癌症这一恶魔的时机已成熟。

分子遗传学在过去 25 年中的进展，让我们知道癌症是从单个细胞的染色体基因异常发展而来的，但它与其他约 5 000 种人类单基因遗传性疾病不同并要复杂得多。它也不同于大众已了解（或更确切地说是误解）的传染性疾病模式，传染性疾病由单个致病微生物引起，总体上是可以治愈或预防的。"感染 X= 疾病 Y：治疗 Z"这样一个简单公式只能是一种幻想，掩盖了背后极其复杂的病原学。苏珊·桑塔格为了消除癌症的神秘感也运用了不恰当的、表面化的类比（类比成肺结核），沉迷于美好的愿望，推测摆脱癌症困境的出路在于找到对病因和治疗的简单、单一且唯一的解释。期望病因和疗效之间存在简单直接关系的并不止她一人。[1]这种观点具有普遍性，尤其是在西方社会。是什么催生了这种观点呢？部分程度上这可能是受到笛卡儿、莱布尼兹和牛顿物理学的决定论哲学的影响，甚至可能受好莱坞电影的影响更大。这些都代表了单维型思维的基础和实例：不管表象多么错综复杂，因和果、元凶和牺牲品之间的关系都是线性的，非否即是，都可以简单地加以解释、容易解决。实际这只能是幻想。

然而癌症，事实上和大多数其他疾病一样，本身是非常复杂的。这种复杂性不仅仅在于我们的疾病多么古怪，而是它就是我们的基因、细胞和身体所处的生物界的一个基本属性，是生命活动的方式。

这个不可避免却常常被忽视的困难阻挠了我们对根治癌症的尝试和对癌症本质的深层次理解而非表象的认识。简单的解释不可能得到。更糟糕的是，对存在致癌的一个"因"的错误认识及对一个"治愈"可能性的误断助长了不切实际的期望。没有什么单一的诱因。电离辐射是唯一已知的乳腺癌的诱因，同样也被认为与白血病发生相关。但显然，它不是这些癌症的"因"，甚至除了一小部分病例外，大多数癌症病例都与它无关。这的确让人摸不着头脑，但我们又非要找出一些人或东西来承担这个罪责。没人知道答案，但似乎又每个人都知道。坏脾气、坏习惯、坏老板、坏基因、坏运气……是的，确实是坏运气。是我们呼吸的空气、喝的水、吃的东西。所有的这些都有关系，又都没有关系。

世上没有什么可以使我们长生不老的神物和神奇的万能药，也没有简单快速的攻克癌症之道，这是令人痛苦的现实。现在，迷雾在逐渐散去，我们认识到有关癌症的一个矛盾现象：尽管所有因素看似复杂，但它们之间有着协同的模式，组合在一起具有重要意义。就如我们常常回过头来所看到的，很难想象如果不是这样的话情况会变得怎样。要破解癌症之谜就必须开拓一个崭新却更加现实的领域。这不是最轻松的一次征途，却是唯一值得踏入的征途。

第二章

那不勒斯国王和其他无声的证人

在某些方面，癌症与心脏病、中风、肥胖、老年神经退行性疾病及21世纪特有的艾滋病一样，都是我们文化中不可分割的一部分，正如不久以前的黑死病、梅毒和肺结核。但癌症是新出现的病魔吗？就让我们来说说那不勒斯国王吧。

阿拉贡费兰特一世（Ferrante I of Arragon）在1494年63岁时死于肥胖症（图2.1）。和许多贵族出身的人一样，他的身体经防腐制作成木乃伊，放置于木棺中，埋葬在那不勒斯的圣多米尼哥大教堂。对挖掘出的尸体进行检验，发现了在骨盆区有一个保存相对完好的肿瘤。来自比萨大学病理研究所的意大利科学家对肿瘤作了切片，仔细研究它的病理，推测这个肿瘤是一种叫做腺癌的癌症，很可能源自大肠癌。接着，他们进行了一个灵敏的分子实验，寻找目前在这种癌症中常见的一个基因突变。这种称为DNA聚合酶链式反应（PCR）的技术，通过扩增的方法，能够发现微量甚至是单个拷贝的基因（或基因片段），已成为分子病理和法医学实验室的主流技术。这个相关的人类基因被称为RAS。正如可以从现代肿瘤推测到

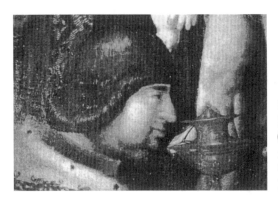

图 2.1　那不勒斯国王阿拉贡费兰特一世。[2]（从达·芬奇作品"三圣王的礼拜"中拍摄而得。由玛彻缇和佛那希亚瑞医生友情提供）

的，在从阿拉贡费兰特一世身上提取出的肿瘤组织中的确发现了同样的 RAS 突变。这真是个先进的诊断技术，尽管对这个病人来说有点迟了。

虽然 DNA 降解已经抹掉了罪犯在犯罪现场留下的分子"指纹"，但是古老的人类遗体还是为肿瘤的悠久历史提供了证据。从新石器时代、哥伦比亚发现新大陆之前的美洲和中世纪欧洲保存下来的畸形并带有病变的遗骨可以看出有类似骨肿瘤（骨肉瘤或从其他组织转移而来的骨癌）存在。令人印象最深的是在牛津郡的斯坦莱克发现的一具年轻的撒克逊男性遗骸。他身上长有一个巨大的骨赘生物，可能是骨肉瘤。[3]

尽管有着不同的诊断，可能是死后退化，也可能是受伤或感染引起的骨化等，但许多（总共约有 100 例）被检查的头骨和长骨（腿骨）的结构符合原发性骨瘤或高度提示肿瘤从其他地方扩散或转移而来的骨骼病变的特征。最常见的形式是头骨的良性象牙质骨瘤。已有 17 例来自新石器时代至撒克逊时代不列颠人头骨的这类病例记录。对佩科斯普韦布洛印第安人遗体进行的类似调查，在检验的 581 例头骨中发现 13 例这样的病例。

鉴定遗骸的恶性肿瘤非常困难，但有几例标本的头骨病变高度提示骨转移恶性肿瘤，如乳腺癌、多发性骨髓瘤或黑色素瘤等骨转移肿瘤都会造成典型的骨损害。最古老的病例标本来自青铜器时代（公元前 1900—公元前 1600 年）的头骨，报告者推测头骨病变由乳腺癌转移而来。还有一例是来自肯德基的公元 4 世纪的头骨标本，可能来源于多发性骨髓瘤。其他引人注目的病例包括有 2 400 年之久的来自秘鲁印加的木乃伊，具有多处散布的典型恶性黑色素瘤特征的病变。这非常奇怪，因为该地区原住民患黑色素瘤的比例很低。黑色素瘤通常与高加索地区白种人过度照射紫外线和皮肤灼伤有关。另一方面来说，就像我们后面要看到的，这也许提示一些关于拓殖美洲的迁移人群的非常有趣的信息。

1932 年由路易斯·利基（Louis Leakey）在肯尼亚发现的一块颌骨化石（卡南颌骨）上的病变可能是原始人类中所发现的最古老的恶性肿瘤。这块考古珍宝的无心捐赠者不是一只南方古猿就是直立人。希腊肿瘤学家乔治·斯达舍伯勒斯（George Stathopolous）提出这个肿瘤也许是伯基特淋巴瘤，一种多发于现代东非的肿瘤，通常发病于颌骨。尽管我们不能通过某种方式来证明，但我们可以大胆设想也许在英国外科医生丹尼斯·伯基特（Denis Burkitt）发现这种疾病，将它展示在西方人眼前并加以标识之前，这种肿瘤已经存在了一二百万年。

公元前 3000 年到公元前 1500 年埃及纸草文就提到了乳腺肿瘤。埃柏斯纸草文描绘了腿部硕大的令人讨厌的肿瘤。这些肿瘤被说成是"这是 Xensu 上帝的肿瘤，不要动它。"对癌症的早期历史作了出色图示综述的迈克尔·希姆金（Michael Shimkin）提出，虽然 Xensu 肿瘤也许根本不是肿瘤，但给出的描述符合卡波斯肉瘤的特征，这种肿瘤多发于埃及、地中海东部和非洲部分地区，也常见于艾滋病患者。还有少数在埃及木乃伊上发现的骨瘤和可能是鼻咽部肿瘤的病例也被描述，最古老的已有 5 000 年的历史。

都灵人类学研究所保存的古埃及人遗骸中有两个特别令人感兴趣的疑似肿瘤病例。两个病例都为男性，一个 20～25 岁，另一个 60 岁左右。两者都有很特殊的骨骼畸形，包括分裂的肋骨和异常的趾骨，具有典型的高林综合征的特征。1960 年高林和戈尔兹首先描述了这种独特的症状，除了多发性骨骼和组织异常之外，它还具有多种良性和恶性肿瘤包括多发性皮肤癌高发的显著特征，因而被描述性地称为痣样基底细胞癌。高林综合征易感性通过一个基因遗传，最近已被克隆并鉴定为果蝇 "patched" 基因的人类进化同源基因。非常巧合，这个 patched 基因的突变在一种极常见的被称为基底细胞瘤的非黑色素瘤性皮肤癌中很普遍，但不是以突变的形式遗传获得，而是在单个皮肤细胞中发生突变，可能是紫外线暴晒的后果。鉴于高林综合征基因在当代西方社会罕见（少于 1∶50 000），这两具埃及的骸骨很有可能是亲属关系，也许是父子。

古希腊人被公认是最早认识到癌症是一种独特的疾病的，并创造了两个术语 "carcinos" 和 "carcinoma"（都是螃蟹的意思），这就是我们现在所用的词汇的拉丁文版本。然而，这种描述也被用于溃疡性肿瘤和非癌性病变，包括炎症反应、囊肿和痔。希波克拉底（公元前 460 年—公元前 370 年）描述了乳腺、鼻咽、胃、皮肤、宫颈和结肠癌。葡萄胎在古希腊和古罗马时也已被认识。这是一种在生物学上很独特的子宫肿瘤，我们后面会看到更多。

可以触及的癌肿，如乳腺癌，手术切除；术后创口和未摘除的浅表性肿瘤用煤焦烯、毒性草药包括芹叶钩吻、颠茄和砒霜治疗——这是两千年后的治疗方法的先驱。对于不容易接触的肿瘤，希波克拉底给出了明智的建议。他的《格言》第 38 条写道 "……对隐蔽的肿瘤最好不要采取任何治疗，因为一旦治疗，病人很快就要死掉；相反，如果不处理，他们还能够支撑一段时间。"[4]

　　盖伦，公元 2 世纪在古罗马行医的一个古希腊医生，被许多人尊为临床医学之父和首位肿瘤学家。他比较详细地描述了许多器官包括女性生殖道和肠道癌肿的外观，特别是乳腺癌，据他记录这是最常见的癌症。针对乳腺肿瘤，他还对"cancer"这个名称的出处给出了可信的解释："……在乳腺处我们经常看见类似 cancer（螃蟹）这种动物的肿瘤。就像螃蟹的腿在身体两侧，乳腺肿瘤伸展的血管在形状上与螃蟹非常相似。"盖伦追从希波克拉底，认为浅表的肿瘤，例如乳腺肿瘤，可以通过手术切除来治疗，而徒劳无益地试图切除内部或植入很深的肿瘤，只会带来悲剧，加速病人的死亡。按照我们现代对肿瘤的理解，有趣的是他强调乳腺肿瘤只有在长到一定大小之前切除才可能治愈。在古希腊、古罗马和随后的欧洲历史所进行的乳房切除术是否真的有治疗效果，我们不得而知，但是引用 19 世纪阿拉伯外科医生阿卜杜勒·卡西姆（Abdul Qasim）的话来说："我本人从未治愈过一个病例，我也不知道谁这样做成功了。"这句大实话倒有助于我们的理解。

　　2 000 至 2 500 年前印度阿育吠陀药典描述了肿瘤（印度语 Arbuda，即疱）的识别和治疗，对肿瘤的转移或扩散也有了认识。就像现代的东南亚地区，口腔、咽和食道处的肿瘤在当时非常普遍。口腔癌，包括舌、颊和上颚等部位的肿瘤，也许与咀嚼槟榔烟块有关，这在现代印度也很流行。内脏肿瘤如结肠、肝、胃部肿瘤没有记录，这也许并不让人感到奇怪，但相较于同时代希腊对相当常见的女性乳腺癌的描述，明显缺少乳腺癌的记载却令人惊讶。

　　中国的民间记载显示食道癌或咽喉癌在东方有着悠久的历史。据记载，11 世纪或许更早一点，食道癌在波斯非常普遍。在今天中国北方的一些地区，超过 10% 的成年男性和女性会罹患食道癌。我们在后面的章节将会解释，问题主要在于饮食习惯。然而，值得注意的是，据当地传言，这种疾病已经在当地流行了 2 000 年以上。

希波克拉底和后来的盖伦都把癌症归罪于黑胆汁过多。这和当时在古希腊和古罗马占统治地位的疾病的体液理论相一致。许多肿瘤因血管形成和溃疡造成的血淋淋的样子也似乎验证了这一点。这是否为用癌症来做隐喻提供了丰富的土壤？用可怕的比喻来形容癌症要追溯到古希腊和古罗马，与之对应的是，把充斥各处的、阴险的、腐败的或罪恶的举动比喻成癌症的修辞手法在文学中也很常见。拉丁诗人奥维德（Ovid）在他的诗歌《变形记》中，把一个雅典女孩对她姐姐强烈的嫉妒形容为就像癌症一样——"一种不治之症侵占并腐蚀了身体"。在圣经里，我们可以看到同样的情绪表达，圣保罗对不信仰上帝的人表示不满，把他们比喻成"他们的话如同癌肿一样会毒害更多的人"。

由此看来，肿瘤是一种和智人一样古老的疾病，实际上，历史还要悠久得多。卡南颌骨事实上还不是被发现的最古老的肿瘤的纪录保持者。现在这个记录暂时属于一种血管瘤（血管良性肿瘤）和另一种类型不确定的肿瘤，在 1.5 亿年前侏罗纪时期的恐龙骨化石上发现了后者独特的印迹。我们不会期待发现更多恶性肿瘤的化石遗迹，但当我们开始思考肿瘤基本的生物学特性时，你会发现它是如此鲜明地反映了多细胞生物的内在固有属性，以至于我们有理由相信良性和恶性赘生物已有了 5 亿年左右的历史，只不过当时没有病理学家来标识它。现存的所有脊椎动物、软体动物和其他一些无脊椎生物，都会生长某种形式的肿瘤，尽管发生率不高，有时还疑似与人类活动有关。我们人类发明了癌症的名称，而不是这种疾病本身。

第三章

工业，文明和情绪

> 那么，正如我们一再提出的，是否可以推断，癌症和精神失常一样，都是文明的产物。
>
> 沃特·哈里·沃希（Walter Hayle Walshe），
> 伦敦大学病理解剖学教授，1846 年

"癌症是工业社会的产物"这个受到普遍认同的观点又是怎么回事呢？以让·雅克·卢梭为代表的一些哲学家反复哀叹"文明使人类远离自然，并以各种常见疾病为代价"，两者之间有着紧密的哲学联系。更确切地说，这种有关癌症的论点源自对职业和癌症相关性的流行病学调查［1775 年珀西瓦尔·波特（Percival Pott）所做的扫烟囱工人阴囊癌发生率相关性调查是最著名的历史先例］。100 多年前，由于职业关系接触焦油、石油和 X 射线导致皮肤癌的危险被发现。所有这些在很大程度上都是技术、工业和商业进步的产物。

然而，甚至在这些致癌活动流行之前，癌症已经被普遍认为是现代疾病。19 世纪欧洲的医生注意到癌症在"未开化种族"（主要指

非洲黑人）中的发生率很低。李文斯顿医生在非洲"传教"过程中注意到当地人主要受到脂肪瘤和纤维瘤的困扰，但癌症本身不为人所知。同样，19世纪欧洲和美国的内外科医生都有深刻的印象，癌症，特别是乳腺癌在印度人（如加尔各答）、北非人（如阿尔及利亚）和美洲原住民中的发生率非常低。

著名的沃希教授确信充满压力的现代生活方式是癌症发生的祸首。在这方面，这位学识渊博的教授还就子女的职业选择给家长们提供了非常有趣的建议，以预防癌症。不要从事法律、医药和外交方面的工作，商人、银行家和股票经纪人那样充满投机行为的生活也应该避免。沃希认为远离癌症的最好方法，男人首选参军或加入教会，女人则应成为家庭教师。

18—19世纪欧洲著名的医生把肿瘤看作是一种与压力有关的现代疾病，而且主要是一种女性疾病。其中有些人还认为他们知道为什么会如此：

> 女人比男人更易遭到肿瘤疾患的打击，特别是那些久坐不动、性情忧郁的女人和那些生活中经历烦恼和悲伤的女人。[理查德·盖伊（Richard Guy），1759年]

17—19世纪的外科医生对癌症发生原因所做的这类及其他一些思考，在某些程度上都是继承了前辈盖伦主张的观点，抑郁体质是问题的根源。个性与癌症发生可能有某种直接联系的观点一直持续到精神分析时代和20世纪。因而，提出压抑的情绪是造成西格蒙德·弗洛伊德（Sigmund Freud）罹患癌症的原因，有一些讽刺的意味。弗洛伊德成年后大部分时间几乎每天都要抽20根左右的雪茄。因此，他的嘴和颚患了致命的癌症也许不只是巧合。不过，他的同行、精神分析学家威尔海姆·赖希（Wilhem Reich）却有另一番解释。据他自己所说，他的"癌症研究"受弗洛伊德病情的启发，形成了他关于癌症的生物情感理论（1948 年）。依据这个理论他得出了简单且显而易见的解释，弗洛伊德的癌症是情感或心理屈从和他不断用嘴咀嚼东西来缓解压抑情绪的后果。是的，也许在某种意义上是这样，但这是对致病途径的严重误解。这种观点直到今天还有它的追随者。是的，是应该怪罪于您的个性。这听上去就像是伍迪·艾伦（Woody Allen）的格言，没有人会把它当真。然而，这种观点在 19 世纪的医学圈却特别流行。著名的英国外科医生，赫伯特·斯诺（Herbert Snow）对这一点想法颇多，他在 1891 年出版的《女性肿瘤易感性及其与精神错乱的关系》一书中有不少激扬的文字表达了这种观点。我先不提他那些更加有趣的从政治角度讲是有问题的观点，等后面分析乳腺癌发生的可能原因时再说。

但先不管可能的发生机制，我们对于 20 世纪之前的欧洲不同癌症的发生率又知道多少呢？从盖伦时代开始，许多历史医学记录都反复提到乳腺、子宫和宫颈肿瘤较流行，但几乎都不能洞察实际的发生率。18 世纪杰出的外科医生约翰·亨特（John Hunter）对癌症非常熟悉。在他发表的关于外科手术原则的讲稿中凝练了他的许多经验，其中他提出肿瘤最常攻击聚结的腺体，首当其冲的是乳房[5]。亨特没有提及肺癌或结肠癌，所以我们也许可以推断这些癌症没有乳腺癌或他提及的其他癌症（子宫、唇、鼻、睾丸等部位的肿瘤，以及令人有些惊讶的胰腺癌）普遍。

17 世纪末在巴黎行医的荷兰外科医生阿德里安·赫尔维提厄斯（Adrian Helvetius）既采用乳房肿瘤切除术也采用乳房切除术来治疗乳腺癌，并声称是可治愈的。他还吹嘘，他的父亲，海牙的一名外科医生，曾经做过 2 000 例以上的乳腺癌手术。著名的法国外科医生阿尔弗雷德·瓦勒布（Alfred Valpeau），也同样宣称他本人在19世纪初的行医过程中看过1 000多例的乳腺癌病人。就是在那段时期建立了第一批肿瘤专科医院，先是1740年在兰斯（由大教堂教士资助），随后1828年又在伦敦建立了皇家独立肿瘤医院（现今的皇家马斯顿医院）。

有关200年前乳腺癌和其他肿瘤的相对发生率的部分知识来自里戈尼·斯顿（Rigoni Stern）1760—1839年在维罗纳地区所做的首个男女癌症死亡率统计分析。令人震惊的是，与男性死亡数仅为142例相比，女性死亡数高达994例，且在女性死亡病例中，约1/3为乳腺癌，还有1/3是子宫癌。我们不知道在记录那些死亡数据时是否存在什么重大偏差，然而，女性肿瘤高发非常显著。里戈尼·斯顿还对不同年龄层次每万人癌症发生率作了估算，并通过比较癌症死亡人数和总死亡人数来推测癌症相对发生率。在他调查期间的男女癌症总死亡人数为1 136例——只占总死亡人数150 673的0.75%。我们承认癌症往往会漏检，且大部分病人在年龄较小时死亡，但是这一数据和现代相比，还是说明了当时癌症的低发生率。里戈尼·斯顿还有一个非常恰当的观察，我们后面要谈到：修女死于乳腺癌的可能性比已婚妇女大，相反她们死于子宫癌的可能性要小。子宫癌的病例很可能以宫颈癌为主。

在与维罗纳调查同时期的巴黎和日内瓦，以及1837—1842年间的英格兰和威尔士也都记录了相似的统计结果，女性癌症患者人数大大超过男性患者，比例约为3∶1。19世纪的米多赛克斯医院有关男女性癌症亚型的详细数据揭示了乳腺癌和子宫癌的显著高发，却没有提到前列腺癌，以及很可能与吸烟有关但发生率不高的男性肿瘤（包括唇、嘴和舌部肿瘤，但肺癌很少——因为当时香烟还没有取代烟斗）。

　　不幸的是，这些数据还是不能让我们得到 20 世纪之前任何社会与年龄有关的常见癌症的确切发病率。不同癌症类型在不同社会的发病率大相径庭，且过去就可能如此，对此进行区分也是非常重要的。即使没有数千年的历史，一些癌症在很多世纪中相当常见。然而，总体来说，大多数在现代欧洲和北美流行的主要癌症特别是肺癌的发病率在 20 世纪前可能要低得多。同时，17—19 世纪临床诊断出的癌症的发生率明显很低，可能有许多解释——许多早期癌症病人被感染性疾病抢先夺去了生命；诊断不准确或不可靠；许多癌症，可能包括前列腺癌，还不能被识别出来。白血病一直到 1845 年才被爱丁堡的约翰·休斯·贝奈特（John Hughes Bennett）诊断出来，但这种疾病很可能和与其相关的肿瘤——淋巴瘤一样早已存在，只是后者生成的肿胀和肿块非常容易识别。

　　尽管在 20 世纪之前和 20 世纪前半叶缺乏诊断定论和数据统计，但很明显在 20 世纪特别是后 50 年许多癌症的发病率都提高了。胃癌是一个惊人的例外。胃部肿瘤的危害在世界各地都有渊远的记录。希波克拉底和盖伦首先识别出胃癌，15 世纪佛罗伦萨的病理解剖学家安东尼奥·本尼维尼（Antonio Benivieni）对胃癌进行了详细描述。19 世纪后期，根据菲尔绍的记录，胃癌是男性最常见的癌症。在 100 年前的美国，胃癌是死亡率最高的癌症。另外，虽然缺乏精确数字，但很可能在日本、中国、东南亚地区、印度，几百年来胃癌也同样是主要的癌症。在过去的六十年中，胃癌的发病率在西方已经大幅下降，但在其他国家包括日本、智利和中国却变化不大，胃癌仍是当地发病率最高的癌症，尽管它的"江湖老大的地位"很快就要被与烟草相关的癌症取代。

　　毫无疑问，抽烟和吸入有损 DNA 的烟草制品引起的肺癌仍然是 20 世纪发病率非常高的癌症。在西方，肺癌以及其他与烟草相关的癌症发病率在所有癌症中居第三位。然而，这些都不是普通意义上的"工业化"。当然，这些癌症的高发病率与商业和制造业有关，但与新技术合成出的新毒物无关，而在于人们更容易获得和摄入一种天然的、使人上瘾的致癌"鸡尾酒"。即使是这些最明确的病例，也有几个世纪之久的"血统起源"，可以追溯到18世纪口腔（唇、舌、口、喉）肿瘤的先例。吸食烟斗加上烟草以外的一些因素，切实增加了患癌的风险。我会在后面的章节讲到有关这个人类易犯的错误的故事，很有教益。

具有讽刺意义的是，尽管20世纪之前有关肺癌的医学记录很少，但却正是与烟草无关的一种肺癌，可以作为"工业"肿瘤最早的例证。这个例证就是德国境内厄尔士山脉的采铀矿工或施内贝格周边矿石山的地区性肺癌持续高发。该地区的采矿和职业肺癌已有500年以上的历史。无形的杀手——吸入人体的损伤DNA的氡气——很久之后才被查明。

正是这种氡气和布满煤灰的烟囱，或是石油化工企业污染性废物暴露所导致的职业癌症，被一些人看作是现代癌症的标志。20世纪初人们开始认识到燃烧的化石燃料的化学成分和其他工业活动所产生的化学物质可以致癌，特别是导致皮肤癌，于是有一种倾向认为人造、合成或浓缩的化学物质是癌症的主要诱因，推动了这种流行疾病的发展。受雷切尔·卡森（Rachel Carson）和一些政客以及以芝加哥的塞缪尔·爱泼斯坦（Samuel Epstein）博士为首的一些科学家的鼓动，这种观点的声浪在20世纪六七十年代后期不断增强，环境主义者建立起一种论点并大力渲染，即癌症发生率的直线上升，至少在美国，主要是由化工企业对环境的肆意污染造成的。化工厂排放的废物和杀虫剂造成的污染在我们生活中无处不在，我们喝的水、呼吸的空气和吃的食物无一幸免。1945年原子弹投向日本并造成难以估量的致癌后果之后，人工辐射也作为一个祸害分子被列入污染环境大家族的成员名单。对一小部分化学合成物质所进行的试验显示它们的确对啮齿动物具有致癌性，或在高剂量下能够引起细菌的基因突变。这似乎增强了环境主义者论点的依据。

我们在急速前进。抑郁体质已不再是癌症诱因的核心。出现了新的邪恶的恶棍和被动的受害者双方的竞赛。这个恶棍就是攫取金钱的资本主义和他的化学工业。那种把癌症主要归咎于个人可选择和控制的生活方式的观点被情绪化地打上"怪罪受害者"的标签。争论变得极端两极化并相互攻击。艾迪斯·埃弗农（Edith Efron）是蓝方阵营的一员大将，在她自己的恰如其分地命名为《末世论》的书中指出，环境主义者的中心论点缺乏充分或可靠的证据，是受政治和意识形态的驱使，容易忽略自然界中也存在着大量诱变和致癌的化学物质这个事实。后来，布鲁斯·艾姆斯（Bruce Ames）粉墨登场，对自然界中的自然致癌性做了很好发挥：蘑菇、西兰花和酒被描述成比环境污染物质含有更多可能致癌的化学物质（在大剂量应用于啮齿动物的情况下）。环境污染的观点也因为一些严重的曲解而得到加强。美国国家癌症研究所发表声明（大部分是匿名的）称，90% 的癌症是由"环境因素"引起的。这里的"环境因素"被普遍误解为就是指合成化学物质和人工辐射。这其实并不是声明的本意，于是一些较真的批评家又不得不努力去澄清和纠正。正如罗伯特·普拉特（Robert Proctor）在他的《癌症之战》一书中按事件发生顺序郑重记载的那样，整个争论或斗争一直是以政治为主导的，其背后是有关意识形态和教条的斗争，这几乎不加掩饰。有关癌症风险的可靠数据却难以获悉。

著名流行病学家理查德·佩托（Richard Peto）和理查德·多尔（Richard Doll）得出结论，在美国，至多 5% 由癌症引起的死亡可以归罪于我们先进技术的产物（香烟制造业除外）——当然，并不是说5%就代表微不足道或可以容忍。我不确定是否有人知道由合成化学物质造成的癌症的确切比例，这是因为这个问题的流行病学调查特别复杂，要否定这一假说几乎不可能。我想，和那些把人为环境污染看成是癌症这个20世纪流行病的罪魁祸首的激进主义者和科学家相比，佩托和多尔应该更接近客观事实。很遗憾，至少可以说，对这个重要问题的认识常被极端化，一派的观点常受到别派的强烈指责，各派都竭力宣扬本派的观点，争论尚未休止。

在我看来，似乎下列结论更为合理：在发达和发展中国家都有数量不多但不容忽视的小部分癌症病例可直接归因于工业活动或我们先进技术的化学产物。然而，毋庸置疑，大多数的癌症并不源于此。一些癌症，特别是肝癌、口咽癌、食管癌和宫颈癌在发展中国家包括中国、东南亚、拉丁美洲部分地区和非洲要普遍得多。每年新诊断出的800多万的癌症病例中，接近一半都是在这些欠发达地区。

然而，当今发达国家某些癌症类型的高发（例如乳腺癌、前列腺癌、结肠癌和黑色素瘤），在某种意义上的确可以归咎于工业化或社会的"发达"，但却不是因为通常设想的原因。工业化造成了拥挤不堪的城市贫民窟，容易引起局部感染或流行病，加上营养不良，对人体健康特别是对老人和儿童的健康造成极大损害。19世纪后期迫于巨大政治压力所进行的社会改革改善了卫生条件，水质也得以净化，显著降低了死亡率。而这时人们对微生物的危害还没有真正地理解。[6]直到后来，科学开始发挥积极作用，发明了药物和疫苗，进一步杀灭有害微生物。

工业化国家在卫生方面的这些巨大改善极大延长了平均寿命，但另一个没有预期到的影响——对青年人和老人癌症发生率的影响——却不期而至。在极大减少了众多其他死亡因素之后，一个更健康的社会却面临癌症风险增加的局面——不仅仅是因为人的寿命延长了。西方社会的工业化发展逐步带来了一个更为富裕和商业化的社会，随之而来，人们的生活方式、饮食习惯和生育模式皆发生了巨大变化。物质进步的这些属性带来了一个自相矛盾的现象，某些癌症发生率上升，而另一些下降。我们后面会提到。

由此可见，癌症显然不是新生疾病。尽管形式和发生率不尽相同，但它在自然界普遍存在，贯穿于整个人类社会。从来没有，现在没有，或许永远也不可能有远离癌症的乌托邦。癌症发生率模式的改变，和其他疾病一样，从根本上来说与文化和社会的变更紧密相连。流行病学研究有助于确定与癌症病因相关的环境暴露和行为模式，但只有进行生物学意义上的考古研究——挖掘出是什么使我们生癌，哪些由我们先天决定的内在遗传属性及缺陷会打开通向癌症之门，才有可能理解癌症致病因素的相关机制和真正的发生原因以及如何发生。

第四章

进化观

除非从进化的角度来理解，否则生物学中的一切不具任何意义。

狄奥多西·杜布赞斯基（Th. Dobzhansky），1973年

那么什么是癌症呢？你得到的答案取决于你想知道什么以及你怎样提出这个问题。一些对癌症最生动和感人的描述出自那些恰巧是作家或记者的患者之手。[7]这些描述从个人所受的冲击、无助和痛苦等角度对癌症做了描绘。总之，是亲身经历者的一些体会。如果你想了解的是不同类型的癌症或基因突变的一些细节方面的情况，以及要避免哪些危害、做什么检查、有什么治疗方法和平均疗效，那么你可以从图书馆或因特网获得这些数据。这些信息有助于对癌症的整体认识，不过它们本身既不能解释为什么我们会得癌症，也不能充分说明是什么造成癌症。我希望给出不同的答案。

主要的困难是如何对癌症作一个多维和动态的描绘，使其中的基本细节可以突出原理，而不是带来混淆。另一个挑战是如何既要

涵盖癌症的多样性及偶然性而又不将过程描述得混乱无序从而难以理解。这个问题在很大程度上源于其多样性、多维性以及对相关词汇的定义。癌细胞的活动中心横跨 DNA 中的最小亚单位——核苷酸碱基，到细胞，直至整个身体；它贯穿于人类历史和社会行为；涉及的时间跨度从几小时、数十年到上百万年。通常用以阐述这些参数的术语也不尽相同，不能跨学科普遍适用。

我们需要一个具有包容性的解释，它能够涵盖癌症不同的时间跨度、成分和变化无常的特点。不仅要解释癌症发生的机制和难以治疗的本质，还要进一步解答为什么会这样的难题。对偶然性必须有合理的解释，而不是拿它来掩饰我们的无知。

我认为最能合理解释癌症的观点是达尔文主义的进化论描述。很简单，我认为对我来说它比其他任何我所知道的观点更为合理。它既能包涵大多数有关癌症的各种事实，而且能合理地解释主要的困惑。为什么健康的机体会得癌症？为什么癌症在各国普遍存在，而且不同国家的主要癌症类型不同？为什么很多因素似乎都能引起癌症？为什么癌症经常需要几十年才显现？为什么治疗有时候能成功，但更多时候却失败？仅仅是运气不好吗？为什么是我呢？或者，为什么不是我呢？

达尔文主义的基本观点受到尝试和验证。它是生物学的核心主题，正越来越多地被认识到有助于我们更好地理解人体在健康和疾病下的状况。物理学家特罗韦尔（H. C. Trowell）和外科医生伯基特长时间在东非工作，他们敏锐地观察到在非洲人群逐步城市化并追随一些欧洲特色的生活方式后，当地癌症以及其他"西方"现代疾病发生率发生了变化。他们把这种医学上的困境称为非常矛盾的"进步的代价"。这种惩罚反映了快速变革的社会和环境对那些长期适应于截然不同的生活方式特别是饮食习惯和身体活动方式的群体所造成的影响。这种关于常见慢性疾病的解释被兰道夫·内瑟（Randolph Nesse）和乔治·威廉斯（George Williams）恰如其分地描述为进化论或达尔文主义医学。他们［还有博伊德·伊顿（S. Boyd Eaton）、罗素（W. M. S. Russell）以及其他倡导者］试图用历史的、进化的观点来解释我们为什么会容易患某些特定的疾病。[8]进化生物学可以告诉我们怎样来正确看待人类社会普遍存在的疾病，不仅仅根据最近的或直接的原因，而且要看作是我们内在的遗传属性、解剖学和生理学特点与我们快速习得的新饮食和生活方式之间不相适应而导致的后果。这给我们带来了希望，可以用一种全新的、有价值的观点来了解复杂多样的医学问题如肥胖、糖尿病、心脏病、骨和关节退行性病变、妊娠综合征、近视和许多老龄化问题。进化论对理解传染性微生物的出现和疾病之间的相互关系也是很有意义的。毫无疑问，进化生物学有助于解释为什么我们会得癌症，而且为什么人类社会不同阶段流行的癌症不同，以及为什么我们现在似乎仍束手无策。

有关癌症的描述的初始前提是癌症发生的近因或直接原因是基因变异或突变，是偶然性在规则控制下作用的结果。基因变异或突变的发生受到进化史的限制，但同时也被其推动，是进化的必然产物。突变基因和其所在细胞克隆，是本故事的主角。要做出一个可信的解释，这是必要条件，尽管不是充分条件。对病因更广泛的描述应该更丰富、多维，也更有趣。接下来要谈一谈这个故事遵循的三个进化论要素，起一个提纲挈领的作用。

惩 罚 条 款

癌症反映了人类进化史中固有的惩罚条款。有两个条款历史久远。第一是 DNA 复制、管理和修复的不绝对忠实性，导致我们的基因具有内在的易变性。遗传密码并不是神圣不可侵犯的，否则的话，进化本身实际上就不可能实现。在一定程度上发生错误的倾向是进化必需的。此外，基因并不是真空密封在染色体上，而是不可避免地要暴露于一个有害的环境中。生命是在一个具有天然放射性的地质环境的行星上进化而来的，而且处在源于太阳和宇宙的电磁辐射之中。我们把其中窄谱的电磁辐射称为可见光和热，但地球或宇宙其他射线对我们来说还是个谜。那些具有电离活性的射线，如伽马射线，通过能量转移传递电荷（或电离）并改变细胞中的水分子和DNA结构。还有在中波紫外线（UVB）照射的情况下，射线可以与被照射细胞中的DNA相互作用，并改变其构象。换句话说，它们具有诱变性。即使没有人为造成的危害，生物界自身就可生成大量的毒素、毒物、杀虫剂、化学物质和传染性物质，这些物质以足够高的浓度存在或摄入时都可以直接或间接地导致DNA损伤或突变。

除了来自外界的侵害，还要考虑我们体内的生化机制。我们的组织生理和细胞代谢需要氧气推动，也许听上去自相矛盾，这个过程的副产品也会损伤DNA。这些天然的、普遍存在的暴露是造成有时被称为自发突变的原因，甚至从新兴生物学的角度来看，这些暴露，以电离辐射为例，可能赋予了地球早期进化优势。突变一直在发生，后果未知。这是自然界自然选择和进化活动的基础。

第二个有利于进化但同时也具内在危险性的遗产是多细胞生物包括人类对细胞自我修复和更新能力的一种生理性需求，但这同时也孕育了恶变的潜能：某些细胞具有表型可塑性和无限增殖的能力，同时伴随移动性和侵略性，还可以通过淋巴管和血管进行转移。这种类似癌症的特性是胚胎发育、炎症和伤口愈合、组织更新、应激反应和妊娠时胎盘功能的基本特征。它们反映了我们的细胞是如何周密组织，利用数十亿年之久的遗传记忆在压力下生存，克隆并扩张领土。维持这些基本功能的基因大多有着古老的进化起源。而且，作为我们基因库的一部分，它们也同样具有突变的可能性，是好是坏就像博彩要靠运气。因此，我们的遗传和生理组成天生具有发生突变和癌变的风险——这是难以摆脱的历史包袱。

不过，与此同时，也存在着抑制突变和癌细胞行为的进化压力。约束机制不仅对于降低癌症对生殖健康的可能影响很有必要，还能够对确保细胞活动的社会协调性发挥直接作用，否则胚胎就永远无法实现其要达到的形态发育的目标，而且某些组织功能受损后也不能够再恢复。我们的饮食包含或应该包含（大多来源于植物的）矿物质、维生素和其他许多具有保护和抗氧化特性的化学物质。我们还先天赋有一些基因，它们可以编码蛋白质产物，起到约束或看守的作用，包括侦测和修复受损的 DNA、解毒和抗氧化。

还有其他一些约束机制对单个细胞的生长和增殖倾向进行控制。尽管这种倾向是必需的，但必须受到时空的限制。要做到这一点，既要依靠细胞间的内在联络，也有赖于细胞的周围环境和结构组织，即形成相互作用的组织区域。强迫性的或持续的增殖会在细胞内被认定可能具有破坏性，于是自动防御机制会被激发，驱使未遂逃犯进入休眠状态或自杀死亡。细胞间的物理联络与遍布组织环境的化学信号网络对细胞的定位和行为有严格的规定，以确保扩张主义者的行为倾向只能瞬时表现。若有违反，惩罚也是相当严厉的——例如细胞死亡。

这些多细胞生物包括人类自身的所有细胞内和细胞间的监管功能和社会契约都是由基因立法规定的，这些基因大多具有古老的进化史。类似的基因不仅可以在无脊椎动物中找到，在某些情况下，还存在于酵母、单细胞生物甚至细菌中。此外，这些基因在进化中趋于显著的保守性，以至于行使这些功能的人类基因与它们在酵母中的对等基因具有可识别的类似编码序列，而且当它们被转入酵母内时还能执行规定的功能。

总的来说，十亿年的生物世系和保守的结构与功能表明，细胞活性使生物得以生存或繁殖成功。作为回报，它获批拥有了进行无限制的进化的许可证——适应性。没有这些监督和清除工作，我们所知的生命也许就不会存在。但是它们也不是万能的，达成的平衡状态就是将 DNA 发生突变的可能性降到最低，但不能彻底消除。而且这些调控基因本身也不具备对突变的免疫力。

总的来说，不可避免的遗传博彩对生存是十分有利的。但是，我们的组织天生就处在混乱边缘摇摆的状态，如果细胞和组织处于长期或持续的压力之下，接触自然存在的有损 DNA 的内源性或环境中的化学物质，或发生突变，就会向错误的方向倾斜。导致的后果就是小型肿瘤和一小部分癌症的发生不可避免，并在自然界中广泛存在。[9] 我们都紧挨着悬崖边做平衡动作，距离悬崖之近已超出我们愿意想象的程度。

社 会 棘 轮

智人在整个进化历程中占据着一个特殊的但并不值得羡慕的位置。叠加在我们非常古老的遗传记忆之上的是我们作为一种新生的灵长类原始人所获得的进化遗产，距离现在近得多，大约有一百万年历史。这种遗产以 DNA 作为表达方式，下达了我们自己的游戏计划，保证生殖健康的同时，又对社会性工程极具包容性。然而，它碰到癌症就不灵了，原先有利的适应性却使我们倒了双倍的霉。首先，我们在自然生育期过后还能活很长时间。第二，我们总是不断扰乱自己和他人的生物学。例如，我们乐此不疲地追求抽烟、阳光、性等所带来的快乐，另外，还有不太引人注意的，我们选择了与先天生物学不相适应的饮食习惯、缺乏运动和生育模式。令人痛苦的生物学后果就会缓慢地、偷偷地到来，往往会在我们正常的生育期过后找我们秋后算账。它们逃避了自然选择的进化过滤，合谋突破我们原本可以迅速恢复的生理约束，还反过来对这些约束机制加以利用。

我们变成了社会动物，和我们的遗传不再同步，陷入了先天与后天不相协调的困境。我们的遗传学是靠步行前进的，发展太慢了，根本跟不上或不能适应我们来势汹汹的离奇古怪的社会习惯，导致的后果就是损伤累积，在衰老和困惑的身体里发生癌症的风险越来越大。但是，与有害物质的"不良"接触不是单一的、万能的和唯一的诱因。它们只是由被社会改变的风险属性构成的一个组合网络的一部分。这些风险属性也许有着悠久的、变化无常的和复杂的历史根源，并渗入普遍的深层生物学机制。而且，这个机制本身在运作中也带有醒目的达尔文主义的特征。

优 势 克 隆

尽管我们的遗传史与我们的生活方式相碰撞会带来风险，我们身体每天会生成数十亿的细胞，但能够用终身的时间突围出来并引发浩劫的通常只是一个细胞和它克隆的后代。严格控制面临多重风险的长期对峙，并带有偶然性，然后产生决定性结果。问题不仅仅是为什么我们会得癌症，而且还有为什么不得？对这个难题的解释在于异常的癌症发展和进化方式。癌症的发生由 DNA 上的小事故引起，并导致不断扩张领土的优势克隆，结果癌症发展的整个生物学历程就如同一个明显模仿物种多样化的进化过程。它在微尺度上运作，体现了达尔文主义核心基本原理，即在新领地或生态系统中通过随机遗传多样性及克隆选择获得生存和繁殖优势。这不仅仅与进化一致，它就是进化——在带有长达 20 亿年之久的单细胞生物的自私性这一遗传记忆的细胞中的进化。我们的细胞就如潜伏着的单细胞寄生虫，一定条件下会表现出单细胞生物的特性——终极返祖。

　　同卵孪生子（以及多利羊）使我们熟悉了克隆是遗传物质完全相同的复制品这个概念。癌症的发展过程中自相矛盾的是：尽管每个癌肿都来自一个克隆，但它取得统治地位的关键正是缺乏遗传一致性。癌症克隆不断演化和多样化，经过不等的时间但通常需要数年或数十年之久，一而再、再而三地发生基因突变，最后协同引起细胞行为异常。这为它们突破关键的进化瓶颈提供了遗传通行证：形成初发肿瘤，然后肿瘤转变为癌肿，并在组织内蔓延，接下来扩散或转移至其他组织，最后逃过治疗的屠杀。这个过程包括十分罕见的或偶然性的事件，每一步关键突变都授予细胞及它的后代更大的自主权。要生成具备所有遗传异常的细胞，这个过程需要很长时间，成功的可能性很低，所以在上百万个细胞野心家中只有极少数可以获得完全合格的致癌资历。获胜的细胞表型非常少，中途退出的比例巨大，但这个过程的顶点是叛乱的细胞或克隆关闭了分化和凋亡的安全阀，不停地复制自己形成一个永生克隆，在人体生境中取得占位性优势。古老的历史再现，但危险的是，如今是发生在一个封闭、脆弱的生态环境中。在进化的历史长河中，这当然只是弹指一瞬，但从病人个体的角度并非如此，除非到了后期优势克隆的病理影响会逐渐增强而被察觉。癌症的克隆进化需要较大的时间跨度，以及原因和结果之间缺乏单一、线性关联这两个关键的特征，阻碍我们明确识别风险，并降低了对已知风险的接受度。

　　对被突变扰乱或解偶联的遗传通路的认识，揭示了达尔文式癌症克隆发展的分子和生化机制，对为什么这么多因素可以直接或间接地、单独或组合起来引发癌症给出了非常合理的解释。它同时为洞察细胞的生存和死亡的基本生物过程提供了意外而意义深远的手段。也许最重要的，从实用性方面来讲，这些分子细节发现了癌细胞的致命弱点，为新的诊断和治疗策略提供了线路图。同时它们还揭示了为什么当癌症一旦站稳脚跟后常规治疗就可能失败。它不是医生和药物学家们一直期望得到的且长期以来用于治疗方案设计的那个答案。

在所有这些癌症进化组分中，偶然性是最难以预测却又重要的角色。在多维致癌通路的每个层次都有偶然性的作用，就如通常它在整个生物进化过程中的作用一样。对我们非常重要的遗传博彩，偶然性，从受精那一刻起就发挥作用。我们每个人独特的遗传而来的基因集合（一个来自父母的混合遗产，有时会被癌症基因突变所玷污）会对癌症以及其他大部分疾病，当然还有你希望拥有的属性的发生概率产生影响。然而这个概率可以被改变，如果你知道这个游戏是怎样进行的话。

第二部分

————○————

癌症的进化

·

从发生开始，癌症自然史的全貌就呈现典型的达尔文进化特征。

麦克法兰·伯内特（MacFarlane Burnet），

1974 年

对癌基因的认识为我们第一次掀起了长期以来遮盖着癌症机制的窗帘一角。从某方面来说，这个初次窥探令人备受打击，因为驱使癌细胞走上歧途的化学机制似乎与正常细胞的工作机制没什么两样。

迈克尔·毕晓普（Michael Bishop），1982 年

（进化中的）选择是盲目的，未来会怎样不可预期。

乔治·威廉斯（George Williams），1966 年

第五章

大师的进步

我们为理解癌症基本性质所做的尝试是个漫长的过程。进展有时缓慢，有时甚至驻足不前，但归功于外科、显微技术、病理学和遗传学技术的进步，间或也会有一些飞跃。

古希腊人和古罗马人认识到数种类型的癌症，但他们很多模糊甚至错误的观点持续了1 500多年未受到挑战。几乎在长达2 000多年的时期内，癌症仅仅是外科医生和病理学家的一个医学问题。这就解释了为什么在医学教学中禁止或避开这些学科的社会，如中国人和黑暗时代的大部分欧洲人，在识别和治疗癌症方面几乎没有取得任何进步。中世纪欧洲，从巴格达到科尔多瓦的地中海地区执业的伊斯兰外科和内科医师对癌症有较高的医学敏锐度。

不管是"西方"或是其他社会，没有任何一个取得大的进步。学者的观点不仅受到知识和技术的局限，还受到当时哲学教条的影响。古巴比伦人和希腊人对四大元素（空气、水、火和土）和它们在人体内的类似体液（血、黏液质、黄胆汁和黑胆汁）普遍性的论述，结果只能是对心智的一种束缚。在东方社会也有着类似的观点，那里的传统医学在几个世纪，甚至在某种程度上至今都把肿瘤的生长解释为宇宙中普遍存在的自然力量——阴、阳和五行的不调和。我们对癌症问题最终需要一个整体观，但很不幸的是没有捷径可走。

癌症医学一直没有发生哥白尼式的修正，直到文艺复兴创造了哲学和知识氛围。这需要对我们的解剖学和细胞结构有深入地认识，这一开端始于威廉·哈维（William Harvey）发现血液循环系统以及后来米兰的加斯帕雷·阿塞利（Gaspare Aselli）发现淋巴系统。巴黎外科医生亨利·弗朗斯勒德汉（Henri François Le Dran）1757年发表了一篇学术论文，第一次清楚地认识到癌症始于一个小的局部病变，然后沿着淋巴系统扩散到局部淋巴结。随后，赫加弥尔于1829年描述了乳腺癌细胞对血管的侵犯，创造出了"转移（metastasis）"这个词来表述癌细胞向更远处的转移，例如从乳腺到大脑。这些进步很大程度上要归功于显微镜的发明和技术的不断开拓。这也使细胞在病理学中的根本作用在19世纪被科学家特别是西奥多·施旺（Theodor Schwann）、鲁道夫·菲尔绍（Rudolf Virchow）和德国学派所认识。到了19世纪中期，在细胞水平上解释正常组织的结构及其因疾病包括癌症导致的异常已得到广泛认可。特别要提到威尔汉·瓦尔代尔（Wilhem Waldeyer），他为我们当今关于癌症的很多认识打下了基础。他提出癌症的发病是由于外部因素使单个正常细胞转化为恶性细胞，然后通过淋巴或血液系统，先是局部，接着向全身扩散。

这些进步在描述层面极大地丰富了有关癌症的知识，但对其根本机制并没有实质性的洞察，直至沃森和克里克破解DNA遗传密码——但即使这个关键的跳跃也有着重要的先驱。本世纪初，德国著名的天才胚胎学家西奥多·博韦里（Theodor Boveri）预言癌症起源于单个细胞，是遗传信息发生变化或不稳定的后果，他对海胆胚胎的研究使他相信遗传信息肯定存在于细胞的染色体中。这个完全新颖的观点在当时还不太被接受，但事实证明是非常具有先见性的。远在现代分子时代来临前的 20 世纪一些实验研究对现在我们理解癌症的基本生物学机制也有很大的影响。20 世纪 20 年代伦敦癌症研究所的欧内斯特·凯纳威（Ernest Kennaway）和他的同事们成功地分离出了煤焦油致癌成分多环烃，这是首个被确认的致癌物质。后来在 20 世纪 60 年代，同样在这个研究所，布鲁克斯和劳雷进行了里程碑式的研究，发现致癌化学物质直接作用于遗传物质（DNA），而不像其他人猜想的那样与核糖核酸或蛋白质进行反应。这个发现与 20 世纪 20 年代后期赫尔曼·缪勒（Hermann Muller）观察到电离辐射使 DNA 发生突变一样，成为癌症突变说的重要先驱。

　　然而，就如在生物学和医学的大部分领域一样，1953 年沃森和克里克破解 DNA 自身密码之后癌症研究迎来了转折点。潘多拉魔盒被打开了，后果出人意料。它催生了癌症现代分子生物学时代的到来，使我们对癌症根本机制的理解有了日新月异的进步。温伯格、瓦穆斯、毕晓普以及其他大师们的突破都成为重要里程碑。不给读者们回顾这些重要发现可能会令人不快，但关于这些有不少文献可供查阅，所以我更愿意提炼其中的重要观点和原理，特别是如何在进化的框架内解读分子水平的细节。

第六章

克隆，克隆，克隆

　　如果说癌症作为一种疾病有其特殊性，那就是一个病人体内的所有癌细胞都是从单个细胞发展而来的，几乎每个病例都如此。它们就是单个克隆。不一定每个癌细胞非要完全相同，因为最初那个细胞或母细胞后裔的遗传多样性是癌细胞的另一个重要特征，正如我们将看到的，但尽管如此，还是一个克隆。这个克隆可能多达或超过 10^{12} 个细胞并可能遍布身体。如果脱离身体的框限，并给予适当的条件，这个克隆可以扩增到填满任何宏伟和知名的建筑物。然而，克隆——同一物体的多个复制品，在自然界中很常见。

　　查尔斯·达尔文提出了共同血统的观点，并据此认为，从历史角度来说，每一类生物都是一个共同祖先的后代，就整体而言，所有生命形式都可以追溯到同一个起源。进化的核心就是克隆。所有无性繁殖的生物，包括细菌、病毒、真菌和一些更加复杂的植物和动物种类都以克隆的形式繁殖。草坪上蔓延的蒲公英和玫瑰花坛中肆虐的蚜虫很可能源于同一个克隆。最近在澳大利亚的瓦勒迈国家公园里发现了一些迄今未被识别的蕨类样针叶树。这个古老的物种

（现被命名为瓦勒迈杉）可以追溯到 3 亿年前。因其个体样本呈现遗传一致性，它们很可能是同一个且非常稳定的克隆的成员。由于这个克隆的后裔地域分布非常分散，我们看不到它们潜在或实际的规模和生物量。有一些极个别的例子，克隆后裔们相互黏附在一起，结果令人瞠目，例如覆盖着蒙大拿地区 15 万平方米森林土壤的巨型菌群就是如此。

耐抗生素细菌菌种或耐杀虫剂昆虫的出现往往是（不一定总是）一种克隆现象：DNA 的随机变异导致了单个突变个体，但在致命化学药物的攻击下又具有选择性生存优势，由此出现了优势克隆。新型感染性病毒的产生，如 HIV，很可能是一个特定病毒的克隆产物。许多由常见和罕见感染引起的流行病也是这种情况。流感的周期性爆发可能源于病毒新变种或克隆变异，产生新的传染特性或免疫系统不可识别性。通过遗传指纹图谱分析，已经确定最近两起流行病——20 世纪 90 年代纽约爆发的耐药性肺结核（结核分枝杆菌）和 80 年代后期带有感染并发症包括风湿热中毒休克综合征的链球菌（化脓性链球菌）——都是由独特的或克隆性菌种引起的。即使由正常进行有性生殖的物种繁衍而来的寄生虫，以突变克隆进行无性繁殖也可能具有优势。[1]

同卵双生子是来源于同一个天然人体克隆的成员——源自同一个受精卵。早在触动我们神经的多利羊这个单个成熟乳腺细胞的遗传后代问世之前，人类长期以来就一直进行人工克隆。几百甚至上千年来，农业学家们一直通过选种或嫁接来克隆香蕉、甘薯、海枣和葡萄。商业化的葡萄栽培法有赖于克隆植物带来的便利。整个葡萄园和整片葡萄林都是克隆而来。这些例子中，复制由细胞一分为二形成。这在本质上发挥作用，因为遗传编码（DNA）在细胞分裂之前可以复制并倍增，以便为后代细胞提供同样的遗传信息和模板作进一步的复制。在整个进化过程中，生物系统最基本的特征就是它们的克隆倾向。克隆通过无性生殖进行扩增，使生存的机会增加，以量取胜。

伴随达尔文式进化或自然选择，克隆一直在我们体内进行。就源头而言，我们体内所有的细胞都是同一个克隆的成员，来自同一个细胞（受精卵）。为什么我们看上去不像黏液菌是因为我们在主克隆中还有许多特化的亚克隆。在我们体内进行克隆最明显的例子却是免疫系统。这方面我们确实有一个巧妙的花招，大约 4.5 亿年前就被我们的祖先之一有颚脊椎动物首先运用。这需要通过克隆性细胞生成和自然选择发挥作用。淋巴细胞不断在骨髓和胸腺中生成，经历一个显著的基因重排过程。大约由 100 个编码抗体蛋白的基因组成的一个基本构件，可以生成数千万个抗体基因序列。重排过程设计巧妙，一旦一个细胞出现一个重排的、功能性抗体基因，就会遗传给所有克隆后代。这些独特的抗体中的每一个都可以识别或结合任何与之互补的分子形状或抗原，如同钥匙与锁，然后诱发适当的细胞反应。

克隆多样化过程本质上是随机的，或不带有特定的效用，充满悬念，一切皆有可能。抗体细胞准备好识别上百万或更多的可能（或不可能）带有代表微生物入侵旗帜的外来"形状"。那些碰巧识别我们自己体内自我结构的淋巴细胞克隆大多被淘汰或被禁止增殖。相反，受感染后，一到数百个的单个克隆识别异质形状，做出选择性增殖反应，以提供保护性免疫应答。这些被选择克隆的增殖潜力和产生的克隆数量是非常惊人的（数百万个细胞），其寿命也同样惊人（数十年，或甚至终极人的一生）。

在遗传多样性克隆的选择性增殖方面，按照达尔文的选择观，免疫系统也许显得很独特。然而，并不完全是这样的。在任何一个个体或多细胞动物中，除多样性的免疫细胞和没有 DNA 的血红细胞外，所有正常细胞都会拥有同样的 DNA 和基因集合。用一只绵羊的乳腺细胞核繁殖出一个正常的后代生动地证明了这一点。然而，通过在同一个基因库中选择不同而稳定的基因表达模式就如同在一个丰富的曲目库中选唱不同的歌曲，个体内细胞的克隆就可以行使各自独特的功能。这与更高层次的 DNA 结构——染色体的变化有关。每个细胞仍然带有物种完整基因库的所有信息，但现在受到调控，只有限定的成分可以在任何一种细胞或一个克隆的所有细胞中行使功能——一个区隔化的基因型。就是以此为依据，多细胞生物体首先进化出特化的细胞和组织。不过，这种多样化克隆聚合的组成规律长期存在，就是你只能在让你唱时才能唱，而且只唱同样的少数几首歌。

确切解释单个受精卵是如何生成协调一致的细胞构成模式，并分化成组织、器官和结构，在总谱下它们各自的歌唱又如何组合成一个交响乐，是生物学有待解决的重大挑战之一。然而，归功于分子生物学的威力，画面已变得更清晰。很显然，这个过程浸透了达尔文主义的变异和自然选择原理。在胚胎中制定我们身体发育计划的胚胎形成过程，包括了形成不同组织的少量生成细胞的生存和增殖——少数细胞对抗自然凋亡的选择性生存和克隆增殖，这些细胞必须在合适的时间、合适的地方出现，并且为适应它们所处的环境要么唱着正确的曲调，要么可被诱导这么做。结果，由不同专门功能或基因库的克隆嵌合体构建成我们的组织。肠壁突出的绒毛周围的每个隐窝由单个克隆形成，在膀胱、乳腺管上皮、脑组织、动脉壁管和皮肤上也有多达二百万个细胞或 10 毫米宽的区带是这样形成的。一些神经生物学家，特别是杰拉尔德·埃德尔曼（Gerald Edelman），推测大脑神经网络和大脑这个非凡的信息储存库的建立，和免疫系统类似，也是通过达尔文选择过程形成。在提出的模型中细胞或细胞群的选择性生存是必需条件。构成联系或潜在网络，后续外部刺激再对网络进行精细调节或强化。

克 隆 垃 圾

如果允许细胞克隆无节制地增殖，扩张它们的领地，将会给我们带来大问题。免疫克隆会反戈一击，导致疾病。如果一个传染性微生物的异质形态恰好和我们体内某些分子相似，或者伪装成那样，免疫细胞（淋巴细胞）的自动应答克隆会因此增殖，造成组织损伤。多发性硬化症、风湿热、关节炎和胰岛素依赖性糖尿病就是类似的情况。上述情况下，当自我激活的组织抗原持续存在或再次感染，克隆增殖会永久存在或重新启动。

在动脉中形成的动脉粥样硬化斑块也属于克隆性生长。过去二十年来，斑块的单细胞起源或单克隆特性一直困扰着心脏病专家。这些损伤反映了对血管慢性损伤的过度愈合反应，并造成了西方世界唯一可与癌症一争高低的另一个主要死因（中风和心肌梗死）。然而，为什么斑块是从一个细胞发展而来？近来的证据表明在这些血管病灶内的细胞为突变体。这些细胞的遗传不稳定性可能与细胞表面生长抑制信号受体的活性缺失有关。对这些抑制性信号的获得性不敏感在功能上等同于耐药，使所有突变克隆具有选择性生长优势。这类突变如何发生尚不清楚，不过，慢性炎症导致的氧化应激和吸烟的诱变效应是可能的原因。实际上，动脉粥样硬化斑块就是微型肿瘤。

突破瓶颈的进化

癌细胞在行使着一项基本的、悠久的生物功能——二十亿年之久的克隆性自我复制倾向。它们和其他细胞有着怎样的不同,为什么会引发如此的浩劫?它们始于突变体,事实上是多重突变体。癌细胞聚集起来,又粉碎掉,周而复始,每一步都会出现具有新的行为特性的亚克隆,直至再也不能回头。积累的突变使细胞获得选择优势,使得一种具有内在原始特性的模式逐步释放:面临抑制信号仍不断克隆,完全拒绝细胞自然死亡指令而保持永生,并具有突破正常界限和居住规定限制而不断扩张领地的能力。它们的行为带有盲目性、自私性和返祖性。这是生物学混沌——一种在细胞通信崩溃时造成正常组织功能逐步混乱的细胞行为模式。[2]

将癌细胞克隆的形成和新物种进化进行类比,在过去已做了很多次。然而,癌症研究在分子水平的新发现极大地增强了这种比较在细胞和基因层次的合理性和价值,使我们现在可以认识到癌症不仅仅是对进化的拙劣模仿,而且它就是依据达尔文基本原理的一种进化形式,与通常的进化特别是进行无性繁殖的物种的进化原理同出一辙。基本的策略是通过克隆内的突变实行渐进式的遗传多样化,加上对个体细胞的选择,选择的依据是由细胞内特定突变基因组合所决定的繁殖和生存适应性。这就是快速进化之道。

所有癌症都来源于单个细胞或由单个细胞起始,然后受细胞内基因突变的驱使向前发展。在癌细胞克隆的进化过程中,起始突变是个触发点,尽管在它发生之前,经常会有对组织功能的全面干扰,并影响到许多细胞。癌细胞克隆在每个克隆的遗传多样化和选择过程中不断进化形成。选择压力来自机体和癌细胞本身的生理学和物理的约束。而诊断后进行的治疗性干预,对存活下来的细胞(癌细胞)提供了强有力的选择压力。这儿,我们很清楚地发现这和寄生生物的进化及病原生物耐药的发生类似。癌细胞的亚克隆和正常细胞从根本上争夺对机体的主宰权。这种对抗几乎是完全隐蔽的(从临床上来说），在多个方向进行，并可能互有输赢。在少部分这样的小冲突中，一旦关键性的约束被打破，就会达到一个不可回头的临界点或起飞点。然后，克隆持续、漫长的自然史以其在体内广泛侵占而达到顶点。临床上表现为正常组织功能出现病理损伤，高度恶性，如果不受到挑战，则导致死亡。

然而，令人惊讶的是如此巨大的灾难竟可能始于无害的小异常。所有癌症刚发生时都是以小的、形态受到限制的克隆性赘生物或微型肿瘤的形式出现，也许会获得物理上的特征，如疣、息肉、纤维瘤、胎记、痣或小肿瘤。或者，它们可能是离散的结构，即使在显微镜下也看不见，但通过分子水平的仔细检测，作为突变和克隆增殖的组织斑块可以被识别。这些现象十分普遍，而且良性占压倒性多数，或停滞在向癌症进化的过程中。子宫肌瘤是子宫颈部的病变，很多妇女深受其害。尽管肌瘤很少发展为恶性癌肿，但它们还是被作为实施子宫切除术的一个常规指征。亚洲象、犀牛及其他非人类的灵长类动物的雌性个体也遭受完全同样的疾病困扰——尽管它们通常只能默默忍受。高加索人皮肤上的黑色胎痣在几个世纪内都被认作是美人痣，或者在中世纪一度被看作恶魔的印记——用以确认巫师身份的克隆赘生物或微型肿瘤。[3]

白血病（血癌）也有着同样的开端，只是它们的克隆源头分散在骨髓或血液中，因此从未呈现看得见的肿块或团块。我们每个人和所有人都有许多这样的克隆逃犯，大多数一直是良性的，没有症状，或没有临床表现，也许还会退化和消失。然而，它们的确作为种子，随着时间的推移，从中出现一个占优势的癌细胞克隆。不过，这个出现和"胜利"需要突破一些十分重要的障碍。这些障碍是癌症进化的瓶颈。

在大多数肿瘤向癌症转变的自然史中，一个主要的限制或瓶颈就是肿瘤增殖扩张超过最小限度（大约一亿个细胞或 1～2 立方毫米的体积）时需要有新的血管形成。如果具有增殖倾向的细胞未能寻求到充足的血液供应，就会导致（肿瘤）缺氧和窒息。在癌细胞克隆那充满不确定性的旅程中另一个可能也是最关键的瓶颈是组织内和组织之间的物理边界，这些边界勾画了细胞的领地，并施加了对居住限制的规定。为了向这个领地之外逃窜，癌细胞必须表现出突破物理屏障的能力，在组织内扩张、迁移、渗透并殖民于其他组织的生态系统中。扩张到新的组织领地或转移，是癌症进化在临床上的一个关键转折点。

在肿瘤学家进行治疗性干预后的非自然发展史是癌细胞面临的最后一个主要的进化瓶颈，涉及对癌细胞的大规模剿灭及对幸存突变细胞的强烈选择压力。只有很少的细胞能够成功地突破瓶颈。

癌症的进化过程可能会相对迅速——例如，一些在胎儿中迅速增殖、高迁移性的细胞引起的婴儿癌症发展的时间不超过 1 年。但是，对于成年人，更为普遍的是，癌症的自然史时间跨度长达多年甚至几十年。这个延长的时间跨度很大程度上反映了单个细胞累积一整套突变，获得通过瓶颈所要求的护照和签证的可能性很小。要理解癌细胞中的突变是怎样驱使或引发领土扩张而导致未知的有害影响，我们需要用进化的观点来认识基因如何影响细胞行为。

第七章

生命常态：风险和约束

在古老而繁荣的单细胞生命形态的世界，例如细菌、许多原生动物和病毒，成功就是靠玩数字游戏，以多取胜，实现永恒。这个过程一目了然。大约 7 亿年前进化产生多细胞生物体是个关键的转折点，带来了更加复杂精妙的生存和繁殖策略，细胞和组织功能特化，并且细胞之间又相互依赖，部分从属于整体。然而，这种合作型的生命形态并不能消除组成细胞以克隆进行增殖，并且在一些情况下，还会跨越组织界限，或在行为上至少是暂时性地和单细胞生物或癌细胞相像。这些对于胚胎发育、组织再生、炎症和伤口愈合、免疫以及哺乳动物的怀孕过程确实是非常重要的功能。因此，进化选择了保留行使这些基本功能的基因并充分发挥它们的作用。然而，那就肯定会存在克隆逃逸这个与生俱来的遗传风险。在这些情况下，自然选择的力量也许成了真正的麻烦制造者。

进化出现多细胞生物体必须要有一个行之有效而且稳定地解决单个细胞和个体内细胞群体之间冲突的办法——怎样充分利用具有特化功能的克隆的有益扩张，给予有限的约束而不是放任自流；怎样阻止细胞依据单个克隆自我永续的自私的历史法则复活。这个进化的两难困境对于新兴的植物物种来说不是太大的问题，因为它们采用的组织结构和动物不同，细胞固定、静止，细胞壁非常坚硬。这样细胞退化成单个克隆体的可能性本质上就很小。这为植物可能生成局部肿瘤却不会是癌症提供了一个简单却可信的解释。但是，对于细胞具有迁移性的新兴后生动物来说，这个问题肯定就非常尖锐了。因此，毫不奇怪会存在进化压力，要求建立约束机制，严格减少这种麻烦和风险。

　　这些控制在运作时就如同以 DNA 语言签订的社会协议，通过不同种类的细胞发出和接收的化学信号来履行。血液、大脑或其他地方的每一种细胞生活在它自己的感官世界里，相当于每个物种的独特的"感知世界"（merkwelt，借用了动物行为中的一个术语，指物种所感知的功能性客观环境）。然后，接收到的信号共同、相互地调控一个细胞被允许做什么，在什么地方和什么时候唱什么歌。通过与相邻细胞的黏附接触和随之产生的机械张力，细胞也会感觉它可利用的空间。这些基本调控机制限制克隆的大小、领地、生存能力和单个组成细胞或克隆的生存期，并从受精卵就开始强制实施。来自母亲的化学物质梯度为后代细胞提供了不同的内部环境，因而被迫采取不同的基因表达模式。这引起了一连串顺序步骤，导致了不同细胞的特化，这个过程被称为分化和组织形态生成。胚胎中这种协调一致的特化发育过程严格限制克隆逃逸发生的可能性，但并未完全排除。这必须是一个平衡的过程，为了有益的目的，有时也需要细胞的迁移和克隆扩增。

　　这个两难困境的解决是进化的一个重大转折点，采取的具体解决方法反映在精妙设计的截然不同的动物构造或装配图（Bauplans）上。这个过程在大约 5 亿年前的前寒武纪时期已大部分完成，此后发生的主要就是对这一有效解决方案的不断完善。随着时间的推移，进化压力不过是导致细胞间的控制和克隆约束的多样化和精细化，只要它们可以增强动物整体的生存和繁殖适应性。随着动物寿命的延长，有了更加复杂的身体结构，具备便于细胞迁移的循环网络，在生理上变得更加具有适应性，也许会采用更加完善或严厉的控制措施。但是，从癌症发生的角度来看，关键性的是当胚胎的躯体装配图被制定后，若允许一些细胞仅进行部分分化并维持克隆增殖潜力，生物体持续一生的自我修复能力最强。这就解释了寿命较长的生物例如我们自己为什么处于组织功能耗竭或损伤时，可以不断地，或在需要时得到补充——就进化而言这是个聪明的措施，但我们也将看到，这也是一种潜在的致癌遗产。

总的说来，更加复杂的动物在进化上的成功大部分要归功于似乎有背直觉的设计程序：基本组织功能被设定处于混乱的边缘，相对稳定但处于振荡中，并为出现短暂、受控的不稳定性作好准备。巨大的好处是保持灵活性、恢复力和最大的适应性，但不利的一面是一旦处理不当偶然也会走上通向错误一端的单行线。癌变的细胞行为是一个活生生的例子。其他的例子还包括凝血机制、好战的免疫系统和它们附带的病理作用。

预 设 死 亡

通过强制性细胞功能特化或分化来对抗潜在自私的克隆增殖是有效的。这是因为当细胞能量经引导执行专门的功能，如制造消化酶，或收缩或传导神经冲动，而不是复制更多的自己，它们的克隆增殖过程就会终止。然而，还有另一个也许并不显而易见的关键性控制，就是细胞死亡。多细胞生物的所有细胞都有一个遗传决定的程序性自杀过程，被称为凋亡，涉及细胞的自我消化。此外，细胞必须执行这一先天计划，除非其他细胞发出的生存信号对此予以否决。这听上去是个很不合常理的安排，特别是对我们那些行使必需功能的细胞来说，但这确实是有意义的。胚胎复杂的发育过程和机体不间断的生理活动的有效调控，要求细胞适时适地死亡。并且，在进化反复试验的情况下，就生命系统的运行而言，是否允许细胞死亡缓期执行很有效果。

胚胎要行使正确的功能，首先要形成正常的形态结构，多余的细胞必须被清除以确保适当的形态和功能。例如，蝌蚪尾巴的适时消失，人类胎儿手部多余细胞的去除以使蹼样的结构转变成离散手指的形状。出生后，血液、皮肤和上皮表面（肺、消化道和激素分泌腺）的动态结构和更新，要求细胞的快速增殖和消亡这一过程必须保持平衡，通过细胞凋亡和细胞脱落完成，必要时要进行调控。此外，凋亡为去除受损细胞提供了有效的机制。作为一种先天形式，通过细胞的自我凋亡来将细胞数量限制在合理的范围内，似乎可以减少任何癌细胞克隆出现的可能性，特别是只要细胞的 DNA 受损程度超过了阈值就会被强制自杀。因此，不难看出，为什么促使细胞死亡机制的编码基因是一个有用的、非常早期的进化适应，也许在群居的单细胞生物时期就出现了。这种功能上的逻辑性解释了为什么我们的上皮组织和血液更新这么迅速——这是细胞与外部有毒环境持续对峙的场所，可能是产生 DNA 损伤的中心。

但如果这种固有的自杀程序出现错误会怎么样？最近的研究提供了确凿的证据表明细胞死亡的异常调控会导致可怕的病理后果。细胞在不该凋亡的时候凋亡是导致神经退行性疾病、动脉硬化症、艾滋病的免疫病理及自体免疫引起组织自毁的主要因素。细胞该死亡时却不死亡，这是癌细胞克隆显著而重要的特征。癌细胞克隆的出现反映了克隆增殖和抑制之间保持平衡的进化契约被逐步打破，其中细胞死亡是关键的调控因素。

设计缺陷和癌症风险

　　根据所有多细胞生物包括我们自身的这些基本设计特征，可得出许多有关癌症的重要预言。首先，那些寿命较长、具备复制潜力和迁移能力的特定细胞发生癌变的风险最大。这些细胞短暂地存在于胚胎和胎儿的发育过程中，并终生存在于那些不断自我更新，按需求增生或受伤后可以再生的组织（血液、皮肤、肺表面、肠、内分泌腺和肝脏）中。这些特化的细胞称为干细胞，数量很少，在早期发育中产生。当有需要形成或补充这些组织时，这些细胞起到贮备库的作用，可以通过细胞分裂生成克隆后代。基于同样的原因，可以预期那些执行细胞繁殖和迁移所必需的重要功能或相应抑制功能的基因是突变风险最大的主要分子或 DNA 靶标（或者说，一旦突变就比其他基因更有可能赋予克隆优势）。我们后面可以看到，这个预言被充分证实。

　　第二个预言是身体的不同组织会在不同时期面临最大风险，和它们正常发育和生理活动的高峰有关，这从不同类型癌症的年龄发生率可以看出来。在子宫内胚胎或胎儿的发育过程中，干细胞形成肌肉、肾脏和部分神经系统如视网膜及交感神经系统，故处于风险之中。但出生后，这些细胞的增殖活动大部分已停止，就不再易受损伤。它们可能全部或至少大部分都已死亡或处于休眠状态。我们不再需要更多的这些细胞。因此，肌肉癌症（横纹肌肉瘤）和眼部肿瘤（视网膜母细胞瘤）是幼儿期的恶性疾病，随着年龄的增长发病率会迅速下降。

相反，在血液、皮肤的上皮表面、肺、肠壁以及内分泌和激素腺体中相应的干细胞在成人体内活动超过数十年甚至贯穿整个一生，由此成为一个持续的目标细胞群，它们的风险可以预期会随着年龄增长而增加。因此，上皮癌在成人癌症中占了大多数。从这方面来说，我们看到上帝确实对女性不公，因为生殖的需要，女性身体的数个易受损伤的器官——乳房、卵巢、子宫、子宫颈和阴道都被置于风险之中。反之，对男性来说，起着适度润滑功能的前列腺在老年男性中风险最大，以及发病率相对较小的青年男性睾丸癌和十分罕见的阴茎癌。这种性别上的不对称带来了一些可怕的后果。如果不是因为长期以来男性吸烟人数超过女性，现在女性癌症的死亡率会比男性高很多——就像前面数个世纪一样。

处于这些典型的胚胎和成人癌症当中的是骨癌或骨肉瘤。它的发病率最高、疾病风险最大的时候，正如你可能预料得到的，正是13～15岁青春期长骨迅速生长的时期。不管是什么实际"引起"了癌症，它与年龄相关的发病率和我们遗传学上设定好的发育和功能密切相关。

基因内的麻烦

进化过程本身就是依赖于突变带来的遗传变异，对于有性物种来说，重组或遗传交换，就像突变，会生成新的变异。然而，这就给防范癌症的受遗传调控的约束机制带来了难题：基因内没有变化等于没有癌症；基因内没有变化也就等于没有进化，也就没有我们。这个固有的、不可避免的风险的潜在严重性乍看起来十分可怕。

不管是生殖细胞这个遗传给后代的染色体 DNA 储存库，还是多样化的体细胞，都拥有在每次一分为二时能够复制它们 DNA 的有效机制。复制 DNA 和整个基因组需要精确地拷贝组成遗传密码的四类核苷酸碱基（A, C, T 和 G）序列。但是，热能引起的振动偶尔会阻止正确的碱基插入新形成的拷贝中。如果一个错误的或突变的编码被细胞翻译，结果可能产生一个结构和功能改变的蛋白。这个与生俱来的、非常古老的设计缺陷可能会是个大问题，不过它的影响已被最小化，因为我们的细胞配备了校对、编辑和修复任何自然发生或诱变下出现的 DNA 序列错误的生物化学机制。但是这个过程并不完全忠诚可靠，突变不可避免，尽管生殖细胞 DNA 发生突变的水平很低并可给后代带来相应的潜在益处。

粗略说来，每 100 万个基因拷贝中会有 1 个发生序列错误或变化。这个概率听上去很小，微不足道。但是，要知道我们每天要通过细胞分裂制造多达 10^{11}（1 000 亿）个血细胞，还有小肠中也要生产出类似数量的细胞。每个基因复制 10^{11} 次就意味着许多错误不可避免地要发生。如果只需要 1 个突变细胞就能致癌，那么 10^{11} 个细胞是个骇人的数字。再考虑一下存在风险的基因数目。我们身体的每个细胞内有 30 000～40 000 个基因，这些基因中有许多编码与克隆增殖或抑制功能直接相关的指令。到目前为止，人类癌症牵扯到大约 200 个不同的遗传异常，随着分子技术的飞速进步，肯定会有更多的异常浮出水面。所以，且让我们假设我们的基因中有 500 个（或大约 1%）在突变时会有可能获得功能改变，引起癌症的发生。现在按 75 岁的平均寿命计算一下存在风险的基因和细胞数量吧。

如果你可以承受，我现在就披露另一些令人不快的事实。一、会损伤或导致细胞 DNA 突变的微生物和植物毒素在自然界中无处不在，而且它们还常常以友好的姿态骗取我们的信任，和它们直接接触会让我们受到感染，或者通过日常饮食进入我们的身体。二、我们的细胞代谢生成含氧和氮分子的两类副产品，如果存在的数量足够，或不能被有效中和，它们也有可能引起遗传学改变。在炎症反应中，巨噬细胞和其他细胞的超常代谢活动会产生相当数量的有毒化学物质，包括名字很生动的"自由基"。这些反应从大的角度看是有益的。真正让我们惊讶的不是癌症在老年人中较普遍，而是我们不是所有人都在很年轻的时候得多种癌症；或者是癌症没有在衰老的大象或巨龟中肆虐横行；抑或是我们竟然还活着。你不同意吗？

不 利 形 势

对这个难题的解释其实非常简单，也反映在癌基因和癌细胞形成所需苛刻要求中。一个基因要导致癌症的发生，要求：

1. 它必须突变，且不能被修复或是没有被正确修复；

2. 它必须以导致它所编码的蛋白功能改变的方式突变；

3. 这种改变的功能必须直接或间接地给细胞和它的后代细胞提供一个持续的生殖优势；

4. 突变必须发生在极长寿的、具有内在增殖潜能的干细胞内。这个观点原则上也适用于有助于进化中物种多样化的生殖细胞（精子和卵子前体）突变。既然DNA中的突变或多或少是随机的，盲目的，或与它们对细胞或生物体的功能影响不相适应，那么就这些要求而言，绝大多数细胞中的绝大多数突变是毫不相关的。最后一点，但也是关键的一点；

5. 尽管从理论上来说只要一个突变细胞就足以导致恶性癌症，但一个突变基因就足够的情况实际很少。事实上，一个强制增殖的突变基因可能引发非增殖性休眠或凋亡的惩处或保护性反应。通常需要许多基因异常在同一个细胞内协同作用。正是它们的协同作用产生了恶性克隆。过一会再来详细讲这个问题。

形势对首先招致这些突变的干细胞也不利。毫不奇怪，进化为这些重要的长寿细胞提供了一些特殊的保护。这表现在严格的使用规则，一定程度的物理隔离，然后是自动防御装置。首先，尽管事实上我们每天由干细胞产生数量惊人的子细胞，这些重要的起始细胞在数量上并不多（骨髓细胞中造血干细胞的比例不到万分之一），并且它们的分裂次数不是非常多。而已知的新鲜血液细胞的日产量是如此庞大，这又怎么可能呢？在人出生后，干细胞大部分时间都处于不分裂的休眠状态。由于不复制的 DNA 被完全压缩在染色体结构中，不易受损伤，这就显著降低了风险。不同的干细胞交替进行短暂的快速增殖，但是每天产生的后代细胞不是直接来源于干细胞的过多分裂，而是来自干细胞的部分第一代后代细胞。这些不成熟的细胞是暂时性的、注定要死亡的细胞，但在它们的子细胞最终成熟并停止分裂或死亡前，可经历大量的复制周期。这些临时性细胞中的一个遭受单一突变，不管发生在哪个基因，很可能会因细胞后代的消失而丢失。因此，对一个在风险中进行分裂的干细胞的管制规则有三条供选择的出路：停止分裂（回到休眠状态）；继续分裂，但同时也通过成熟开始走向衰退（终末分化）；死亡。

进化适应也顺应了细胞进行活动时危机四伏的世界。最高明的手段还是那些老招数。我们的细胞是两个很古老策略的真正受惠者，它们被用来降低 DNA 因遭受外部或内部攻击引起诱变损伤的可能性。第一条防线处于那些跨越细胞表面的蛋白质分子，起到看门人的作用，对异质分子的流入特别是排出进行控制。涉及的识别系统较简单，以形状和电荷等分子属性为依据，但它们可确保潜在的有毒分子被泵出细胞。这样一个减少基因毒性分子影响的简单而有效的技巧，在进化中非常有意义，但其价值直到最近才被认识。我们以后可以发现，它对于通过基因毒性药物治疗癌症的尝试具有重大的影响。另一个同样古老的细胞适应性是净化过程，我们的细胞能够对已进入的潜在基因毒性分子进行代谢或中和，并且同样能减少我们内源氧化代谢产生的有害副产品或进行抗氧化作用。确实是有效的细胞净化。尽管如此，我们都存在一些低水平的由氧化破坏造成的不可修复的 DNA 损伤，这提示我们细胞的中和或清除能力可能会饱和或被绕开。

这些是确保细胞生存的常规策略。除此之外，干细胞还需要一些额外的帮助。例如，干细胞位于肠上皮的实际位置（在远离暴露表面或内腔的小隐窝最底部）减少了它们暴露于潜在有害毒素和诱变物质的可能性，同时也限制了它们的领地。此外，如果这些细胞确实招致了 DNA 损伤，它们有一套有效的无私的自动防故障装置——它们会激活细胞死亡程序。聪明吗？由于不同组织对辐射敏感性的不同，对损伤启动快速死亡的反应水平似乎也不同。一些干细胞对极少数的 DNA 断裂就异常敏感，一旦受损就会死亡，如在小肠内（那里的细胞更新很快并持续进行）和淋巴细胞生成途径（骨髓和胸腺）中的干细胞，以及我们的原始生殖细胞（精子和卵子前体）。就癌症风险而论，这显然是非常精明的安排。体内唯有生殖细胞和原始淋巴细胞这两类干细胞产生的后代具有类似干细胞的特性，生存期较长并具备增殖潜能。它们的确需要严加看管。即便这样，这些细胞还是有可能发展成癌细胞——不过没有它们旺盛的且持久的活性所导致的那样多。

因此，干细胞一直处于监管和保护之下。但是它们的正常生理功能在人类中持续数十年，需要它们具有恢复力和适应性。在某些情况下，它们会被推到底线，然后，越界。

有性繁殖策略

需要有进一步的进化策略来抑制突变的有害影响，防止它发出克隆逃逸的指令。你不会希望这样的突变发生在自己的生殖细胞系中，并传给后代。因此，对早期胚胎中的细胞特化进行有机组织是有益处的，使得负责向下一代传递 DNA 的细胞系被分出来，隔离成少数特化的（生殖）细胞——人类的这个过程发生在受孕后 6 周左右。但是，这样的话我们就陷入两难的困境：正是这些细胞蕴含着所有将来发生有益变异和进化的潜力。再一次，作为多细胞生物体的早期进化适应，不得不进行折中，或采取平衡举措。通过强制性细胞死亡来阻止过度的突变负荷是一种技巧。但是，真正聪明的策略是性。

在无性繁殖的物种或克隆中，后代的突变负荷，包括一些可能有害的突变，只能顺着一个方向前进——上升。这种现象被进化生物学家称为缪勒氏齿轮，因遗传学家赫尔曼·缪勒（Hermann Muller）得名。与此相反，对于有性繁殖的物种，存在亲代基因组合的重排。个体重新构建，产生的后代可能没有双亲之一的生殖细胞系中存在的突变。有人认为有性生殖通过清除突变提高了（某些）后代的适应性。同时，这个过程通过基因组之间的 DNA 交换（或通过更加常见的突变），可以导入进一步的遗传变异。然而，这些进化策略的最终结果还是一种折中：突变还会发生，实际上还得到促进，不过是差异性地分布在后代中。后代抽到的命运之签怎样，用地道的达尔文术语来说，就是适者生存。

总体来说，鉴于有性物种盛行于我们的行星上，这个策略必定是利大于弊。然而，这也确实意味着可能会在生殖细胞系的特化过程中产生一些致癌突变，并传给一部分但不是所有的后代。如果它们导致后代死亡，你也许期望这些突变会在我们的先辈中丢失。不幸的是，对于我们来说，情况不那么简单。首先，出于癌症克隆自身进化的需要，由遗传获得的突变基因引起的威胁生命的癌症，可能被推迟到这个静默的突变基因被遗传给下一代后才出现。其次，生殖细胞系将始终以某种频率获得新的潜在致癌突变。后果就是我们由于遗传而背负了沉重的患癌包袱，占癌症病例总数的5%～10%。进化自身没有恶意。这就是它的工作方式，无视后果。

小　结

　　癌细胞行为是我们进化和发育史的固有遗产。尽管在时空上受到严格的社会约束，但某些类型的细胞在通常情况下仍行使着这种行为模式。我们复杂的组织结构和功能的恢复力或适应性其实是由这些"危险"的特性而决定的。和所有其他生物学法则一样，DNA 或基因编码遗传法则，建立细胞间的约束机制，从而将克隆逃逸风险降到最低。但是，这种编码不是神圣不可违背的。它可能会被损伤或破坏，无视 DNA 编辑、维护和修复以及细胞清除的古老而有效机制的存在。因此，癌症本质上成为统计学不可避免的事件——引用雅克·莫诺（Jacques Monod）描述进化的著名语句，就是可能性和必然性的问题。在某种意义上，真正令人惊讶的是癌症不总是那么常见。

　　这种观点必然会提出一个使我们更贴近现实并且显而易见的问题：如果癌症是我们进化遗产的一个事故（设计缺陷），哪些变量影响它在你我一生中实际发生的风险？我们对此能做些什么？但在我们能够回答这些关键的问题之前，我们需要看一看癌细胞实际是怎样胜利逃逸的。正如过去 25 年在分子生物学领域的突出进展所揭示的，这将是重要的机制性解释。我们据此得出的动态画面为思考起因和控制这个重大问题提供了新的思路。

第八章

癌细胞的取胜之道

进 化 瓶 颈

要生成一个羽翼丰满的或优势的癌克隆，细胞不得不打破多个约定规则，并越过主要的进化瓶颈。对于大多数类型的癌症，只有行使不同但互补或连锁功能的基因积累了一组突变，癌症才可能发生。由于发生 DNA 损伤引起其中一个突变在统计学上就很罕见，并且由于只有通过连续添加才可能累积这样一组突变，因此这个过程只能在单个细胞或克隆系中完成并时间跨度很长。这就使整个过程充斥着偶然性（图 8.1）。

也许是自相矛盾，进化选择形成的对克隆扩增的多重严格约束本身为引起单个突变细胞的自然选择提供了强大的微环境压力；也就是说，选择了那些能够逃脱控制或胜过相邻细胞的突变细胞。癌细胞能够采取策略，减少对所处环境的依赖或顺从，或者它们可以改变所处的环境，为增殖提供更富饶的土壤。这些实际上是它们在适当环境和时间范围内做出的自然的、在生理上有益的适应性反应。

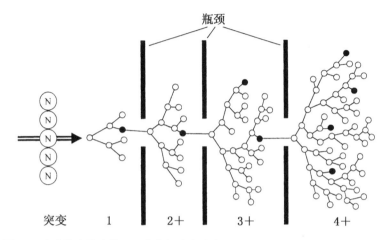

图 8.1　癌症的克隆演化。一个癌细胞克隆演化过程中连续获得突变（1～4＋）的模型。从左到右，显示癌细胞克隆突破带来选择压力的瓶颈。每个黑色的细胞代表一个新的突变。N＝正常干细胞。

麻烦来自不受环境影响的突变细胞的生成和选择。

　　对抗和选择的第一个瓶颈位于癌细胞自身内。从干细胞池中产生一个优势克隆显然需要增殖优势。但是，仅有一个促使细胞通过分裂来持续复制自己的突变是不够的。这是因为预先设定的内部控制被信号触发强制执行，以对细胞增殖做出应答。除非正常情况下互相协调的增殖和控制过程被解偶联，否则增殖优势本身微不足道，或难以为继；受突变基因驱使增加的细胞增殖通常会促使或导致细胞耗竭、分化和进入不再分裂的休眠静息状态或细胞死亡。那么克隆逃逸的前景就不妙了，特别是如果细胞死亡的话。这种情况下最多做到重新设置动态平衡，细胞分裂增加的同时，后续的细胞死亡也补偿性增多，其结果是产生的肿瘤细胞结构和功能基本正常、大小适中。这种肿瘤，如息肉，可能处于休眠状态，且不会持续生长，反映了细胞增殖和凋亡间相对力量的平衡。然而，这种克隆性肿瘤已向克隆逃逸和恶变迈出了第一步。[4]

一个克隆要取得支配地位，生产必须要超过损失，一个重要的诀窍就是增加互补的突变，使增殖得以继续而免受强制性的惩罚。因此，许多与癌症相关的突变原则上存在两种基本类型：一类是直接激发细胞的增殖活性，常以构成性或持续不断的方式作用（如一个卡住的油门踏板）；另一类是导致一些重要强制惩罚措施或抑制功能的缺失（如一个出故障的刹车）。[5]后者可以包括细胞增殖抑制缺陷，诱导分化失败以及衰老或自杀性细胞死亡通路无法使用。起到抑制作用的与相邻细胞的黏附接触也会减少。于是，癌细胞面临巨大的选择压力，有利于那些获得一组互补性突变的单个细胞，由这些突变共同导致持续增殖和削弱抑制。在一个持续分裂的克隆内，严格控制甚至部分阻断生长抑制、分化和细胞死亡通路都要比单独去除这些抑制影响中的任何一个更具选择优势。失去这些出口路径将使该克隆的更多细胞困在干细胞增殖的区隔中。现在，克隆可以无限增殖，不会遭受强制退休或死亡的惩处。"红皇后效应"呈现：

此时此地，你看，你必须全力奔跑，才能待在原地。
（刘易斯·卡洛儿著《爱丽丝梦游仙境》中红皇后对爱丽丝说的一句话。）[6]

更多的分裂细胞停留在谱系分化顶端的干细胞阶段，有另外两个决定性的后果。首先，这些分裂的细胞无需遵循和它们的成熟后代同样的居住协定。它们倾向于更具迁移性和独立性。作为扩展中的克隆，不能形成正常的功能结构，表现出其幼稚特性。病理学家通过显微镜观察，可以发现肿瘤或原位癌有很多正在分裂的看上去不成熟的细胞，有着不规则的形状，破坏正常结构并侵占周围的组织。病理学家通常将癌症组织中这种无组织或分化不足的状态理解成去分化或退化的征兆。但是，病理瞬象掩盖了动态变化。第二个重要后果是更多的干细胞原位迅速进行分裂，为发生进一步突变和克隆演化提供了更多的机会。

导致癌细胞自然选择的压力来自四面八方，也来自其内部。首先，在增殖的癌细胞克隆自身内部，强制性细胞休眠或凋亡的自然约束机制蕴含了一种可能性，即任何突变只要有方法无视这些惩罚条款，就可以立即获得优势超过它更易死亡的邻居的。任何起始克隆扩张时，空间和营养物质可能变得更有限，这就带来进一步的机会和选择压力，导致采用突变手段的细胞被选择从而胜过其正常的和癌性的同胞。通过变得对低浓度重要生长因子更敏感，或对负生长调节因子更不敏感，或合成自己的生长因子，或诱导周围的组织细胞生产更多的支持性生长因子——即通过改变它所处的环境，这个突变细胞就可以做到克隆扩张。换句话说，就是通过欺骗的伎俩。

互补的突变组合于是成为获得持久增殖优势的公式——瓶颈被突破。但这还不是全部策略。对癌症克隆来说，仅待在原地不动，长得越来越大，并不一定是个有效或制胜的策略，这个道理也同样适用于动物个体、白蚁巢穴或我们的社会机构。一个正在扩张的肿瘤中的癌细胞也许是控制失调和反社会的，但它们还是要服从于一些不可避免的物理和化学定律。它们需要氧气和空间。出故障的油门和刹车也许会推动我们的车辆不停地向前走，但我们还是要有燃料的供应和一定的道路空间。生理体液中氧气和营养物质的扩散特性使任何细胞，无论异常与否，离开供应源（毛细血管）大约 1 毫米以上就难以生存和增殖。这就给要在几个立方毫米以上维持生长、具有扩张主义倾向的癌细胞克隆设置了意义重大的进化瓶颈。新生毛细血管功能的形成是必需的——这个过程称为血管生成（图 8.2）。

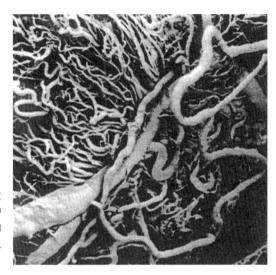

图 8.2　供血支持。立体扫描电子显微镜下肿瘤周围为其提供营养的血管图片。(本图由孔那丁教授友情提供)

由于缺氧或肿瘤缺氧窒息状态以及癌细胞产生的生长因子诱导血管细胞增殖共同促进了血管的形成。就克隆成因而言，这是对一个正常无害的生理过程的腐蚀，这个过程原本经进化用来促进炎症反应和伤口愈合，以及胚胎组织装配和哺乳动物周期性卵巢排卵和胎盘生长功能。

　　在这个枯竭的微环境和缺氧墓地中挣扎的肿瘤却面临另一个极其矛盾的现实。血液供应的不足导致缺氧和细胞死亡，必然引起克隆扩张暂停。但是，与此同时，借助血管援助，这些条件可能又会产生选择性压力，使任何已存在的、能够在这种压力下生存下来的突变克隆获得优势，进行增殖。我们后面将会讨论到的癌克隆进化中的一个主要角色——*p*53 基因突变，可能通过这种机制产生占支配地位的亚克隆。还有一些证据表明缺氧条件会引发 DNA 断裂，对于存活下来的细胞来说，增加了遗传多样性并适应了选择压力。一旦新的毛细血管形成随之带来充足的氧气和营养条件，肿瘤或其中一个新的突变亚克隆有时会扩张到一个显著的体积。不过在大多数场合，它们最终仍会发现自己受到物理屏障的限制。

通　行　权

即使对增殖的生理制约被颠覆——制动失效，硬闯红灯——癌克隆演化的道路上还会有路障。我们的组织被构建在物理区隔中，而不是开放设计。纤维蛋白和基质限定了细胞正常停放于其中的界限和屏障，能调动的空间有限——就如数量过密的本地物种的动物被山脉围绕，或者如那些小岛上的动物被大海所包围。这是另一个大的瓶颈。应付的手段当然是迁移。幸运的是（或者是不幸，取决于你怎样看待），由于可靠的进化和生理原因，逃跑的路线和组织间的高速通道早已就位，因此可供利用。新生血管无疑促进了这个过程，同时经由增加准移民数目和提供直接的出路，或提高肿瘤中的物理压力，促进细胞进入淋巴管道系统。

但是，要突破这下一个进化瓶颈，癌细胞还需要出境护照，一种能在血液湍流中游动的生存策略，以及定居新领地的入境签证。编码这些要求的基因也在那儿。作为下一步的策略，癌细胞不得不采用伪造或走私的伎俩。细胞移民申领护照通常会被拒绝，但通过表达适当的移民表型，细胞可以减少黏附性与相邻细胞接触，酶解物理屏障，进入血流或淋巴循环，渗入其他组织，并安营扎寨。增殖中的干细胞可正常显现移民所要求的迁移的、非黏附的和突破屏障的天性，但进一步的突变可能促进了这个过程。特别是，由于需要穿越部分异质领土，那些对压力信号停止作出死亡应答的细胞将处于明显的优势。但是，即使已具备了这些资质，它还是更像一个茫茫大海上的绝望的偷渡客，在脆弱的脉管中挣扎，只有极少数能坚持到最后。不过，考虑到进行尝试的数量和可用的时间，不可避免有少数可能会成功。

癌克隆的扩散或转移，不是一个全或无的事件，而是分阶段发生，或像个阶梯。肿瘤最初的迁移常常是进入就近的淋巴结，把它当作增殖和随后进行散布的临时难民营。随后肝脏、肺和骨头常被优先作为第二阶段的驻扎地，其他组织则是第三阶段的转移地点。组织的殖民化模式显然存在一定的选择性。这可以从解剖学上的限制及淋巴管和血管系统的运输流量限制得到部分解释，逃逸克隆总是沿着淋巴管和脉管系统中阻力最小的路线前进。癌细胞以小的聚集物或细胞栓子在血流中流动，并在它们首先遇到的主要毛细血管床上被潴留。它们也会主动将趋化分子释放到血液中进行组织迁移。要在一个新的组织内成功建立一个基地以便进一步入侵和扩张，对癌细胞的要求更高。只有极少数迁移的癌细胞对它们的生态需求能够真正自给自足。只有在与其原居住地相似的环境或生态系统中——从膀胱的一部分到另一部分，皮肤到皮肤，通过克隆扩张才更可能取得成功。假如把这看成动物物种的领地扩张，我们会称其为生境追踪。若不具备同样的环境，癌细胞将更可能在有足够空间和丰富营养的场所生存和扩张。因此，我们的骨骼、肺和肝脏为黑色素瘤、乳腺癌和前列腺癌克隆的扩张提供了方便易达的小生境（图 8.3）。

但这些新的领地毕竟还是异质的。克隆扩张也许效率低下并更缓慢；自私的策略也许成为有利条件。这些策略包括利用特定组织细胞所持有的局部的生长信号以及激发损伤和修复过程。例如，在骨转移过程中，渗入的癌细胞诱发激活骨吸收和重建过程，释放出用于修复的生长因子，但却被殖民者盗用。另一个策略是通过产生自我刺激分子，从功能上替代那些作为正常社会对话的一部分由其他局部细胞提供的分子，从而变得更加自给自足。正如所有殖民者

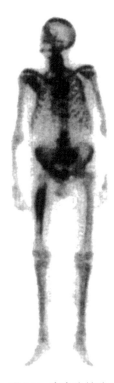

图 8.3　癌克隆转移：领地侵占。应用代谢示踪剂标记的前列腺癌骨转移（黑色区域）伽马相机影像。这种成像在临床上被用于疾病分期和治疗选择。（本图由欧缇教授友情提供）

的迁移过程，入侵者和被侵入者之间会存在某种类型的对话，但至少在短期内，自然选择会青睐能改变局部条件使之对己有利的更具掌控力的入侵者。

尽管扩散的癌细胞克隆用尽各种手段企图取得统治地位，但它们还需要氧气。新的迁移克隆经常分布在血管周围，在它们营养和氧气充足的进口周围盘旋。但这些克隆通常不会继续扩张，除非它们再次获得新生血管或偶尔发现自己恰巧位于组织的自然形成的血管床上。所以，当缺乏新生血管时，这些"微小转移"倾向于保持微小和有效的休眠状态，尽管从源头上还是在增殖，但仅仅是最低限度的扩张，因为缺氧条件下细胞死亡与细胞增殖处于平衡状态。很奇怪的是，原发性肿瘤内的血管形成活性可经由血液产生的化学介质竞争性地抑制新领地的血管形成。这也许可以解释长期存在的一个似乎自相矛盾的现象，即对原发性肿瘤的手术根治有时会加速远处转移灶的出现。

突破迁移瓶颈是癌症演化的关键事件——对癌细胞克隆和病人都是如此。随后，优势克隆，或更准确地说是亚克隆，展现其殖民主义者的倾向，侵占重要器官领地，危及正常功能，使机体出现相应的病态。要通过自然选择到达这一步，癌克隆必须充分扩张、突变并多样化，以变得坚韧不摧、生生不息。肿瘤学家进行的非自然进程的干预反倒恰好帮了它们的忙，使它们突破了主要障碍。因此，对晚期或发生了转移的癌症患者的治疗干预会非常不幸却又无法避免地遭遇失败。在本书稍后部分（第四部分）我们将看到癌细胞是如何恰好避开治疗的利斧。这是个令人遗憾却又有所启示的事实，完全符合进化典范。与此同时，我们对相关过程的理解带来了新的机遇。例如，癌细胞克隆，即使是大面积扩散的癌克隆，对新生血管的氧气和营养支持的不变需求为治疗带来了启示，开辟出最有希望的干预治疗新方向之一。并不都是悲观的消息。

还有一个来源的选择压力会促进癌细胞克隆的出现或进化选择。这源自有毒环境的损伤，是癌症病原学途径的一部分。与癌症发生有关的许多环境物质或因子是有杀伤力或有毒的。有些是具诱变作用且有毒的物质。例如，一些化学物质如苯和某些病毒感染对骨髓的损伤，许多损伤肝脏的化学物质和乙肝病毒，卷烟焦油中对肺膜有毒害的化学物质，以及能引发胃炎的高盐饮食或细菌感染。实验和临床证据都表明在这些器官的癌症发生前可能有细胞萎缩或消失然后进行再生和修复的过程。在这些情况下，选择压力将有利于那些能够抵御有毒压力的突变细胞，或能够在再生竞赛中超出其他选手、重新占领被有毒物质清空了的空间的突变细胞。进化生物学家认识到没有什么比少数环境引起的大量毁灭更能促进新的多样化物种如凤凰涅槃般浴火重生，特别是对杂草而言。

我们自身的防御和修复过程可能会被策反促使癌症发生，细胞自我修复与更新过程无意中增加了突变产生癌性克隆的风险。炎症反应中巨噬细胞、中性粒细胞和其他白细胞侵入被感染或受损的组织，这种防御系统是从无脊椎动物尽管简单却相似的防御系统进化而来。这些细胞执行清理活动的效能与活跃的周转率和作为副产品的活性氧生成相关。作为一个瞬间转变点，这些是可以容忍的，但它们对 DNA 有潜在的破坏性。持续的炎性损伤被认为是某些癌症的危险因素已有相当一段时间。现在已明确这种联系是如何发生的：很大比例的慢性或年久不愈的胰腺炎、溃疡性结肠炎或胃炎患者在陷入损伤和修复这个僵局的上皮区域发生了突变性变化。具讽刺意味的是，一个适应于自身有利属性的自然生物学过程却造成了间接伤害。

因此，一些类型的有毒侵害似乎既为竞争性生存和克隆的恢复创造组织微环境条件，又直接或间接地诱导突变，赋予竞争优势。我认为这是危险的。猜一猜通常还有什么带有这些令人厌恶的双重属性呢？癌症治疗。

最后的手段：永生

那么，我们在这儿有了一套癌细胞"自然"选择的游戏规则。但是，还有一个意想不到的情况。这涉及简单的无性繁殖生物和天使所共有的令人向往的特性——永生。大多数人类细胞都有一个内置的"时钟"，记录细胞分裂的次数并设定上限。"时钟"表针对应于每次细胞分裂染色体末端的轻微销蚀。当它们的时间一到，细胞就会衰老，被强制休眠或死亡，这对癌细胞来说肯定不是非常有利的事。所以，对任何能够让时钟停止运行的癌细胞来说显然将存在相当大的选择压力。它可以通过激活一个酶来做到这一点，在每次细胞分裂后使染色体末端复原。这是否是一个突变步骤尚不明确，因为我们的某些干细胞也正常表达这种"永生"酶，被称为端粒酶，但这是所有恶性克隆获得的一个重要属性。获得的奖励就是永生。稍后再详细讨论。

集齐"满堂红"

我们还没有一个完整的基因目录，还不知道哪些基因发生突变或丢失或缺失时会有助于癌克隆的进化。我们也不完全清楚需要多少突变才可构成完整的一组突变和指令，带来无限制的克隆增殖优势或最后发生恶性肿瘤。总的来说，就组织病理学表现或扩散程度而言，越晚期的癌症，优势克隆中可检测的异常或突变数量越多。但是，在这局特别的扑克游戏中，什么牌组成了满堂红（扑克牌游戏术语）？

某种程度上，你在这种情形下只能看到你要寻找的东西，如同用鱼饵钓鱼，选择什么样的鱼饵决定了你能钓到什么样的鱼。因此，每个癌细胞中基因异常的数量和每个克隆内这些突变的多样性不可避免地会被低估。然而，随着技术进步，这种境况正处于变化过程中。人类基因组计划，含数千基因序列的微阵列技术的发展，染色体基因涂染方法，以及美国国立癌症研究所雄心勃勃的癌症基因组解剖学计划是一些最新的进展，将为探索人类基因的方式带来一场革命。完整的癌细胞遗传图谱应该很快就会获得。目前我们还不知道构成满堂红的突变数目。这个数目可能因涉及的不同细胞类型以及获得的特定突变而异。现在，大多数癌症生物学家推测，大多数发生转移的成人上皮癌（即到了无法回头的临界点）有5～10个突变。每次一张牌，要被发到一手这种规模和特殊内容的牌，显然需要时间，而且是相当长的时间。

优势癌克隆的出现要求有一组或"满堂红"的遗传事件或突变，且每个事件或突变的发生都极罕见或不太可能的，这有助于解释为什么统计概率对优势癌克隆的出现非常不利，为什么它的出现通常需要很长时间，而且为什么涉及的克隆源自一个细胞——也就是为什么癌症实际上是一种慢性疾病。事实上，对突变概率和简单计算作个粗略判断可能认为癌症应该不会发生。而且，假如所有的突变都不得不意外地同时发生，癌症也将不会发生。但是，它并不是那样进行的。首先，如果第一个突变产生了一个克隆，假定有1 000万个细胞，只需要在这1 000万个细胞中有1个遭遇第二次打击或"适当的"突变，就能产生下一代类似克隆或亚克隆，它们又成为第三次打击的对象。以此类推，第4次、第5次打击，直至在一个细胞内集齐"满堂红"导致恶化。[7]因此，这个过程离不开克隆的前赴后继和大范围的清除或细胞消失。其次，癌克隆演进也将存在选择压力，支持看家（或看守）基因中出现完全不同类型的突变。这些基因维护着染色体和DNA的完整性，即损伤监测、修复、稳定、细胞分裂（有丝分裂）时染色体分离，以及基因表达的整体调控。作为突变体，这些缺失或误导的基因会引起基因组广泛的不稳定性，将突变的风险和概率提高百倍——就像一种进化加速器。在这里，癌症遗传学的一个关键基因被称为 p53（见下列文框）。

丧钟为谁而鸣：p53 警钟

在许多涉及癌症的基因中，我要特别讲讲其中一个。尽管它有一个听上去像公共汽车的名称——p53，但它掌控着对细胞的生杀大权。在癌症中也是如此。

所有脊椎动物的细胞都有编码一种称为p53的蛋白质（p代表蛋白质，53代表53千道尔顿的分子量）的基因。这种蛋白因其与一种引发动物肿瘤的病毒间的相互作用而被偶然发现。正常情况下 p53 蛋白被细胞迅速地合成和降解。然而，当细胞因不同机制受损或处于应激状态时，p53 蛋白则稳定下来，并作为一种警报系统行使它的功能。然后它可根据细胞的类型和受侵害程度，启动不同的过程。这个基本和审慎的规则就是当细胞处于应激状态、DNA 完整性受到严重挑战时，增殖中的细胞必须选择：

1. 暂停增殖并修复损伤；

2. 停止增殖并进入长时间的休眠或静止状态；

3. 永久退出增殖期——即死亡。

p53 警报功能故障是极坏的消息。失去功能性 *p53* 基因的小鼠（用基因敲除技术构建）在基因毒性应激状态下遭受先天畸形的概率非常高。这对 *p53* 的进化适应性功能提出了一个看似合理的解释：即它可以监测如微生物或植物毒素造成的细胞应激状态和 DNA 损伤，发出信号，通过 DNA 修复来进行拯救；或者，如果细胞死亡过多，就做出胚胎死亡的决定。与其遭受激烈的突变倒不如死亡。*p53* 缺陷小鼠胚胎遭受电离辐射后，基因毒性侵害不仅会产生大量不同的先天突变，而且有极高的患癌风险，特别是白血病。因此，*p53* 对应激和损伤监测在进化上的附带好处就是它使得由基因毒性损伤引起的癌克隆减少。但是，这种资信评估为此也意味着废除这种保护性功能成为人类癌细胞演化过程中巨大选择压力的焦点。我们看到这种情况存在于不同表型的疾病中。一些个体从他们父母亲的 *p53* 基因对中继承了一个突变型拷贝。这些个体会罹患李弗劳明综合征，包括在生命早期罹患几种类型癌症（乳腺癌、肉瘤和白血病）的风险提高。大约 50%

非家族性也就是常见癌症的癌细胞克隆中，*p53* 基因有一个或两个拷贝都异常（突变或缺失）。*p53* 基因被"誉为"人类癌症中最易变的基因。而且，不难看出自然选择是如何造就其显赫地位的。

p53 功能缺失会：

1. 允许细胞能够在迫使克隆无限增殖的其他突变的有害作用下生存下来，也就是说，*p53* 缺失会增强其他突变造成的后果；

2. 允许细胞能够在缺氧条件下存活，如在血管贫乏的肿瘤中；

3. 允许某些致癌病毒复制，如宫颈癌中的乳头瘤病毒 16 型；

4. 允许细胞在 DNA 受损的情况下存活并继续分裂，如被太阳灼伤的皮肤细胞。

癌组织活检中存在 *p53* 基因的遗传异常也是全身性化疗或放疗临床效果不佳的一个预兆，也许是因为细胞对 DNA 损伤视而不见，未能启动细胞死亡的自动防御装置。

p53 基因被称为是我们基因组的监护人不无道理。如果失去它，癌细胞会连连取胜，那么我们就会陷入大麻烦。

这个加速过程在正常微生物进化中也会发生。它可以使细菌在快速变化或有害环境中放松对突变发生率的限制，被称为 SOS 反应。一些癌症生物学家认为如果没有突变加速器或增变基因表型的推动，那么仅靠累积一些不相关的突变来推进癌细胞克隆的演进在统计学上是不具可能性的。考虑到癌克隆有足够的时间进行扩张和自然选择，一种更加复杂的数学估算表明，具癌性资质的克隆内要产生突变多样性，或癌克隆中要累积一整套突变，并不绝对需要遗传不稳定性。[8] 尽管如此，遗传不稳定性的普遍存在是某些类型癌症的突出特征，特别是那些胃肠道癌症。有证据表明，一旦获得这个特征，就将增强其适应性，有助于其进一步的优势变化，但它最初的达尔文选择也许是接触消化道中有毒化学物产生的后果。遗传不稳定性既造成 DNA 损伤，又带来选择压力，造成突变发生以避开 DNA 修复以利细胞生存。

纯粹依靠数量取胜是单细胞生物和寄生虫常用的奇袭策略，并在某种程度上也被大多数动物种类（哺乳动物和鸟类例外）采用，也就是产生大量的后代，以期待不管怎样都会有少数能存活下来。然而在癌症中这个策略不仅仅是很大的数量。癌克隆取胜的一个公式很简单：许多细胞 × 许多可遗传的多样性。恶劣的生态环境、竞争和自然选择会挑出极少数克隆和它的后代，最后能发展成为真正的癌症，并携带着能增强其适应性的"满堂红"突变。

但是，正如在生物学中一贯现象，总有一些情况不符合一般规则，这又是一个要解决的难题。既然全套的突变牌发到单个细胞中的可能性非常小，涉及复杂的克隆群体的增殖动力学，并且通常需要数十年的时间，那么婴儿和儿童怎会得癌症呢？在少数病例中，这个过程是由遗传的突变基因发动的，但这不经常发生。也没有早期被强加剧烈遗传不稳定性的证据。所以要考虑另一个解释。儿童很少患消化道、肺、皮肤及内分泌组织上皮表面的成人类型癌症。虽然发生频率低，但他们的癌症往往出现在早期发育过程中非常活跃的细胞和组织里（中枢神经系统、肌肉、肾和血液）。

对于例如 3 岁左右被诊断出白血病的儿童，白血病克隆的特征性突变在出生时就已存在并能检测到。此外，涉及的目标细胞不仅仅在生命早期活跃增殖，而且还需要保持活跃的迁移性和某种程度的入侵性（为了使我们的形体获得正常的功能和形态）。它们的局部微环境不仅允许而且有力地促进这些活动，直到一个临界点。这提示了以下可能性：许多儿童早期癌症仅需要较少的遗传事件（假定只要两个）来引起有效扩散和克隆优势。特别是，这些细胞也许不会经受静态肿瘤缺氧情况下有利生存的突变选择。作为可迁移细胞，它们也许不需要逃避成熟的、结构成形的成人上皮组织中对干细胞施加的严格的领地限制或区域规定。

因此，儿童癌症也许有相当不同的演进史，因为在它们克隆演化轨道的早期就出现可诊断的症状。如果这个观点是正确的，正如我认为很可能是那样，那么它不仅可以解释儿童癌症怎样在如此短的时间内产生，而且提示了儿童癌症的可治愈性。我们后面将看到这一点。

联　　网

增殖以及休眠、分化或死亡等约束性功能是细胞在不同情况下可选择的反应。进行这些活动的决定受一个非常复杂的、遗传编码的信号网络调控，这些信号级联分布于细胞内，直至细胞核中 DNA 水平的中央控制系统。[9]

以图 8.4 中所描述的简单传递通路为例，在此过程中一系列的化学信号将细胞受到的一个外来刺激（1）解读并转化为一个细胞增殖或"前进"的反应。初始信号（1）要传输到细胞核中的最终目的地，需要在经过检查点时进行级联能量传递，在某些方面类似于电路中的继电器和开关。每一步都涉及蛋白—蛋白相互作用或蛋白复合物，这些物质通常具有催化或酶的功能。对整个过程更恰当的比喻是一部由移动并相互作用的零部件构成的复杂的蛋白质机器。这个类比不像你可能会设想的那样表面化。将蛋白转变为晶体，通过 X 光衍射分析可以看到不同蛋白质在"关键"决定点的三维空间相互作用。分子的一些区域起着脚手架的作用，其余是供停靠之用的凹口、裂隙或凸出部分。停靠之后会引起一个或多个参与者的形状改变并进一步发生分子亲和性的变化。这些可能会影响到信号通路中涉及下游相互作用区域的物理可达性（即开放或关闭），或可能改变分子在细胞内的通路。

　　我们还不能实时观察这个过程的发生，但其机制看上去十分符合动力学。在某种意义上，这些分子集合比人造机器或电路要

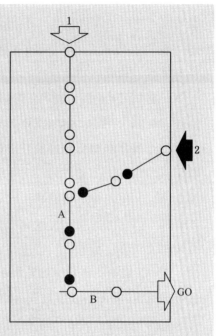

图 8.4　信号传递的每一步都需要一个分子，当该分子与一个或多个参与分子（O）结合而被激活时，它会再次通过物理结合激活（O—O）或抑制（O—●）同一通路上的下一个分子。如我们这个简单的模型所示，关键点是当成分 A 被触发，于是它抑制一个抑制物，结果是释放"前进"信号的 B 被从抑制状态下释放出来。"准备前进"的信号次序中最后一步通常是蛋白质复合物和遗传系统本身——DNA 之间的相互作用。

复杂得多，因为它们一直在信号传接点不停地集合和解散。事实上，正是这个过程的可变动力学基本决定了信号通路的活动和导致的细胞行为。

　　在细胞内，这样一个传递通路会和其他控制附加功能的信

号联网。这些附件功能可以对抗细胞增殖的增加（图 8.4 中通过信号 2），还能"觉察"过早的增殖并将异常增殖的细胞转送到休眠、细胞死亡或分化的替代应答通路。如果我们可将个体细胞中完整的网络模式直观化，我们会看见许多区域和传递通路被完全不同类型的细胞共享。这些也许是，例如，涉及细胞增殖或细胞死亡的信号组成部分。它们的广泛使用反映了支持常见细胞功能的、在进化上悠久并有效的规定被保留下来。其他的传递通路和组成部分看来更独特或特异。它们有助于特定细胞类型的特化功能，如与细胞—细胞联络或分化相关联的信号。

这个集成网络在每个细胞中不是一个孤立或独立的实体。通过细胞表面的受体或具解码功能的分子，它接受来自各组织微环境内其他细胞的信号而与之链接。这些独特的生境依次与整个身体的信号传递通路联网，如血液中的荷尔蒙，调控和协调细胞和组织功能。于是，整个俄罗斯套娃式的系统会和来自体外的多重信号相互作用。从化学物质颤动的杂音中，信号可被有选择地接受并转换成编码指令。当这些被集成后，结果（通常）是细胞行为。也许很复杂，但细胞必须要有自我修复与更新的能力和适应性，否则，它们还能怎样工作？不过，这种类型的等级结构描绘了振荡或干扰发生作用以及产生患癌倾向的多维空间或程度。

对我们细胞的正常管理依赖于这些复杂遗传通路的完整性。这个网络的每个单独蛋白组分都是由它自己的基因编码，其中任何一个，当发生突变时，都会通过改变分子亲和性或删除指挥系统中的某个链接而严重影响信号传递通路。联网通常可以确保自动防故障装置被激活，将任何单个错误或损伤的影响降到最低。但当在单个细胞和它产生的后代中的这些网络有多个组分被突变破坏，那么真正的麻烦就要来了。正是这个调控网络的逐步侵蚀准许了克隆释放。细胞也许仍能正确地"解读"单个信号，但现在信号——应答途径与整个系统的功能逻辑，也就是与它的生理学背景或基本原理之间发生解偶联。

这幅图有助于解释为什么这么多基因，从整体上说，能够突变导致癌症出现，为什么单个细胞内突变的协同作用使克隆优势最大化，以及为什么信号调控异常会将一个正常情况下良性或适应的细胞功能转变为允许克隆逃逸和优势的功能。

第九章

癌细胞的前进之路

线性加速度?

癌症生物学家经常把癌症的发展用图示描绘成一个突变步骤的简单线性序列，伴随着对不断增强的优势亚克隆的渐进选择。这与病理学家根据活检组织块中组织结构破坏和疾病扩散程度来对疾病进程进行识别并分级在时间顺序上是平行的。它也和20世纪50年代的两个有数学头脑的流行病学家阿美蒂和多尔的前瞻性预言吻合，认为大多数常见癌症发病率随着年龄的增长呈指数上升很可能是因为时间的发展使亚克隆积累了一组突变，最终成为可诊断的优势克隆。

约翰霍普金斯大学医学院的伯特·沃格尔斯坦（Bert Vogelstein）和他的同事们对结肠癌的分子病理研究显著地增进了这方面的知识，获得的经验很可能适用于大多数成人癌症类型。比较结肠癌细胞从腺瘤到浸润性癌症（来自不同患者的活检组织）组织病理学各发展阶段的分子遗传图谱，平行排列出累积产生的遗传改变是有可能的。

因而，后者看来是一个优先发生的一系列遗传畸变，尽管不是一成不变的。对正常以及癌变结肠和直肠上皮的其他研究显示小型肿瘤或微小腺瘤的前兆是数量较多的息肉，而息肉源于异常增生病灶，再往上推，这些病灶又是源于数量更多的异常增厚的小肠隐窝。这些非常早期的病变，大多数带有 RAS 基因突变，其发生的精确编码位置，与在癌症晚期观察到的相一致，就如在那不勒斯国王的癌症中那样。由内窥镜检查、活组织检查、组织病理学和突变筛查揭示的这些模式，为一条可信的结—直肠癌演化轨迹提供了一系列快照（图 9.1）。

在一些活检组织中，从较良性的亲代克隆背景中有可能"捕捉"到由其衍生而来的优势浸润性亚克隆。对这两种克隆的分子遗传学比较，可以识别两者共同具有的突变（因此是相对较早获得）以及那些只在浸润性亚克隆中发现的突变（因此是后来者）。这种评估方式使得通过排列这一过程中各阶段的独立快照来推测构建演化顺序的可靠性得到认可。

这似乎足够简单明了。然而，几年来从患者个体收集的系列标本的详细遗传图谱揭示了更加复杂和有趣的进化模式。[10] 在独特的情况下，研究个体患者癌前克隆随时间发展的组织病理学和分子进化的动力学是可能的。通过一种称为荧光支气管镜检的方法可以直接观察到支气管树浅表病变，然后活检取样。对烟瘾极大并因而有患支气管癌风险的加拿大患者的少量标本进行了研究。研究证实，按照组织病理学分级的病变越是处于晚期，被发现的遗传损伤就越多。更特别的是，在接受为期两年连续评测的 6 名患者中，个体病变程度分别出现了减轻（3 例）、保持不变（4 例）和加重（1 例），与他们的分子图谱的表现相一致。

近期的另一项研究对个体患者食管上皮进行了连续活检从而对

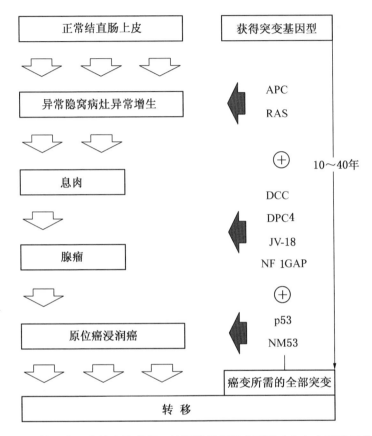

图 9.1 结—直肠癌的克隆进程。按照常规组织病理学（左）直观表示的变化与鉴定出的分子遗传改变（右）并联图示的结—直肠癌进化主要（但不是全部）事件的次序。这个图表远未充分体现结—直肠癌分子进化的复杂性。对那些渴望了解更多细节的读者，请阅读 Ilas M、Tomlinson IPM 和 Bodmer WF 于 1999 年发表的权威综述（Eur J Cancer，35：335—351）。

癌细胞克隆后裔进行了长达 6 年的详细分子探查，再一次证实了呈明显癌性的细胞通常有更高程度的互补遗传异常。它还揭示了主或亲代克隆中亚克隆多样化的显著程度，每个亚克隆都明显地沿着按突变谱分叉的演化路线发展。

诸如此类的研究有一个明确的结论，就是每个患者的癌克隆演化树都具有复杂的分支模式或克隆种群结构，并在细节上为该患者所特有。因而，癌克隆在进化之路上的胜利前进并不是固定的或可预见的线性发展，尽管病理快照或不完整的分子图谱的时间顺序给出了一种它们是线性发展的假象。[11] 常见的一系列突变及其依次累积也许确实在优势癌克隆中发生，但演化路线图却不是预先规定的。我们也不应该预料它会这样。这个之前未受重视的分子复杂性对临床预测和最佳疗法的选择具有重要的意义。

前进，停止，前进？

现已揭示的癌克隆演化模式非常有趣，激起了我们的好奇心去深入理解疾病自然史。检查成人正常组织中癌性克隆的组织学或分子识别标志，提供的信息最初既令人惊讶又令人担忧，但是思考后就不会了。我们正常成年人身体皮肤暴露在外的部分每平方厘米大约有 50 个携带 $p53$ 突变的克隆（每个克隆由 60～3 000 个细胞组成）。我们的脸和手也许总共有数千个这样的克隆。但是，这些克隆中的任何一个要演化到引起麻烦的程度的概率显然很低。当我们步入 50 岁之后，我们大多数人会长克隆性息肉，这是沿细胞解放的曲折道路迈出了第一步的信号。幸运的是，在此道路上的每一步，都只有极少数能走完。那么如果你问结肠癌患者有什么不同，于是部分答案似乎是更多的异常隐窝开始踏上这个征途——这极有可能改变其中某一个走完旅程的概率。

前列腺和乳腺癌的自然发生史也是同样的情况。对非因恶性肿瘤死亡的个体的前列腺解剖研究揭示出大多数老年男性（70 岁以上）都有局部浸润性癌。乳腺癌也是类似的情况。一生中患乳腺原位癌（CIS）——癌症演化的中间阶段——的风险高达每 4 人中有 1 人。

丹麦进行的一项迄今未经证实的取自法医学尸体解剖的活组织检查研究显示，1/3 的妇女在 40 多岁时会发生原位癌，这当中有一半是多病灶的或两侧的。在 20 多岁女性的少量样本中未发现病例。采用突变基因型的分子探针，我们很可能会发现大多数 30～50 岁的女性具有这些潜伏克隆入侵或微型癌，中止于带一或两张突变牌的阶段，但是没能凑齐引起麻烦所需的一副完整的牌。而且，这些克隆大多数显然在一生中绝对不会收集到突变的"满堂红"并逐渐变成明显的侵入性癌症。那么能继续发展成真正前列腺或乳腺癌的个体有什么不一样呢？在这里，看起来不仅仅是"发起者"的数量问题，而且有某些东西改变了完成演化旅程的可能性。偶然性？有害暴露？或二者兼而有之？显然，这些发现对理解癌症的自然史和起因都有相当大的意义。特别是它们揭示了癌症不是我们可能想象成的全或无的现象。

健康个体中隐蔽性轻微癌前病变的广泛存在与发达社会常见的、在老年发生率达到顶峰的其他慢性疾病相似。对欧洲和美国 20 多岁青年的尸检揭示了很高的冠状动脉粥样硬化斑块发生率——占所有研究个体的 1/3～2/3。成人期（25～64 岁）的比例更高，已发现与吸烟有关。我们在玩危险的游戏，但幸运的是我们的身体是如此强健。

癌克隆发展演化不仅仅是一个低效且不确定的过程，而且是非常漫长的一个过程，包括临床前期，有时被称为潜伏期，并且如果治疗不成功的话，还有一段诊断后的发展史。在休眠期中，一些癌细胞也许确实在休眠，脱离增殖周期，并处于代谢蛰伏状态。但是，对癌克隆演化动力学的最新认识也表明保持外观上的休眠（如在微小转移中）的原因在于细胞增殖和死亡之间的平衡。这种不稳定的平衡通常在有血管生成且细胞生长得到促进时被打破。

简单的时间顺序可能掩饰了动力学中很强的可变性。向"满堂红"逐渐发展的过程极不可能是闲庭信步式的。相反，实际发生的是一场无序的、不连贯的且难以预测的比赛，瓶颈遍布，大量死亡，长期停滞或休眠，以及个体克隆或亚克隆在主克隆内扩张的重要时刻——再次和物种多样化非常相似。这种基本演化特征产生的后果是大多数癌症可能以非线性的动力学发展，包括在一段从数日到数十年不等的时期内以不规则的步伐跳跃（一波接一波的克隆选择和扩张）。这个过程，一旦开始，缺乏有效治疗就不会结束——在进化上与一般的物种多样化和寄生虫适应性都完全相似。

对于大多数常见成人癌症，我们知道，从良性肿瘤演化到高度转移和恶性的亚克隆，或从一个新生克隆的最初出现到成为临床可诊断的癌症的时间间隔，需要很多年且通常是数十年。在这段时期中的大部分，这个过程是隐蔽的，没有临床表现，并在某种意义上，呈良性。时钟要走多久呢？有一些不常见但却具有启示意义的情况。已知致癌物质的点源或急性暴露会引发癌症，如1945年日本原子弹爆炸或由于治疗性药物或辐射副作用而患上癌症的患者。在这些情形中，从暴露到患癌已知的最短时间间隔（这些病例中的白血病）为18个月左右，但是对于大部分的白血病，并且特别是对于常见实体癌如乳腺癌，这个间隔一般是5～30年，取决于暴露时的年龄和剂量。

由于我们的癌症大多数没有可识别的急性发病起始，而是慢性的、持续的侵害，所以我们对涉及的演化时间框架没有较可靠的认识。即便这样，明显可以看出这个过程非常漫长。对携带良性肿瘤或增生，如乳腺肿瘤、肠息肉或皮肤疣并最终发展成明显癌肿的患者的前瞻性监测表明，10～20年的间隔是常见的。对发病史与致癌物质如煤焦油、石油或石棉的慢性工业暴露相关的癌症，从第一次暴露到患癌的间隔通常超过 25 年，且常常为 40～50 年。吸烟也是一样。当然，在这些情形中，我们通常无法知道引发克隆演化的第一个突变在何时实际发生。黑色素瘤和乳腺癌的流行病学证据显示，通常在 45～55 岁年龄出现的癌症可能在十几岁时就开始了。动物实验也已证明由化学物质引发但已处于停滞状态的癌克隆可在动物一生的大部分时间保持恶性倾向。

当癌克隆成功转移到多处，特别是如果治疗不成功的话，克隆演化通常会加速。但是在疾病得到有效控制的病例中，同一个癌克隆（或它的突变亚克隆）有时可能会在沉寂了 10～25 年之后再次活跃。此过程中出现的这种巨大的时间断层及缺乏预测性极大地阻碍了对癌症的研究和有效治疗。许多癌症在诊断症状突然出现前就已悄无声息地从它们的起源地扩散，这是治疗失败和患者死亡的主要原因。在这方面，一些癌症，如卵巢癌、胰腺癌和肺癌，比其他癌症在行为上更具隐蔽性。这种致命的时间滞后性肯定也确实影响了许多人对病因的理解和对风险的直觉评估。冒险运动、彩票以及许多其他类似活动已使我们作好心理准备，明白风险导致的最终结局要么是奖励，要么就是惩罚。就是这样，尽管我们是有能力预期未来的唯一物种。

即使在向恶性进发的道路上顺利前进时，癌细胞也有可能偶尔往回走，或自发消失。这在某些类型的癌症包括肾癌和黑色素瘤中更常发生，这可能要归功于我们的免疫防御。然而，在大部分病例中，很残忍，它们只是开开玩笑，还会回来报仇的。但有时它们的确似乎是自然死亡了。这种值得注意的死刑缓期执行有一个类似的历史先例。13 世纪有个年轻的牧师腿部患了癌症（可能是骨肉瘤），准备第二天做截肢手术。在医生挥刀前夜，他炽热的祈祷产生了奇迹般的结果，第二天早晨戏剧性地痊愈了。几世纪后被尊为圣贝勒格灵圣徒的这位幸运的病人满足于这个发现，认为是神的庇护让他能够活到 80 岁。这个故事无疑是虚构的，但事实是少数癌症确实会退化到我们无法察觉的程度。病人有他们自己的解释，但科学家至今未能做到。然而这仅仅是时间问题。如果你还是更喜欢一个更加神秘的解答，那么你应该知道圣贝勒格灵已成为癌症患者正式的守护圣徒。你可以在加州圣胡安—卡皮斯特拉诺老教堂的一个洞穴中找到他的圣坛，里面陈列着有关祈祷的治疗威力的见证。

第十章

可怕的突变

直到现在，我都在有点滔滔不绝地谈论着癌细胞中的突变基因，似乎识别它们并理解其促使克隆演化的功能是个轻松简单的任务。事实上要做到这一点，丝毫不亚于科技革命，且要耗费生物医学界极大的智慧。至于具体有哪些突破，大部分已被相关人士精妙地记载下来，有文献可供深入了解。识别个体突变基因不仅对阐释癌克隆发展的演化过程，并且对灵敏和特异的诊断、预测及对残留或隐蔽疾病的监测，甚至对治疗都有着重要的意义。在这里，你并不需要掌握数百个相关基因的目录，而是对这些突变的本质有一点认识，这将有助于强化这个癌症故事的进化主线，并有希望使你确信在致癌通路中某个关键层面作为肇事者的分子已经被准确地识别出。

在不久以前，癌细胞中大部分 DNA 变化一直是肉眼不可见的或者是亚显微的。然而，一个重要的例外是那些涉及显著或严重的染色体结构或数量变化的突变。图 10.1 是个简单直观的例子（一个比正常细胞多了一条染色体的白血病细胞）。对癌细胞中染色体数量改变的观察已有了 100 年左右的历史，它们对癌症起因的重要性已被博韦里预

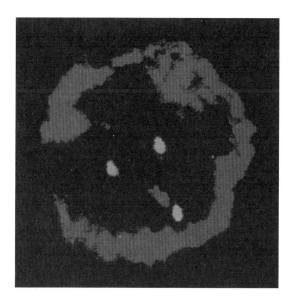

图 10.1 癌细胞的分子疑犯照片。用共聚焦显微镜获得的单个白血病细胞荧光显像。三个绿点是 DNA 探针与八号染色体结合的显示结果。在正常细胞中应有两个拷贝，而在这个癌细胞中却有三个拷贝（是其中一个正常拷贝重复的结果）。多了一个额外拷贝的一个特定染色体对（三倍体）或几个染色体对（超二倍体）是癌症中更常见且简单的遗传改变，尽管它的功能性后果还未被完全理解。红色区域是一个抗体和细胞质结合的显示结果。这使研究人员能够知道这个白血病是源自什么类型的血液细胞。红色区域内的黑色部分是细胞核。（ 本图出自作者本人实验室。此前在 Price CM et al. Blood, 1992, 80: 1035 一文中以及癌症研究所 / 皇家马斯顿医院 1991/1992 年度科学报告中发表）

言，但是鉴别涉及的特定染色体并使结构改变直观化则是近几十年的事。结构改变的染色体在 1960 年代初首次被报道，发现于白血病中。随着这些发现的总数增多，芝加哥的珍妮特·罗利和该领域少数其他开拓者清醒地认识到，特定结构异常和特定癌症之间的可靠关联为定位相关基因提供了染色体界标。染色体基因克隆和基因精细定位的进步随后为揭示这些 DNA 缺陷的分子解剖学提供了考古学工具——这是二十世纪生物医学的主要发现之一。

在机械论水平，导致癌症的基因突变可以有多种结构形式。最精细的是 DNA 编码的单碱基变化，使生成的蛋白质中的一个氨基酸发生改变，从而使该蛋白质与其他信号的分子连接性发生改变，结果该蛋白质可能会对约束信号视而不见并从此保持活性。更实质性的物理变化包括尺度不等的 DNA 丧失（缺失）、额外的基因拷贝（扩增）以及整个染色体的增加或丢失。

遗传信息的缺失被普遍认为是一个机械学上"简单"的方法，通过抛弃或丢弃编码重要约束功能的基因为细胞提供选择优势，尽管这样一个负调控基因的两个亲代拷贝也许必须都丢失。或者，就像经常发生的，一个突变拷贝可能不仅失去它正常的抑制功能，而且还干扰保留下来的另一个正常拷贝的活性。最后的结局是一样的：失去某个关键的约束功能。额外的基因或完整染色体拷贝更是一个相当难的难题，但对它们在癌症中流行的一个可信的解释是，随之产生的一个或多个蛋白质的额外拷贝可能在信号传递过程中作为调节的假目标，使要求依从应答的输入信息静默或转向。或者，过量的蛋白质可能经由自缔合作用获得内在的信号发送能力——以某种方式干扰信号传递过程。

DNA 中的其他突变包括比较显著的染色体重排。这些重排源自染色体断裂和异常拼接，产生了正常情况下位于不同染色体上分离的基因融合和非法配对——一副遗传牌的重新洗牌。这些基因交联的分子后果跳起了向细胞发出篡改信号的双人舞。上游基因 A 可能驱使它下游的新伙伴在本应按需要"关"和"开"时持续表达或一直"开"着（一个增殖信号）。或者，这两个基因可以结合形成单个融合基因，于是可能生成一个功能发生改变的嵌合蛋白。许多这样的融合基因编码与 DNA 发生物理相互作用的蛋白质，并在调控许多其他基因的开 / 关活动中起着关键作用；它们在细胞核的信号传递过程中起着"主"调控功能。因此，毫不奇怪，它们的活性改变对一个细胞的行为模式会具有深远的重要性。

这后一种突变融合基因在白血病和肉瘤中特别普遍，它们在这些癌症中看来像是提供了有效的分化阻滞并因此使不成熟状态得到维持。单个细胞内加入异常基因而引起的突变具有类似受精卵通过有性繁殖并对父母基因组重新洗牌获得的基因重组的进化优势。这是一个扩展遗传多样性并因此增强潜在的生存或繁殖适应性的快速方法。遗传重排竟然会发生，这也许令人吃惊，尽管我们知道这是某些细菌、病毒、植物物种（玉米）和果蝇所玩的一项古老游戏，它们具有可移动的遗传元件（通常在行业内称为转座子或跳跃基因）。它也是在 DNA 水平上构建我们免疫系统的基础。此外，异常重组或基因的"剪切和复制"涉及的生化机制，似乎不需要癌细胞进行新的活动，只要对细胞功能加以误导，这些功能是控制 DNA 断裂、重接、修复和重组的正常或生理细胞功能的一部分。

诸如此类的 DNA 的改变也不是癌症特有的。它们不仅在其他遗传疾病中发生，原则上还是达尔文选择在自然界中得以进行的一切生物多样性的驱动力。

起诉方的证据

我们怎么知道癌细胞中能被我们发现的突变就是克隆逃逸的驱动力？类似的争论遍及进化生物学：我们怎么知道一个特定的特征或表型（及它内在的基因表型）构成一个适应性特征，具有选择价值，有助于繁殖成功？史蒂芬·杰·古尔德（Stephen Jay Gould）所支持的"唱反调"的观点认为明显的适应性特征也许并不是有意识的选择带来的结果，而是一些其他特征的副产品，或者是进化事故的产物。尼尔斯·埃尔德雷奇（Niles Eldredge）提出同样的所谓"自然主义者"的观点，认为进化"就是自然发展史"，自然选择只不过是被动的过滤器。癌细胞的一些特征，甚至它们的一些突变可能从这个滤网漏掉，但是稳定的突变及其表型结果不会。这个假设是因为它们赋予一个新生克隆选择优势，所以它们从其他成千上万个肯定发生的突变中蒸馏出来而被我们看到。但在这种情况下，发挥效用的证据是什么？我们怎么将过失归咎于某个特定的嫌疑基因，特别是在我们已认识到是一个团伙犯下了此重罪时？

特定突变和某种癌症亚型选择性相关的一致性的确令人怀疑，特别是同样的突变有时是获得性或非遗传性的基因异常，有时又是有患同种癌症倾向的家系的遗传基因。罪行发生时在场且行为可疑（作为一个突变）毫无疑问可以被控有罪。但是，这只是牵连犯罪，不是直接或逃避不了的罪证。

当我们近距离关注基因突变——在 DNA 核苷酸碱基序列上，我们发现了另一个预示选择性价值或犯罪潜能的标记。与没有功能影响的中性突变相反，这类突变竟至可预见地改变基因编码蛋白质的表达或活性。中性突变肯定发生，除非我们关于突变机制的概念大错特错，但是我们在优势癌克隆中没有发现它们，可能因为它们不带有任何选择性价值。

对适应性在进化中的作用还有一个好的测验，正如丹·戴奈特（Dan Dennett）主张的那样，应充分利用一些"反向"工程学：近距离关注具体结构并看它们是否提供了一个优良设计（这里指对癌性细胞）的功能逻辑；然后再看操纵那些特征是否获得期望的行为改变。从这个意义来说，癌细胞中突变基因的生化功能构成了很好的定罪证据。一旦癌细胞中改变的基因被识别并克隆成功（也就是复制了许多拷贝），通常是在细菌中进行，那么要预测然后确定该基因编码的正常蛋白产物及其突变对应产物的生化功能就是一个相对简单的问题。基因编码序列的翻译常常揭示已在其他蛋白质中知道功能的结构域。如果突变发生在一个结构域的区域内，且通过 X-射线晶体学研究已知，该结构域对通过分子相互作用掌控某些酶催化功能起关键作用，那么突变的选择性逻辑就变得显而易见了。于是我们可以看到这些突变赋予生殖优势的方式：通过扰乱调控信号网络，并且作为下游后果，比如说抑制细胞死亡或者抵消细胞生长负调控因子的作用。这个证据就被控基因而言支持其有罪，但仍不足以定案。

决定性的证据要能展示突变基因能够导致或有助于癌症的发生。分子克隆、遗传工程和基因转移技术极大地增强了我们研究基因功能的能力。然而，首次对癌症基因的此类"实验"是偶然发生的。正如科学中常有的例子，第一个癌症基因是被偶然发现的。劳斯肉瘤病毒导致鸡生出癌肿，在病毒基因组中有一个至关重要的基因，是其恶变潜能所需要的。该基因被称为 v-src，是被病毒"窃取"的鸡的一个正常基因。这个发现赢得了诺贝尔奖，但却是个意料之外的发现。随后动物实验发现其他一些病毒也能劫持具有关键调控功能的正常基因，如 SRC。一旦这些细胞基因被同化进入病毒系统，特洛伊木马就被造成了。现在这个病毒通过破坏细胞控制在被其感染的细胞内促进它自身的生殖优势，这与癌细胞中同一内源基因发生突变时被破坏的细胞控制完全相同。在某种意义上，这些病毒引起的癌症实际上是它们为了在增殖细胞中促进自身的复制所采取的狡猾手段的意外事件或副产品，但是这为特定基因和它们在癌症中的突变形式的关键作用提供了令人信服的证据。

　　第一个被发现的突变的人类癌基因是一个 *RAS* 基因。费兰特国王一世体内就存在这个突变基因。将它转移到组织培养细胞中发现其具有诱导类癌行为的能力。即使这样，这个基因也以被劫持的突变形式出现在实验小鼠的某些白血病病毒中。正如你也许预想到的，基因转移这类实验只有在受体细胞已经遭受一次或多次打击（为组成一套出力）时才适用。也许更具说服力的是，将候选癌基因转移到生殖细胞（受精卵）或早期胚胎中，并由此传给下一代（啮齿动物而非人类），或者从生殖细胞系中敲除，以提供生动的、令人信服的犯罪证据。取决于特定基因是转入还是敲除，以及后代是否有单个（杂合的）或双倍的（纯合的）基因分量，数量不定但通常是大量的后代会死于癌症或对致癌诱变更加敏感。对两个具有互补功能的突变基因进行基因工程操作，效果更强。坦白说，这个实验有一点欺骗性，因为体内的每一个细胞现在都有了（一个或多个）突变基因，尽管如我们将看到的，一些癌症病人从出生开始就带有本质上相同的遗传负担和癌症风险。理想化的实验——在单个细胞中连续构建突变基因型，将一个社会关系正常的细胞转变为一个转移的游民——更加需要技巧。然而在 1999 年，波士顿麻省理工学院的鲍勃·温伯格（Bob Weinberg）和他的同事们最终完成了这个工作。[12] 这个技术超群的实验涉及三种遗传特技，共同破坏了四条细胞信号通路。癌性装配包括：（1）"插入"一个酶以保护染色体末端并使细胞具有永生的潜能；（2）构造一个病毒癌基因，可同时阻断 *p53* 基因和一个关键细胞周期的抑制基因（称为 *Rb*）；（3）插入一个突变 *RAS* 基因。这样基因工程改造出来的正常人体上皮细胞行为表现得如同扩散的癌细胞（在免疫缺陷小鼠中）。这与患者癌症演化的遗传路线并不完全一致，但这是一个癌变最低要求的生动实证，是对互补信号网络破坏后果的强有力确认，也是对致癌通路上特定基因的定罪控告。

看一下全部证据，我认为，判决结果肯定是罪名成立。少数生物学家的确仍相信有一个可信的抗辩申诉。但是，对不起，亲爱的陪审团成员，我认为它太难以置信以至不值得在这里重复。当然也存在一些可以减轻罪行的情节。突变基因是造成癌症的罪魁祸首，同样它们也是进化的起因。在某些案例中基因突变或缺失是有毒暴露帮助或支持下发生的意外事件并且遗传改变只在特定情况下才带有选择性价值；这些变异是在其所在的细胞、组织和身体之间的社会对话中发生的。某种程度上是无辜的，我想。

挑选一个赢家

优势癌克隆的资历或规定原则上简单明了：集齐满堂红或互补的一组突变基因以实现扩张和突破瓶颈，再加上足够的时间——整个一生。但是是什么恰好组成了优势的基因型（基因组）和表型（功能属性）呢？并没有一个确定或明显的模式（图10.2），尽管具有一些基本原则和一般规定。它非常依赖于环境和偶然性，根据涉及的细胞类型、被侵占的组织或器官（生态系统）、病人的年龄、性别和生理，并且非常肯定地随着医生特定毒性治疗的干预，而发生具体的变化。你可能已设想，例如，通过快节奏的增殖从而走在前面是癌细胞最大的牌。未必如此，就如伊索寓言中龟兔赛跑的故事一样。在通往恶变的演化竞赛中快速突破障碍的克隆不一定就能第一个冲过终点标杆。从统计学来说，最有可能获得成功的的

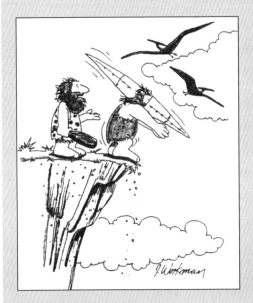

图 10.2 "你对此确定吗，斯坦？看上去很奇怪，是尖尖的头和长长的喙让它们能够飞翔"。（本图蒙沃克曼惠允）

确是通常预想到的那一个，但其他较小的或起步晚的克隆也有可能会超过刚开始跑在前面的克隆，如果它们是突变抽奖游戏的受惠者的话。

竞赛也有可能遭遇阻碍。迅速增殖的细胞也许会获得短期优势，但如果其所在特定组织环境中的营养供应减少的话，可能会受到危害或死亡。一个癌细胞要成功转移到体内的其他地方，需要不依赖于增殖速度的属性，如削弱组织中物理屏障的能力，以及韧性和自我修复的能力，以便在环境改变必然带来的缺氧条件、动荡或压力下生存。最后，妨碍"野兔"的还有治疗本身——在进化学上相当于一个重大的或全球的生态灾难，如假设的巨大流星撞击那样，导致了恐龙在 6 500 万年前灭绝。在癌克隆内谁是幸存者呢？不是那些跑得快的克隆，因为与动作迟缓的同胞相比，它们更易受细胞毒性辐射和化疗伤害。

在此瓶颈处重要的是生存。所以那些能够从增殖中抽身休息一下的细胞，或那些已在死亡通路中设置有效路障的细胞，或那些已逃难到药物不能到达的组织（如中枢神经系统或睾丸）中的细胞，更可能是任何大规模清除的受益者。此外，还要看运气。总体说来，只要细胞产生超过损失，以更加悠闲却持续的步伐前进也许是值得的。谈到重要的进化瓶颈时，未必是那些跑得最快的或先前的优势亚克隆就能突破。因此，虽然荒谬却不令人惊讶的是一些生长缓慢的淋巴瘤和癌（如前列腺癌和部分乳腺癌）是属恶性程度最高并且临床上最难治疗的癌症之列。

第十一章

起步不稳

突变？谁，我？

尽管癌症中大多数的突变基因源于特化组织中的单个细胞，但是一些癌症涉及一个突变基因从父母到后代的转移和遗传。这种情况的发生，需要这个病人家族在历史上某个时候某个前辈个体在他或她的生殖细胞（精子前体或卵子）中的一个细胞获得了一个新的突变。父亲的生殖细胞比母亲的风险更大，因为在受精前已发生的细胞分裂次数更多。我们不能证明任何一个这样的突变是如何发生的，但很可能是生殖细胞中 DNA 复制、管理不善和易错的修复过程的偶然结果。这种情况的发生看上去似乎是一件令人十分不快和不自然的事，是一个遗传警戒骇人的失误。但是，事实上，这是自然的一部分。

生殖细胞系是在世代间传递的唯一和关键的遗传信息库。但是它以化学为基础的编码，并不是神圣不可侵犯的，并且不能免于突变——至少不能完全免除。如果自然发生的突变率非常高，那么对于一个后代规模较小的物种，例如我们自己，现在早已灭绝了。但是 DNA 结构和它的复制方式及保持进化适应性的特性，结果不可避免地导致 DNA 错误或突变的低发生率。错误的实际发生率受到进化力量的操纵，是潜在的有益和有害作用之间的平衡。我们都是突变体。计算的结果是，除了从祖父辈或他们的祖先处积累和传递下来的一套突变，我们还平均继承了精子和卵子中新形成的大约 100 个突变。这都是父母双亲一揽子遗传交易的一部分。

我们遗传获得的 3 万到 4 万个基因分布在 23 对染色体上。那么，在这个藏有 46 本书的图书馆内复制错误最可能发生在哪里呢？它可能不是完全随机的。DNA 的局部解剖学可能会造成区别，大的活跃的基因可能更易受伤害。但是从根本上来说，招致无法修复的突变的机会与该基因编码的生物功能是完全分开的，因此看不到后果。大多数新的突变发生在围绕我们基因的大量非编码或"垃圾"DNA 中，一些对基因不起作用，但少数会对我们的健康有影响。而且，有时，这些突变中会包含一个导致在后代中出现癌细胞克隆的突变。你也许猜想这种不受欢迎的、危险的基因会被自然选择过滤掉，并且很可能在过去有许多突变基因就这样在自然选择强大力量的作用下消失了——如果那些带有突变基因的个体在生育前就死亡的话。然而，问题是此类"坏消息"的遗传学也许不总是表现为疾病，比如说，缺少其他促进因素；或者它确实造成了威胁生命的疾病，但发生在生育过后，在筹码已被传递之后。此外，新的潜在的有害突变还会在每一代以较低的概率再次发生。

一些遗传获得的突变基因的影响也许是隐性的。那就是说如果只有一个亲代拷贝发生突变或有缺陷，另一个没有发生突变的亲代拷贝可能会补偿或提供正常的功能。这样，潜在的有害基因会在世代的队列中传播，一直持续很多年，但只有在后代接收了两个突变拷贝（就是从父母那里各遗传一个）才会产生作用。这解释了为什么最常见的导致囊性纤维化的突变大约从 5.5 万年前起源于单一个体起就一直存在，大多是以静默的方式传递。

因此有害基因突变是不可预见的历史事故，并无疑是自然界的一部分——有些非常古老，还有一些是新近发生的。癌症基因和地中海贫血、囊性纤维化及大约 5 000 个其他遗传疾病涉及的那些令人讨厌的、躲之不及的基因都是如此。

这些历史上的遗传灾祸带来的一个明显后果是癌症更易在家族中流行。家族性癌症已被怀疑了几个世纪，大约在 100 年前被清楚地认识到，并已经以挑战偶然性集合统计学概率的家系形式记录下来。图 11.1 展示了 Z 夫人的家系，其中众多的后代患有乳腺癌和其他癌症。这个引人注目的包括四代的家系是首个被报道的大型癌症家谱，由法国的外科医生保罗·布洛卡（Paul Broca）在 1852 年报告。大多数评论员认为这是他妻子的家族。

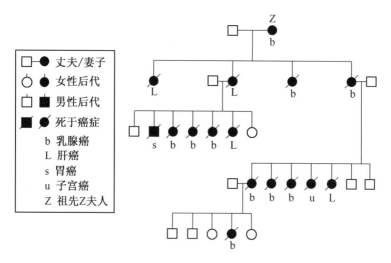

图 11.1　Z 夫人的遗产

　　法国人一直怀疑背信弃义的英国人下毒杀死了拿破仑·波拿巴。
这个皇帝自己悲叹圣赫勒拿孤岛上的恶劣气候和"英国的寡头政治
集团和他们雇佣的刺客"要对他即将来临的死亡负责。但是，拿破
仑也知道癌症可能会遗传。在他疾病恶化的最后几个月，他确信也
会像他父亲一样死于胃癌。他下令在他死后立即执行尸检以对此加
以确证。这个报告是为了他儿子的利益，希望这能够帮助他逃避这
种疾病。结果，拿破仑的科西嘉医生安东玛其在苏格兰海军外科医
生阿奇博尔德·阿诺特（Archibald Arnott）的帮助下在拿破仑的台
球桌上对其进行了尸检。其他几个英国军队的外科医生和内科医生
在场，但遵照拿破仑的指示，英国人被禁止接触他的身体。他们发
布的报告清楚地描述了在拿破仑胃部发现了具有癌性特征的病变。

　　拿破仑的一个姐妹卡罗琳，也被确诊为胃癌，人们怀疑不仅仅
是他父亲还有他的祖父、一个兄弟和其他两个姐妹都是类似的死因
（图11.2）。[13] 这个家族性死亡模式不能轻易地归因于偶然性或共同
的饮食习惯。因此，很有可能拿破仑和他的兄弟姐妹们由他们的父
亲传下来一个突变筹码，他们的父亲又依次从他自己的父亲处获得，

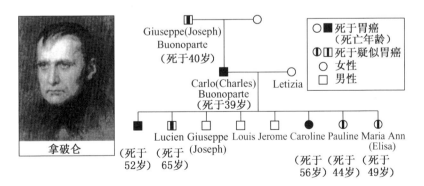

图11.2　波拿巴家族的胃癌。（本图来源于詹姆斯·桑特所作的名为"圣赫
勒拿：最后阶段"的肖像。承蒙格拉斯哥博物馆之一的凯文葛罗夫艺术博物
馆友情提供）

以此类推。

很有可能大多数类型的癌症中，只有少数的病例是从遗传获得一个突变基因开始的。在一些常见癌症中（包括乳腺癌、结肠癌、卵巢癌、前列腺癌、黑色素瘤和甲状腺癌），5%～10% 的病例涉及遗传获得的突变。癌症高发的家系为识别相关基因提供了宝贵的素材。后面我们会更多地谈到其中两个乳腺癌致癌基因。但是，并不是所有涉及突变基因遗传的癌症都有显著的家族史。除非一个突变基因持续显示患同种癌症的高风险率，或与多个癌症类型的综合征相关，否则它不会被登记为具遗传倾向。此外，由于生殖细胞中一直在发生新的突变（尽管概率低），当无意中被首次传递给后代，某些这样的癌症就会突然出现，没有更早的家族性印迹或警告信号。

不过，要检验一个突变癌症基因是否由遗传而来是个相对简单的技术问题。如果是，它应该是构成性的（就是指体内每个细胞内都有），而不是只局限于癌克隆。在几个被研究的这类遗传基因中，只有大约一半与确凿的家族性病例聚集有关。因此，大约有一半被启动的癌症也许涉及新的突变。采用相关突变基因的分子鉴定技术并加上一些家族史资料，现在有可能在疾病发生之前就识别出携带者，为基因筛查、风险评估、监测和早期干预带来了希望。

家族性癌症涉及的遗传基因中有一些可以调控 DNA 修复或 DNA 损伤探测。遗传了这些基因中的一个突变型的潜在后果是引起全局性细胞遗传不稳定性和很高的癌症风险，包括患一种癌或同时患多种癌的风险，以及在相对年轻时患癌的风险。这很令人担忧，但在进化加速器的功能被突变篡夺了之后，这大约就是你可以预料基因会干出的事。实际风险也有赖于单个突变的功能影响及同一基因是否存在一个正常亲代拷贝可以弥补或压制突变拷贝的影响。例如，生殖细胞系中一个突变的 *p53* 基因是个坏消息。患有称为李弗劳明综合征的个体从父母任何一方遗传了一个突变的 *p53* 基因，就会增高罹患骨肉瘤、乳腺癌和其他癌症的风险，尽管不是必定发生的。

对家族性癌症及其他癌症的发生机制有一个非常重要的认识，即导致癌症发生的同一个基因突变既可以是一个遗传性或在所有细胞中出现的先天性异常，也可以是在一个特定的细胞类型中独立获得，区别是前者更可能导致癌症的发生。

在某种意义上，从父母处不幸遗传了一个突变癌症基因的个体是"注定"或极有可能要患癌的。癌症发展的演化过程将包括不止一个而是许多候选克隆。例如，在遗传性结肠癌的一种类型中，有多个独立的原发性肿瘤或息肉，每一个都是可以形成那么大数量（成千上万）的克隆，以至于关键的第二次或后继突变打击导致癌症充分发展事实上是无法避免的。相反，当同一个突变基因，称为 *APC*，不是来自受精卵，而是来自结肠的一个单独干细胞，那么发展为癌症的可能性显著较小。但是癌症生物学中一个永恒的规则就是一旦你制定了一条牢固的规则，它就会被打破。让大部分乳腺癌遗传学研究人员失望的是，非常让人惊讶，目前大名鼎鼎的引起家族性乳腺癌高风险的 *BRCA1* 和 *BRCA2* 基因被发现不会作为获得性突变参与到"散发"性或非遗传性乳腺癌中。

到目前为止识别的遗传获得的突变癌症基因给携带者带来了高风险，但事实上只是少数家族性病例的原因。因此，很可能潜藏在生殖细胞系中的其他突变基因还有待发现。这些基因中有一些本身带有的风险较低，被遗传学家称为"低渗透性"。由于技术原因，这些基因在一个家庭背景中更难被识别，对它们的数量我们没有确切的估计。然而，作为突变体，这些基因，无论是高还是低渗透性，都直接影响癌细胞的克隆演化。奇怪却很有趣的例外是一个破坏组织环境并在某种程度上促使癌细胞出现的突变。[14]

　　还有很多其他遗传基因尽管通常不被看作突变或异常，也对癌症的发生有影响，不过是间接的。它们可以改变风险率在人群中广泛分布，所以是重要的。它们以正常但不同的形式存在，具有可变的基因顺序，并因而具有可变的功能水平。作为抽奖式的亲代基因遗传的后果，我们都遗传获得多组这样的基因，它们使有些风险变大，有些则降低。

一揽子遗传交易

　　这些基因组合中特别有两组看来似乎参与了改变致癌性暴露潜在影响的基因网络。它们通过调节 DNA 损伤的有效剂量和强度做到这一点。这些基因有相当悠久的进化史，并且它们的功能逻辑和适应性价值现在已相当明晰。一组是位于 6 号染色体对上一个基因簇中的 HLA 或组织相容性基因。这些是由多个基因构成的一个复杂组合，编码产生在组织和器官移植时可被识别的细胞表面蛋白。在所有远交群体中，这些基因和它们编码的产物处于多重变异（称为多态性或等位基因）。基因编码序列和它的产物存在广泛的自然变异的原因是 HLA 蛋白在与外来微生物的相互作用中发挥了关键作用，并且帮助将外来分子形状"呈递"给免疫系统。HLA 蛋白的超变性于是有助于免疫识别和监管的多能性和特异性。在这方面我们所有人都有一个不同的系统，尽管同卵双生子会是相同的，并且同胞间有四分之一的机会遗传获得相同的一组基因。这很重要的原因是，由于有几种类型的癌症牵涉到持续的病毒感染，很有可能，就如任何微生物感染，我们中的一些人，偶然依靠我们特定 HLA 变异体的力量，被赋予一个或多或少能有效处理那个特定缺陷的免疫系统。

　　我们所有人遗传获得的不同形式的基因组合影响化学致癌物对DNA的作用。我们在一个充满天然化学毒素的生物圈中进化，这些毒素中有许多，例如在植物中的存在，是为了警告和防御潜在的捕食者。动物细胞的一个很早的进化适应性就是建立生化机制，中和或去除饮食获得的任何潜在有害化学物的毒性。数百个基因支持人类细胞中的这个保护性过程，突出了它的重要性。它通过一个级联酶反应进行，其中最著名的成分为细胞色素 p450s。它们最终降解或中和了攻击性分子，尽管看上去矛盾的是，在连锁反应开始时一些分子被暂时激活，更具致癌性。这些酶和编码它们的基因也是以不同形式存在。作为一种后果或取决于我们从父母亲处遗传而来的基因组合，我们在处理任何具 DNA 损伤潜能的化学物质攻击时可能表现得比平均水平更好或更糟。这对健康和癌症可能有或者也可能没有影响。这的确可以解释为什么那些细胞，从化学装置的角度来讲，是"慢速乙酰化器"的个体，如果接触某些致癌化学物质会有更高患膀胱癌的风险。与此类似的是，那些缺乏真菌黄曲霉毒素解毒能力的个体，如果他们的肝脏已被乙肝病毒感染并遭损伤的话，患肝癌的风险更高。换句话说，这种遗传学模式与其他因素联合决定了患癌的风险。

　　一些正常基因的变异很可能间接改变癌症风险，例如产物能控制 DNA 损伤修复或参与影响细胞增殖和生存的荷尔蒙信号传递过程的基因。因此就癌症风险而言，我们都在受精时遭遇双重抽奖游戏：突变癌症基因以及其内在变异间接改变风险度的正常基因组合是否存在？这种遗传负担我们应该重视到什么程度？它是否意味着我们从出生开始就注定会或不会得特定的癌症？遗传决定的概率在我们所有人中的确不是均等的，事实上正如它们对任何让我们人类受苦的疾病一样很可能都不是均等的。一些遗传学家有意无意地营造出一种印象，即基因是无所不能的，如果掌握了完整的 DNA 图谱，我们就能预测谁会得哪种癌症。这是遗传决定论，照此，在对"我们是什么"这个问题的简单化描述中，癌症与不忠、肥胖和玩填字游戏的能力归于一类，由不同的基因组合决定。我不知道任何理解遗传学和生物学的人是否真正相信这个观点。遗传的突变基因的确带有一些预测价值，虽然不能精确计量，但掌握这些基因的完整目录会是令人感兴趣的并有潜在的好处。癌症的确是在我们个体遗传背景的情况下进化，而且这确实重要。但是，背后根本的遗传学是复杂的，多因素的，而且它的确不是全部。

患癌的风险是遗传基因、暴露模式、其他活动改变（如饮食）以及不可避免的还有运气等共同作用的结果。对这杯鸡尾酒，我们还不够聪明到提出一个可靠的运算法则让我们精确计算实际的风险。如果不考虑这个复杂性，也不去不厌其烦地去构建共同发号施令的网络，我们将不能理解癌症的成因。到最后，最重要的仍然是鉴别通路上哪个成分提供了最为实际和有效的控制路线。顺着抨击癌细胞内分子故意伤害罪这个思路，你可能会（或也有可能不会）认同，未来的实际控制很可能不涉及对基因的操纵，如果我斗胆提出这个观点的话。

第十二章

盲打误撞——最终灭绝？

如同所有的进化演变表面看来似乎都经过周密的计划或是一种聪明、自私的策略，癌细胞和它们的突变实际并不具备预设或蓄意的战略性。它们就是以随机投掷骰子或盲打误撞的遗传方式运转，然后根据当前形势作出对己有利的选择。这个过程可能表现出突变基因偷偷勾结的所有特征，但事实上只能用一团糟和混乱而不是合谋来形容。

癌前或癌细胞中绝大多数突变从未有出头之日：几乎所有癌细胞都要死亡。然而，鉴于有充足的细胞数量，而且有时受DNA不稳定性的支持，它们可以迅速适应身体内生理限制或癌症治疗所带来的持续不变的环境挑战。最终，如果它们成功扩散并抵抗住了所有治疗，它们就摧毁其唯一的环境——病人。沉默的寄生虫？你可能会很吃惊。如果有机会，癌细胞表现得就如狡猾的寄生虫，暴露出它们作为一个正在复制的克隆的永生性和它们拓殖新宿主的能力。在这么做时，癌细胞利用了一些古老的进化适应性。

前 进 不 止

在癌症研究实验室普遍存在一种称为 HeLa 细胞系的细胞培养物。它来自一个 40 多年前死于宫颈癌、名为亨丽埃塔·拉克丝（Henrietta Lacks）的病人。她的细胞仍保持旺盛的活力——太旺盛了。这些细胞不仅是重要的研究资源，而且成了麻烦事，因为它们太擅长进入并取代同一个实验室保存的其他细胞培养物。该责备的不是它们长了翅膀而是旺盛的生长加上粗心大意的操作方法。

HeLa 细胞系仍然不是一个特例。取自复发或转移病人的癌细胞现在能在试管中永久保存并持续增殖。源自啮齿动物的癌细胞系已维持培养长达相当于正常寿命的十倍或更多倍。所以很可能大多数癌细胞克隆确实具有潜在的永生性。这不仅仅是接到强制性细胞凋亡命令时能成功逃脱（癌细胞的常规突变牌），而是需要一个更加巧妙并关键的策略。关于克隆永生性在癌症发展中是如何产生的，目前有一个非常有趣的争论。单细胞生物和寄生虫可以无限分裂；作为一个克隆世系，它们实际上是永生的，但它们需要一个诡计来实现这一点。由于技术细节的原因，复制染色体 DNA 末端被证明是非常困难的，因而细胞每次分裂并复制 DNA 时，它每条染色体的末端（称为端粒）会丢失一点。这个逐步"销蚀"起着细胞分裂时钟的功能，标记着有生之日的减少，如此以至最终，末端销蚀到达一个临界点，细胞随之死亡。这显然是线性 DNA 折叠为染色体的一个严重而古老的设计缺陷。这在更早些时候对先前有环状 DNA 的细菌来说不是问题。

这个问题在单细胞生物进化非常早期就由一个编码端粒酶的基因解决了，端粒酶可以在每一轮 DNA 复制时恢复丢失的末端。这个酶因而在具有无限复制潜能的单细胞生物界广泛存在。升级到蠕虫和人类，同样的酶主要在两个地方被发现——生殖细胞和癌细胞。普遍的观点是我们正常机体细胞服从一个增殖死亡时钟的控制是有意义的：五十轮之后你的大限就到了！因而这也许既是克隆约束也是自然衰老过程的一个不可或缺的组成部分。但是，随着癌症的逐步进化，正如我前面提到的，对成功激活端粒酶基因的任何突变一定会有强烈的选择优势，每个细胞都有这个基因但正常保持静默。似乎就是这样。这很可能是对的，但我对此有个问题。为什么我们保留了这么一个可使细胞永生的古老基因？对这个问题的标准回答是我们的生殖细胞（睾丸和卵巢产生精子和卵子的干细胞）需要它。我们出生时生殖细胞的供应必须持续一生，或者更确切的是在正常生殖期内一直存在，且它的染色体保持原始状态。那当然好。但如果这是对的，那么同样的应该可以适用于组织干细胞，这些我们的少数储备细胞在出生时是完备的，相反也必须持续一生。小鼠中的血液干细胞可以传递超过五代，表明它们即使不是永生的也是极其长寿的。这提出了这个可能性，即癌症的首要细胞靶标——我们的干细胞——可能早就配备了永生性，在它们转变为癌细胞时可以被利用。不管怎样，这也许不重要。从操作上来讲，癌细胞还采取了另一个根本的诡计：它们在端粒酶，也许还有克服了内在的老化过程的其他突变的帮助下获得永生。如果有机会，它们会永远继续下去。

越　　界

但是，癌细胞是否具有单细胞寄生虫的另一个基本特征——侵占新宿主的能力呢？认为癌症也许会传染的确是疯狂的，即使这种观点有很长的历史渊源，并且最近的调查发现超过 20% 的成年美国人相信与病人接触会使你感染癌症。

与某些癌症发生机制相关的病毒当然是有传染性的，但这与癌细胞能否像寄生虫一样从一个人传给另一个，生存下来然后殖民化的问题完全不同。过去一些奇闻轶事式的证据助长了癌症可能具传染性的观点。17 世纪的荷兰医生尼古拉·蒂尔普（Nicolaes Tulp）医生，即伦勃朗的油画《蒂尔普医生的解剖学课》中那个永恒形象的原型，提到一个溃烂的乳腺癌病例，被认为已从病人传染给她的女佣。法国人创造了"配偶癌（cancer-à-deux）"这个很恰当的词来形容一对同居配偶同时出现阴茎癌和宫颈癌的现象，这在一段时期内被认为反映了一种会传染的癌症。这些同时发生的癌症几乎可以肯定是由于性传播并共有一种乳头瘤病毒——这类癌症的关键致癌因子，而不是癌细胞互相传递（见第十七章）。

癌症从一个个体转移到另一个似乎存在两个非常明显并强大的限制。第一个是免疫系统监视防御任何外来物的功效，第二个是缺乏癌细胞可以利用的在个体间穿行的安全通道路径。突破这些预期屏障的例外非常特别，值得研究。

1773 年，法国科学家伯纳德·贝黑尔（Bernard Peyrilhe）进行了首次有记载的癌症移植尝试，从乳腺癌中提取液体和细胞并将它们注射到狗体内。据说女管家听到狗的哀号动了恻隐之心而将它淹死了。贝黑尔的实验无论如何都要失败，因为癌细胞，与正常的细胞或组织一样，不能在不同物种之间被移植——它们会被识别为外来入侵者而被排斥。大约一个世纪前，一般认为癌细胞可以在一个物种内重复移植，倘若供体和受体是近亲繁殖的。啮齿动物的癌细胞在近交系内可以容易地被无限移植而人体癌细胞可以在高度免疫缺陷小鼠中长期移植。

如果从遗传学角度来看我们不是远系繁殖，并拥有充当多面手的有效的免疫系统，那么一个个体内的人癌克隆几乎可以肯定会进化出蔓延到其他个体的寄生倾向。免疫系统很可能不是"事先设计好"来消灭癌细胞的，尽管这个观点过去受到一些非常著名的生物学家的支持。更有可能的是，它进化形成并作为一种机制被准予选择普遍用于抗击感染形式的外来入侵。任何癌细胞从你传到我，都会被免疫系统登记为异质、外来物，或"非我"，具有潜在攻击性而不受欢迎。如果少数癌细胞确实在个体间传播，如在体液中，我们可以预料它们作为外来物将被免疫系统排斥。假如不是这样的话，历史肯定将被改写。

在 19 世纪早期，巴黎圣路易医院的医生和学生给他们自己接种了溃烂癌症渗出液但未造成任何惊人的后果。20 世纪 60 年代，美国研究人员切斯特·索瑟姆（Chester Southam）进行了一些现在会被视为有违伦理的实验，当癌细胞故意被注入健康志愿者体内时，它们确实被排斥或转为无害。引用原话：

> ……对此发现，我们深深感谢俄亥俄州监狱的囚犯，他们完全志愿作为这项研究的健康受体，无任何报酬或任何特殊考虑。

然而，索瑟姆也证实移植的癌细胞会生长，至少形成结节，如果受体本人就是癌症病人且疾病处于晚期的话（可推测正处于免疫抑制）。

20 世纪 60 年代早期一个类似实验确实导致癌细胞从一个个体传播到另一个个体。从一个患高度晚期黑色素瘤的 50 岁女性体内提取的癌细胞被移植入她 80 岁母亲的臀部，宣称是为了试图理解癌症的免疫性。那位母亲被告知来自她女儿的肿瘤可能会在她自己的体内生长和转移，但研究人员认为发生这种情况的风险极小。我们只能猜测那位老年妇女当时的判断。被植入的黑色素瘤活组织在 24 天后被手术去除，但已经太迟了以至不能阻止它的扩散。15 个月后，那位母亲死于扩散的黑色素瘤。黑色素瘤非常易转移已臭名昭著，但这个特殊病例报告的作者们没有提供任何认识或想法，解释为什么与他们之前坚信的相反，扩散在这个病例内发生了。母亲和女儿的确有非常类似的血型，因此可能存在的遗传不相容性极小。此外，一个 80 岁妇女的免疫系统在排斥外来细胞时可能也远没有那么能干。不管怎样，母亲死于她女儿的癌症这个悲剧说明了当提供一个人为进入途径，癌细胞能够表现出显著的侵占第二个体的能力。

按照类似却更无辜的方式，在过去有些免疫抑制的移植接受者已发生了源自移植器官本身供体细胞的癌症。辛辛那提移植肿瘤登记处，截至 1991 年，大约记录了 72 位患者，大多是肾移植接受者，在移植后或移植后 3 年内很快出现局部或转移癌症。多种癌症类型，包括肺癌、肾癌、黑色素瘤和乳腺癌，都是这样无意中从供体转移到受体。在所有这些病例中，癌细胞被动地与器官及其血液供给一起转移到一个新的宿主环境，在那儿一个活性的免疫系统被强制缺失，使它们连同有用器官移植物自身的异源性一起被许可不经检查就通过。这些病例只占实施的十万例或更多的器官移植中的很少一部分，并且几乎都发生在 30 多年前，那时使用刚过世的癌症病人作为免疫抑制的接受者器官供体的风险尚未被认识，或者因供体死因被误诊。

这些例子说明了尽管免疫系统为抵抗癌细胞提供了一个强大的屏障，但在特殊或得到促进的情况下，它还是可以被突破。我们甚至可以预料这会经常发生。如果癌克隆经历遗传多样化和强烈的选择压力，为什么我们看不到采用寄生虫所用伎俩的癌细胞出现？这是将细胞掩饰为匿名者的屡试不爽的常规方法，通过处理掉或遮盖可被识别为异质的分子来实现。是的，这其实的确在癌症中发生。听上去很矛盾，19 世纪 80 年代第一个因"成功"移植而发生的癌症自己也通过性接触而传播出去。交配肉瘤侵袭狗的外生殖器并在 100 多年前就被公认为传染性癌症。确切的传播途径尚不完全清楚，因为迁移不仅发生在不同种系的狗之间，还可实验性地从狗传到狐狸。然而，看来似乎很关键的是，肉瘤细胞丢失了大多数标识自己为狗个体一部分的细胞表面分子。至少在此例中，内在或遗传异质性被有效掩盖，古老的寄生虫策略被有效采用。

就人类癌细胞而言，同样的情节必须牵涉到一个所谓的组织相容性或 HLA 蛋白，它提供了我们每个人之间主要的分子差别。有意思的是，癌细胞在某些情况下的确会下调它们对这些身份旗帜的表达。这个结果可能是缘于病人自身的免疫系统被激活，于是选择压力促使 HLA 负性变异或突变产生。但是，没有证据表明这些有伪装的癌细胞克隆具有传染性。

传染性癌细胞的真正障碍也许是缺乏任何至少可让一小部分癌细胞通行的天然转移途径。寄生虫进化实现了这个壮举，通过利用吸血昆虫载体或采用包括非常粗野的体外期（泥浆水和类似环境）的生命周期方式。我们推测，这需要历经数百万年反复试验的进化。要做到这一点对癌细胞的要求就太高了——即使突变加速器开足马力。

尽管有这个显然不可逾越的障碍，还是有一些癌细胞在人类中自然转移的引人注目的例子。这些例子都利用了哺乳动物进化的一个独有的特征——胎盘。第一例是女性中较少见的癌症类型称为绒毛膜癌。这种癌症实际是一个出了错的妊娠过程。癌细胞源自受精卵并会正常形成胚胎滋养层组织，提供了发育中胚胎与母亲子宫间在胎盘中的直接接触区域。异常发育可以表现为胎块（水泡状胎块）

的形式或者可扩散的明显癌症（绒毛膜癌），通常是转移到肺部。从遗传学角度来看，癌细胞是外来物，在同样意义上，胎儿或婴儿本身在子宫内也是外来物，尽管令人好奇的是许多水泡状胎块和绒毛膜癌只有父系或父亲的染色体。那么它们是怎样在一个异质环境中侵入并转移，寄生于宿主母亲？对此有两个原因，都反映了可靠的进化适应性原则，在此例中为哺乳动物发育所独有。首先，正常的胚胎滋养层细胞必须具有侵入能力以执行它们在怀孕中指定的功能（胚胎植入子宫壁）。有生化证据表明它们采用了同样或类似的机制入侵，例如，就像乳腺癌细胞一样。事实上，一些正常的胚胎滋养层细胞的确会迁移进入健康母亲的血液循环中，但这个过程主要被局限于胎盘内。其次，胚胎滋养层细胞尽管从遗传学上来说是外来的，但是它们代表了母亲和她未出生的孩子之间一个关键的免疫过滤或屏障。假如没有这个屏障，发育中的胎儿本身会被免疫系统当作外来物或假感染而遭排斥。为执行这个哺乳动物中的关键功能，胚胎滋养层细胞表达独特的细胞表面特性使免疫系统看不见它们。此外，最近的研究表明它们可能分泌一种酶，构成了母系免疫细胞或淋巴细胞的免疫能力。这里的适应逻辑非常明了，但是这种不可见性会有不幸的后果，假如这些细胞迁移到母亲血液中，并且如果它们中的一个克隆获得了遗传变异，使之能够在远离的部位如肺中殖民并生长。幸好这种情况比较少见（大约 30 000 次妊娠中出现 1 例），尽管不知何故在欠发达的国家要多一些。

　　绒毛膜癌也提供了很可能是癌症在个体间如寄生虫般传播的最令人震惊的例子。几年前，一个死于脑溢血的 27 岁比利时妇女的心脏、肺、肝和右肾被移植给三位受体。这三个人都患上了转移性绒毛膜癌。受体中有两位是男性，所以毫无疑问癌症祸起女性供体的器官。供体本人被认为是死于脑部畸形血管破裂，但是回想起来，出血很可能是由浸润的癌细胞造成的。这个残酷的故事与辛辛那提移植肿瘤登记处记录的其他两个类似的绒毛膜癌转移的病例相似。这揭示了最不可思议、最不可能和最不幸的癌细胞历程：从胎儿组织到母亲然后到其他不相干的个体。幸好，绒毛膜癌对化疗非常敏感并且大部分病例可以治愈。它事实上是第一种能够被治愈的转移性或扩散性癌症，之所以这样，与它不寻常的生物学有很大关系，我后面会讲到。

　　癌细胞寄生性的第二个例子同样引人注目，甚至更加悲惨，并再次涉及怀孕期间的灾难。这就是同卵双胞胎中两个孩子都患上了白血病。优生学创始人即查尔斯·达尔文的堂兄弟，弗朗西斯·高尔顿（Francis Galton），在 1876 年首次提出比较同卵和异卵双生的同胞可帮助辨别先天和后天对个人特征的影响。现在已普遍认识到同卵双胞胎间比一般兄弟或异卵双胞胎更有可能共有同样的特征，不仅是正常的身体外表，还包括许多心理特质、认知能力以及像肥胖和胰岛素依赖性糖尿病及多发性硬化症这样的疾病。同样，如果你的一个同卵双生（而不是异卵双生）的兄弟姐妹已患上前列腺、乳腺、结肠或宫颈等癌症，那么你患上同种癌症的风险很大。这就是强大的基因影响，尽管同卵双胞胎拥有同样的遗传基因集合并不意味着一定会罹患或死于同样的疾病。虽然如此，你现在可能还会猜测同卵双胞胎同患白血病是因为他们遗传了相同的异常致癌基因。不是这样的。实际发生的情况证明是更加意外：双胞胎中的一个实际是从另一个处传染上白血病。在我自己的实验室内，我们使用分子技术显示在几组同卵双胞胎中，同样的单突变的白血病细胞克隆存在于每一对双胞胎的两个个体中。以这个突变为标志的克隆是每一对双胞胎所特有的，但同时显然不是遗传获得的。对此唯一可信的解释是白血病克隆起源于怀孕期一个胎儿内的一个细胞。然后当他们还在子宫内的时候，克隆后代从一个胎儿传给了另一个。这是可能的，因为大多数同卵双胞胎共用一个胎盘，血管相连允许血细胞通过。他们之间没有像胎儿和母亲以及有两个胎盘的异卵双胞胎之间的血管屏障。但是，寄生性克隆的存活也必须有赖于这样一个事实：它不能被看作外来物——它的确来自同卵双生的同胞。防止接触性传播的两个天然屏障，如同绒毛膜癌一样，在同卵双生白血病中也因此都被突破了。再次幸运的是这类成对发生的癌症是极其罕见的。

这些与妊娠相关的病例也带来了另一个疑问。突破胎盘屏障为什么没有更为频繁地发生呢？例如，如果一个患癌女性怀孕了，为什么发育中的胎儿不易患癌呢？白血病也许是个显而易见的例子，只有两例新生儿与母亲同患白血病的报告。在这种情况下免疫系统不太可能是救星。胎儿的免疫系统非常不成熟应该难以抵制母系细胞的入侵。答案可能是对一个非透过性胎盘屏障的进化必要性，以阻止母系免疫细胞通过，以免将胎儿当作外来物而加以排斥。于是禁止母系癌细胞的通过幸运地成为哺乳动物这一早期进化适应性的附带好处。尽管如此，一些死胎或自发性流产被归因于免疫排斥，并且可以预料，在非常偶然的情况下，癌细胞会偷越过胎盘的真空地带并移植于未出生的胎儿。而且这确实发生于最具侵略性的癌症——黑色素瘤，虽然十分罕见。至少有四例怀孕母亲传给胎儿的病例记录。这些病例中的一例在60多年前被报道的主要细节如下：母亲在怀孕期间黑色素瘤已大面积扩散并在儿子出生后几个月死亡。孩子经剖宫产术出生且产科医师注意到胎盘大而黑并已被黑色素瘤浸润。出生十个月后，婴儿死于黑色素瘤，癌细胞主要位于肝部但其他部位也可见。黑色素瘤在婴儿中非常罕见，在这些独特的病例中极有可能发生了从母亲到后代的癌症转移。

因此，癌细胞是永生的并具有寄生性，在特殊情况下它们还可能具有传染性。但不要惊慌。没有哪个癌症研究人员被诊断出 HeLa

癌，也没有发现任何癌症在夫妇间或在病人和护士之间传播。癌克隆发展很快——但没有快到那个程度。

回 到 未 来

癌细胞克隆演化好比一个马拉松障碍赛，有许多有希望的参赛者但通常只有一个胜利者——如果最终有胜利者的话。每个障碍都是个瓶颈，倾向于只让具备某类适当突变资历的细胞通过。大部分细胞会被绊倒或减速。胜利者获得了入场券，可以突破障碍或使其失效，还会得到组织修复和再生这个通常是有益的过程的帮助和支持。但是，如同其他进化旅程一样，克隆如此发展的确没有先见，或者可以形象地说，不存在恶意的预谋。事实上，癌细胞征途的结果是它的演化史和它从中实现自我的选择性微环境的产物。局部环境或生态系统本身也许会由于癌克隆的出现发生改变而有利于发动者。

在征途中的每一步，适应性成功都是通过偶然性突变取得，这些突变共同作用，破坏细胞内和细胞之间正常情况发出的服从行为的信号交互网络。这个增殖指令逐步解开了套索，脱离了限制规定或惩罚条款的约束。到了不可回复的临界点（浸润性癌症），出现一个带有暴动特征的优势克隆——对社会对话充耳不闻，脱离功能环境，并破坏其遗传协议。它生生不息，四处游荡；除了不受限制地复制更多的自己外不干别的。但是这种特性奇怪地似曾相识。它又回到了它的来处。障碍赛一直倒退着跑。这唤起了我们尘封已久的对单细胞生物自私性的记忆。癌克隆在做着由来已久自然发生的事。

第三部分

进步的悖论：有害暴露

托马斯医生坐着吃晚饭，

尽管他妻子在等着打铃招呼仆人收拾桌子；

他把面包卷成团，

说："癌症真是个奇怪的东西。

没有人知道什么招来了它，

尽管有人假装知道；

它就像躲在背后的杀手

准备袭击你。

未生孩子的妇女会被癌魔缠身，

男人们在他们退休后也会患癌；

就仿佛他们受阻的创造之火必须找到出口。"

[摘自威斯坦·休·奥登（W. H. Auden）的诗歌

"吉小姐（Miss Gee）"，1937 年]

第十三章

癌症是进化的必然吗？

　　一直到现在，我都在试图对一个恶性细胞克隆发展背后的进化和生物学机制做出解释，对"它是什么"这个问题做出回答。现在是时候处理更加棘手和范围更广的"为什么和怎么样"的问题了。看待这个问题的一个方法是将机械学观点加以延伸，将癌症看作一台精密机器内在的设计缺陷。即使是劳斯莱斯也会在司机无责任的情况下自己出故障。对此现象有一个进化角度的解释，正如我在本书开篇时介绍的那样。这里再回顾一下。癌症可以看作是包括人类在内的成功的复杂生物体的两个基本特点所带来的必然后果或内在进化惩罚。这两个特点是：首先，对持续不断的增殖或再生活性、生存策略以及长寿动物组织干细胞的机动性，同时拥有可供迁移之用的淋巴和血管通道的需要；其次，基因重组或重排机制伴随 DNA 复制和修复不完全精确所带来的进化优势。多重生理约束机制通过自然选择得以进化以减少或严厉限制这些持续一生的风险，但是在某些条件下它们可能并且的确会明显失败。在两种情况下失败是可以预想到的。

生 命 初 期

受精后最初的几周和几个月是具挑战性的时期。就是在这个时期一波接一波的干细胞迁移和增殖会发生，以形成我们的神经系统、肌肉、肾等。即使未暴露于诱变物质，这些细胞活跃的增殖和有氧代谢也会造成 DNA 损伤。这些分子的小事故也许就会在细胞中启动癌细胞演化过程。这些细胞本应正常从事与胚胎或胎儿发育有关的工作。这种情况不管是发生还是不常发生都是不足为奇的。自然的设计并不完美，但也没那么糟糕。

大多数儿童癌症也许就是开始于这个关键的产前期。如果问 10 个流行病学家是什么"导致"了儿童癌症的发生，我保证你要么得到一个茫然的眼神，要么是 10 个不同的答案。他们中聪明一点的会告诉你没有人知道。这是事实。但是对此普遍的假定还是有"某样东西"引起了癌症，大部分流行病学家及公众还是认为这个难以捉摸的"东西"是"在那儿"的，只是它狡猾地不让我们发现。公正地讲，鉴于儿童癌症的亚型相当多，病例又很少，要设计一些合理的儿童癌症的病原学研究是非常困难的。但是，基本前提是否正确呢？我猜测，仅仅是猜测，至少某些儿童癌症是没有外部致病因素的。发育过程中固有的增殖和氧化应激以及 DNA 复制的不完全忠实性是造成突变发生、驱使癌细胞克隆出现的最合理的解释，这一观点与儿童癌症极低的发生率是一致的。换句话说，它是自然界——我们内在的自然——的一个事故，反映了古老的生物学规则、调控和上文所述的缺陷。总的来说，儿童癌症和我们所知道的大部分人群中 1% 概率的先天性异常没有什么本质区别，在极大程度上是胚胎结构工程这一复杂任务的发育驱动程序偶然出错造成的。

　　假如这是事实，那么我们不能指望不同地区和不同时期儿童癌症的发生率会有多少差异，就算是有的话。记载下来的发病率是有一些差异，但这在某种程度上反映了诊断的精确度，并且不管怎样，对于大部分亚型的儿童癌症，只有两到三倍的差异，和典型的成人癌症观察到的数字差别很大，我们后面会谈到。不过，儿童癌症的主要类型——急性淋巴细胞白血病恰恰是一个例外。对此，我相信有另一个看似矛盾的解释，但是与本书的主题非常一致。关于这一点你要等一等才能了解（或跳到本书的末尾）。

　　我们可以想到进化适应性已将胎儿期、出生早期一直到（并包括）生育期内的癌症风险降到最低。由于内在机制和偶然性，再加上（或即使没有）暴露于外在基因毒害物质，突变和癌症的发生是无法被完全阻止的，但是应该有一些古老的适应妙计可以将潜在的影响降到最低。策略的确是有的。在胎儿期运作的自动保险装置是细胞死亡和终极制裁——自发性流产。很大比例的妇女在妊娠过程中遭遇流产，其中许多未被察觉。如果进化的使命是传承基因，那么有一个内藏的装置阻止其发生就有些奇怪了。然而，总的来说，与其冒后代带有基因损伤，或许很年轻就要死亡或以后处于生殖劣势的风险，促使胎儿死亡也许是个更聪明的策略。从头再来要好一些，尤其是对一个需花费大量精力来养育后代的物种来说。

　　最近的研究揭示了这个默认进程的可能工作机制。我们再回到p53 蛋白。在觉察到 DNA 损伤存在后，p53 蛋白的功能被激活，发出不同的选择信号：要么停止复制 DNA，选择停止增殖或静止的状态来修复损伤；要么死亡（指受损的细胞）。现在，分子技术使我们可以提出如下问题：如果制造 p53 蛋白的基因缺失或失去活性

（在基因敲除的小鼠中），那么发育中的哺乳类胎儿会怎样呢？答案乍一听是出乎意料的，要让生物学家失望的，因为基本什么也不会发生。但是，接下来的关键问题是——如果被剥夺了 p53 保护的小鼠在出生前遭到了有损 DNA 的辐射又会怎样？对于 p53 完好的小鼠来说，受到辐射会导致胎鼠高比例的自发性流产，还有极少比例活着出生但具有先天异常。对缺乏 p53 的小鼠，正好相反。大多数的胎鼠未被流产掉，而是带着许多发育异常出生，接下来的几个月内癌症高发（大多是白血病）。这里，生物学和进化机理已经很清楚了。如果 p53，作为你的遗传物质的看门人，察觉并发出 DNA 损伤的信号，如果损伤超过了一定的限度，修复过程会疲于应对、力不从心，那么就会发出细胞死亡的命令。在到达一个临界点前，发育的胚胎有充足的细胞数量和功能冗余，这个损失会得到弥补。但是，如果胚胎或胎儿有大量的细胞死亡，那么这个胚胎或胎儿自己也不能存活。这很残忍，但从进化角度看是有意义的。没有 p53 和细胞凋亡的作用，也许会有更多的儿童带着严重的畸形出生，癌症的发生也更多。

　　当然，癌症如同其他先天异常还是会在幼儿身上发生。它们能够从 p53 织就的安全网中漏掉是不奇怪的。引起癌细胞克隆出现的突变如果是纯粹的 DNA 复制过程中的事故，也许不会被 p53 监管机制发现，而且如果它们发生在胚胎或胎儿发育的较后期，则不必阻止胎儿发育到足月生产。这些生物学布局带来的最终结果是幼儿癌症的低发生率。从出生到 15 岁患癌的总体风险大约为八百分之一。虽然这些病例很悲惨，但是进化的选择力量是忽视或容忍这些偶尔发生的生物学过失的，因而癌症的发生不可避免。要阻止所有突变，假定是可能的话，就会阻止进化本身。阻止所有克隆扩张就会严重阻碍细胞活性和下游的繁殖成功。

生　命　后　期

　　长寿也是人类成功的一个衡量标准，但似乎要付出患癌的代价。早在 60 多年前，里奇就显示在接受尸体解剖研究的 70 岁以上的男性中超过 25% 的人曾患有未识别出的浸润性前列腺癌。对于超过 90 岁的男性来说这个比例更大。25 岁的年轻人在接下来的 5 年中死于癌症的平均风险比那些超过 65 岁的人要低 50 倍。显然，癌症和衰老有关联，要想避开癌症，最好的方法就是早点死。但是，除了体现在数据上的风险外，我们说癌症主要是老年疾病意味着什么呢？一个观点是癌症是衰老过程的一个固有组成。对于这个可能性，我们能够找出一个生物学机理。总的来说，大约 80% 的癌症发生在妇女处于生育后期的年龄。对男性而言应该也是如此，或者说在一个更加"自然"的环境中会如此。这提示了癌症风险增大的一个可能机制。在年老的生育后期，再生组织中的细胞更新一直未减弱。细胞的氧化应激释放的破坏力累积起来，自发性突变发生率就会增高。老年人的血液细胞和上皮细胞与年轻人相比基因异常的程度显著增高（十到二十倍），尽管我们无法知道这些是否是自发发生，或是由于一些外部的侵害。同时，我们也许可以想到对 DNA 监管和对克隆扩张的控制手段的调节随着年龄的增长不再那么精确完整，或至少有些迟钝了。根据这个机理，来自老龄大鼠细胞的 DNA 修复能力远逊于幼龄的啮齿动物细胞。在年老的人类中，血液细胞的制造似乎被少数半显性的克隆垄断。鉴于这些生理衰退的迹象，癌症也许确实会作为衰老过程的一个组成部分而增多。

　　我们作为灵长类哺乳动物的程序设计未能预见到或未有时间适应我们快速获得的在具挑战性的生殖后期生存的能力。对这样一个尽管并不独特却从根本上违背生物学规范的现象缺乏行之有效的应急计划。假若不是这么回事倒反而令人吃惊。正如英国著名生物学家约翰·波顿·桑德森·霍尔丹（J. B. S. Haldane）和彼得·梅达沃（Peter Medawar）多年前双双指出的那样，人类衰老的过程超出了自然选择的影响。[1]我们的基因遗产中应该包括那些对生命初期 DNA 和克隆扩张倾向进行严格管理和监控的指示。这些过程应该持续很长一段时间，也许超出它们效用的正常时间框架，但是它们可能看不到走向终点的衰退。

对此种癌症和衰老观的一个看法是负责管辖此问题的关键机构失去了兴趣或能力。麦克法兰·伯内特（MacFarlane Burnett），澳大利亚免疫系统研究先驱，认为免疫系统监管能力的逐渐衰退对老年期的癌症高发负有主要责任。但是，后来，他和其他一些免疫学家包括美国著名的医学科学家和作家刘易斯·托马斯（Lewis Thomas）成为一派，认为免疫系统的首要功能和进化机理就是控制癌症。据我所知，至今未有令人信服的证据支持这个观点。对衰老的另一个进化观点是一个有趣、可信的观点，但却被概括为一个不太好听的名称——多效性负性调控。它的核心是繁殖期前和繁殖期中所有付出的用以使此基本功能达到最佳状态的努力和精力会在以后招致惩罚。这对我们不利，因为延后的惩罚会实际受到自然选择的间接支持。这是比较悲观的生命观，但是和尖锐的新达尔文主义的观点却极其一致，认为从生物学角度来说，传承基因是真正重要的事情。那么，癌症风险就对老年人相当不利，不是吗？然而，是这样吗？

假如由于偶然事故或设计，衰老加速或者减速，那么会发生什么呢？与年龄相关的癌症发生率会相应升高或下降吗？韦纳氏综合征最方便我们进行这样的实验。这个由一种异常罕见的基因决定的过早衰老的疾病，称为早衰。令人悲痛的综合征发生在 35 岁前，表现出许多和衰老联系在一起的症状——白发、掉发、白内障、骨质疏松症、皱纹和心脏病。和年轻的与年龄相匹配的控制机制相比，肿瘤的发生率也上升。但这些肿瘤基本都是一个类型——肉瘤，并且大部分都是非恶性的。癌症即随着年龄增长而发生率增高的常见癌症类型发生的比例没有上升。韦纳氏综合征也许是一个对衰老过程的适当的模拟，但它未提供癌症和衰老过程有内在联系的证据。还有一些情况也不符合。肿瘤和癌症被发现会在大部分动物物种和圈养的年老动物中发生，但极少有高龄的乌龟和大象死于癌症。据说是这样。据报道，年老细胞和组织中的 DNA 修复和免疫反应的有效性有所下降，但是它们也许还不足以解释老年人和年轻人癌症发生率的差异。

还有其他非常令人信服的理由怀疑，对于 21 世纪前癌症的发生率和在当今社会高发的一些类型的癌症，不能仅仅用内在易错性和摆走的时钟来解释。从老龄本身说起吧。在过去的 1 万年中，人类平均寿命已有了巨大的变化，特别是过去的 200 年中，平均寿命基本翻倍。然而，许多世纪以来，都有一小部分男性和女性能够健康地活到 80 岁或 90 岁。在早些世纪，他们最终的死因或身体内部潜在的癌症也许未被发现，但从 18 世纪到 20 世纪初，拿这个理由来解释癌症的发生率为什么似乎那么低是很站不住脚的。总的来说，这些玛士撒拉（《圣经》中的长寿人物）式的个体不是死于癌症。在当今原住民或狩猎采集社会，一些个体的确会活到 70 到 90 岁，这些群体中与年龄相关的癌症死亡率预计不超过 10%。

其他一些观察有力地证明了老龄和遗传或随机的 DNA 错误不是癌症发生的全部原因。为什么许多与年龄相关的成人癌症的发生率在世界不同地方差距这么大呢（10 到 300 倍）？我们后面会看一下癌症“热点区域”的地理学。为什么一些癌症会和不同国家及同一国家不同地区的社会经济相关联呢？例如，肝癌、胃癌、肺癌和食道癌偏向于贫穷的一方；前列腺癌、乳腺癌、结肠癌、黑色素瘤和儿童白血病则偏向较富的一方。为什么移民似乎会获得侨居国的癌症风险？为什么城市化的非洲黑人会患上"西方"社会的癌症（同时还有其他一些"现代"疾病）？为什么21世纪西方癌症发生率一直在变——大部分都上升了（黑色素瘤、乳腺癌、非霍奇金淋巴瘤、食道癌、胰腺癌），但有一些有所下降（胃癌）？为什么一些类型癌症的发生率在摩门教和基督复临安息日会的男教徒中比其他美国男性低？这大概不是因为神的护佑。几乎可以肯定造成这些惊人的发生率差异的原因是什么。癌症发生率和风险从根本上来说是文化变量。

因此，衰老与大多数癌症有关，但不是癌症发生的起因。对此的生物学解释是寿命的延长不但使时间框架延长，在此期间有更多可能导致未修复或错误修复的 DNA 损伤产生并累积起来，而且也提供了优势克隆出现和演化所必需的较长的时间间隔。奥美第和多尔对癌症发生率随年龄增长呈指数上升很感兴趣。他们在 1954 年（早在我们当今的遗传学发现之前）运用数学模型计算出癌细胞克隆的出现需要一连串的突变（他们计算为 6 或 7 个），这一要求也许可以可信地解释为什么活得长一点患癌的风险会如此大。这具有预见性，基本是正确的，尽管这个模型未能考虑到接连不断的克隆扩张和选择。随着我们年龄增长逐渐衰退的控制机制也许要为癌症的发生负点责任，但它不是主要因素。

从这些认识得出的结论就是小的克隆入侵或小型肿瘤是我们所有人无法避免的。在极小的程度上，恶性癌症也许确实是古老规则在进化中的局限性所带来的不可避免的产物。请别要求我给出确切的数字，但保守估计一生中（80 年）累积的患癌风险为 1%～5%。

但是大多数（大约 90%）的癌症并不是不可避免的。它们的出现需要其他帮助。

社 会 棘 轮

生活方式及社会结构和活动的变化对癌症发生率有着巨大的影响，这个观点受到许多主流流行病学家的认可。他们的研究得出了普遍认同的观点即大约 90% 的癌症也许有确定的致病因素，原则上是可以预防的。这些致病因素被贴上"环境因素"的标签，一些人则将之非常肤浅地理解为杀虫剂及我们石化和核工业产生的污染性副产品。后来这种观点受到贝图、多尔、卡恩及其他一些人的质疑，他们纷纷在论文中发表了观点，认为生活方式是主要的致病因素。这种观点也激起对方的反击，认为试图怪罪于生活方式等于是责怪受害者。这两个截然不同的观点引发了不可避免的冲突：究竟是社会还是个体是风险的主要决定者？不难看出为什么这个二元论会被赋予政治含义，受到狂热的拥护。

我的观点如下：对于约 90% 的癌症，主要的风险变量，除了构成个体的遗传基因外，都是人类社会工程的产物，在此过程中，我们中的任何一个人只能按照事件自然发展进程行使有限的主动或知情选择。由于有意或无意的错误，我们的组织可能会遭受反复的或慢性毒性或持续的生理压力的侵害，导致突变频率升高。这是由于接触的物质会直接损伤 DNA，或由于生理压力转化为组织和细胞的增殖和氧化应激反应。DNA 最终会像橡皮筋一样突然断裂。这个慢性暴露和损伤的过程隐藏在影响后果的重要调控因素——个体的遗传基因、饮食习惯和能量平衡——的背后。对于碰运气的前者，我们无能为力；后面两个是与社会及文化密切相关的变量。飞速的社会发展和奇异的习惯与我们作为裸猿的相对呆滞的基因遗产极度不匹配。我们不仅在应该自然死亡时还活着，而且行为方式也有了巨大的改变，从而极大地增加了患癌风险。最终的结果就是随着时间的推移癌细胞克隆逃逸的风险也成比例上升。除了更大的患癌风险，我们还能指望得到什么呢，特别是在我们变老时？这是患癌风险的社会棘轮。但是这个棘轮只有在其所依赖的生物学基础本质上具有易错性且具备癌变条件的前提下才发生作用——遗传和环境不相协调所导致的致命后果。

当然，我们在生物界的许多同行者们采取了非常奇异的生活方式，这些生活方式会对它们的生存造成威胁。例如，嗜极菌（能在接近 100 摄氏度或在纯酸或纯碱环境下存活的细菌）、嗜粪昆虫以及浸毒的青蛙和蛇。它们和我们的区别在于：这些物种的第一个发生突变的生存者在第一时间学会了安全的生存之道。它们的基因护照被敲上了通行章。我们则不同，从社会学角度来讲是在快速通道上前行着，但得不到基因的批准。自然选择即使有无限的时间也不能提供一个通往没有癌症的社会的基因护照。在我们过了生育高峰之后癌症的负担太大了（图 13.1）。

关于人类活动和癌症的关系，有许多令人印象深刻的信息丰富的文献资料可供查阅，尽管这些资料可能有点复杂。这要感谢流行病学调查人员的工作，他们给我们提供了大量的关于癌症的因果关系的线索，尽管其中也不乏错误的轨迹。这方面的知识中不太引起争议的部分通过宣传或立法进入公共领域，开始影响教育、社会和商业活动。本书不是旨在记载所有在此方面的发现。我更希望能够提取那些能够最好地阐释癌细胞克隆形成的多个路线、涉及的时间框架和人类社会属性本身的变化或进化挑战或激化我们的遗传史和进化遗产的例子。在某种程度上，这是二十世纪西方化社会和生活

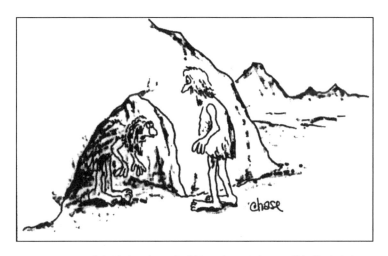

图 13.1 "我想站直,但不停地撞到头!"(本图承蒙切斯惠允）

方式的一面镜子,但是加剧患癌风险的社会棘轮比这要古老得多,广泛得多,也复杂得多。也许要在更广阔的背景下我们才能最好地理解它的含义。如果我们真要减弱癌症丧钟的恶果,那么"为什么"的问题应该至少被赋予与"怎样"的问题同等的地位。

第十四章

然后你点燃它吗？

烟草？

什么是烟草，沃尔特？

是一种叶子吗？

你买了 80 吨？

我直截了当地说吧，沃尔特：你买了 80 吨叶子？

这个，嗯，这个也许来源于某个让你吃惊的东西，沃尔特
但是带到英国可能会让我们惹上大麻烦。

它不是那种树叶吗？

它是什么——某种特殊食物吗，沃尔特？

不完全是？它还有许多不同的用法？

比如——它的一些用法是什么呢，沃尔特？

你是说鼻烟吗，沃尔特？

什么是鼻烟呢，沃尔特？

你拿起一撮烟草——

把它推到鼻子上？

会让你打喷嚏吗？

我想象会的，沃尔特。

秋麒麟草似乎已经做得够好的了！

不过，它还有其他功能？

你能咀嚼它？

或者将它放在烟斗中？

或者，你还可以将它捻碎，放在一张纸里，然后卷起来，

不要告诉我，不要告诉我

——你将它卡在耳朵后，是吗，沃尔特？

或者放在嘴唇之间？

然后你怎么处置它呢，沃尔特？

你点燃它吗，沃尔特？

[沃尔特·雷利爵士（Sir Walter Raleigh）和英国西印度公司

总裁之间的假想通话]

[《从引进烟草到文明》，鲍伯·纽哈特（Bob Newhart）]

　　我们发明的最伟大的事物或者说我们最拿手的技艺是什么？种植玉米、制造飞机或生产啤酒？生火算不算呢？达尔文将此项技能作为人类发展史上除语言习得之外最重要的发明。对火的驯化管理是独特和普遍的人类属性。火当然是自然界重要的一部分，自从地球上出现可燃有机物就存在了，或者夸张一点说，甚至在那之前就出现了。人类是怎样最终征服这样一个神奇的又令人敬畏的元素是

许多传奇故事的素材。普罗米修斯，古希腊神话中的"盗火英雄"，从宙斯那里偷了火种。作为对他的惩罚，他被痛苦地用铁链拴在一个岩石上，秃鹰每天来啄食他的肝脏。西格蒙德·弗洛伊德对这个问题充分发挥了他生动的想象力。他提出"原始人肯定将火作为性冲动的象征。火释放的热量激起与性兴奋状态下同样的感觉，并且火焰的形状和运动暗示活动中的阴茎"。但是，有一个问题会让弗洛伊德沉思。原始人有一个难以抗拒的受性欲驱使在火上撒尿的习惯，克服这个本能是人类掌握火元素的基本一步。弗洛伊德会如此想，不是吗？

我们的祖先学到这个技艺的确切时间是人类学家热烈争论的一个问题。一些人认为对火有目的或控制下的使用的最古老的证据可以追溯到一百多万年前的南方古猿或直立人。木炭、烧焦的骨头、灰和炉膛形状的结构都构成了大约五十万年前北京周口店人和法国泰拉阿马达直立人从事与火相关活动的证据，但是这个证据不具决定性，结论存在争议。当然，到了更新世中后期，15～20万年前，尼安德塔人和"现代"智人制造了炉膛，熟练地掌握了火的使用。我们不知道这项技能到底追溯到哪一年。既然一些鸟类和哺乳动物喜欢吃部分烧熟的食物或利用自然火来捕捉逃跑的猎物，我们可以设想对火机会性的利用，例如促进或控制燃烧等，先于生火、管理和熟练使用火等技术的发展。对于它是如何首次被掌握的，我们只能猜测。几乎所有的原住民的传奇都提供了数不尽的可能性，从神话或巴洛克式的到非常可信的。但是，一旦一个聪明人燃起了火，其他人，如达尔文本人提出的，也许会模仿。放火的技能要么是传下来的，或者，更可能是智人部落群独立获得的。不管怎样，我们仍然是唯一一个知道如何生火的物种。

不过也不绝对。有一些生动的算是趣闻的证据表明，与我们亲缘关系最近的类人猿在受到一点激励的情况下可以展示一些所需技能。约翰内斯堡动物园一只爱喝啤酒的叫做宾果的黑猩猩被教会怎样点香烟。它不仅对这个举动带来的乐趣非常上瘾，还自学了怎样用快熄灭的香烟余烬点燃下一支香烟。邻近笼子里的另一只黑猩猩仅通过模仿就获得了同样非凡的能力。所以，身体灵巧性是具备的，真正需要的是激励机制和社会联系来促进模仿。

不管第一次生火这个尊荣该归谁，也不管他在什么时间做出了这个伟大创举，达尔文将此作为进化中一个非常智慧的一步无疑是十分正确的。这是我们最拿手的技能之一。掌握了生火，我们能够在严酷的气候下取暖，有利于生存，并得以逐步从热带迁移出来。我们能够居住在黑暗的洞穴中，一段时间之后学会怎样装饰墙壁。我们变成了厨艺高手，烹饪和食用一些未烧熟则味道差、不易消化、有感染性或有毒的食物。[2] 而且我们可以吓走可能的掠夺者。我们可以想象围着火堆坐着可以增进社会凝聚力和促进语言的发展。火燃烧产生的烟成了第一个有意或无意的表示一个领地上有人存在的远距离信号。即使是远离现代文明的与世隔绝的人类部落也知道使用火是个好主意，尽管贾里德·戴蒙德（Jared Diamond）告诉我们塔斯马尼亚原住民显然有一段时期忘记了如何使用火。孟加拉湾安达曼岛的贾拉瓦原住民也许是唯一一个至今存在的还需学习怎样生火的部落。

但是，火和烟也有不利的一面。首先，它们会灼伤你的皮肤、烧毁你的房子，或使你窒息而死。其次，使用的天然或含煤的燃料不仅会产生热量，还会产生看不见的有毒物质。从这方面来说，各种各样方式的点火是人类在化学领域进行时间最长但尚未能控制的一个实验。天然的燃料来源——煤、页岩、石油和有机物——有着特别复杂的化学组成，当这些物质被点燃时，它们的原子震动，发生化学变化。通过高温分解，新的分子生成，并作为燃烧产物在残余焦油和在某种程度上在烟中累积起来。举例说，烟草焦油就是化学组成非常复杂的混合物：由 5 000 种以上的物质组成，其中 40%以上具有潜在致癌性。你也许可以想象得出我们的进化史不会使得我们的皮肤、嘴、呼吸道、消化道和它们的组成细胞与基因做好准备接受持续的猛烈的化学侵害。好的一面是我们的细胞中拥有很强的解毒机制，可以中和焦油、烟和石油中几乎所有的潜在致癌的物质的毒性。这些化学物中的大部分确实少量地存在于自然界中，有的是植物合成的，有的则是森林火或泥炭形成等自燃过程的产物。但是，坏的一面是过度或长期暴露于有害物质会超过这些细胞代谢的中和能力，或超出它们的中和限度，反而会激活损伤 DNA 或致癌的化学物质作为解毒通路上的过渡媒介。癌症就是长期或过度暴露于炭燃烧物的后果之一——根据不同的暴露路径会导致不同组织发生的不同类型的癌症。

伟大的野草

> 昆互纳普和乌古互纳普进入阴暗之屋。在那他们得到了松脂的木棍，一个点燃的木棍……和庄园主给他们每人一支点燃的香烟。
>
> （摘自古基切玛雅人的圣书《波波尔·符》）

在所有的癌症中，和烟草相关的口腔癌和肺癌非常清楚地反映了生物进化与享乐行为及商业利润之间的冲突。香烟和肺癌的例子已被揭露得够多了，大多数发达国家都已认识到了，因此在这就不需赘述了。然而，导致 20 世纪肺癌流行的历史和文化背景本身非常吸引人，在很多方面是人类特别是西方文化的一面镜子。这个观点也许有助于我们更好地理解对于癌症而言"起因"这个词更深远的背景和含义——以及我们的内在生物属性会怎样遭受社会和商业的扼杀。我们也能更好理解抽烟模式和焦油化学物与癌细胞根本的进化生物学之间的关联。

克里斯托弗·哥伦布和他手下的航海者是第一批在 1492 年看到印第安原住民沉迷于对他们来说非常奇特的习惯的欧洲人。这些人通过管状的植物叶子吸入烟草燃烧产生的烟。哥伦布观察到的情景对他来说很新奇，但对美洲印第安原住民来讲，这却是可以追溯到始于公元前 2500 年的文化传统。

吸烟带来的欢愉、致幻和医用特性有着非常悠久的历史渊源，遍及大部分人类文化。把一些芳香的药草或其他植物掷到火里，你就会闻到烟味。焚香或芳香的烟是从古埃及、美索不达米亚到美洲中部玛雅人的牧师和巫师给上帝的古老的祭品。希腊人和罗马人都相信吸入燃烧的植物（如月桂或款冬）的烟有药用益处。普林尼建议可通过芦苇吸入烟（就是抽烟）来治疗顽固性咳嗽。尤卡坦半岛神殿浮雕中就刻有玛雅牧师用管子吹烟的形象。就目前我们能识别的方式而言，用卷起来的棕榈叶、芦苇叶或竹叶作为容纳烟叶粉末的管子，这也许是抽烟最早的记载。据说尊贵的阿兹特克国王蒙提祖玛在他的脖子上挂着一个小葫芦用于存放烟草——"是出征的力量之源"。烟草，一种蔓生的野草，是玛雅人、阿兹特克人和美洲中部、墨西哥和安的列斯群岛其他印第安原住民所特有的。

许多不同的植物和药草被燃烧用作熏香或香烟，但是有一种野生的很富饶的物种由于它充裕的麻醉属性而具备特殊的吸引力。它的拉丁名字，*Nicotiana tabacum*，源于对 15 世纪法国驻里斯本大使 Jean Nicot 的赞美。他在法国和其他欧洲国家的富贵阶层中极力推崇使用这种烟草。到了西班牙士兵和冒险家在加勒比海经介绍接触到烟草时，抽烟的习惯已在遍及美洲中部进入巴西和委内瑞拉北到美国东部和加拿大的文化中占据稳固地位。在那些地方，精心制作的烟斗、红土的烟斗和抽烟仪式是社会生活的一个有机组成部分。西班牙的水手也养成了这个习惯，他们和葡萄牙、英格兰和荷兰的船员们一起在向世界传播烟草中发挥了很大作用。从17世纪的三十年战争到拿破仑一世时期的战役、克里米亚战争（1865年）以及最为壮观的第一次世界大战，士兵们抽烟是得到长官支持的。也许有个好的理由——烟草的麻醉作用能够麻痹恐惧和饥饿。结局呢？战场上不是死人就是瘾君子。

为了健康和财富？

抽烟不只是个习得的习惯。它能够成功地渗入欧洲社会的各个阶层有着多重原因，包括它被设想具备的药用功能和毋庸置疑的税收利益。烟草被认为是通用的万能药，对许多疾患有着治疗作用，包括牙痛、感染、皮肤病、创伤、水肿、痔疮、痛风、头痛、耳聋，随你信不信，还有癌症。所以，仔细读下列说明：

> 这些干燥的叶子被点燃后通过管状装置来使用，吸入胃中，然后再冲出鼻孔。
>
> ［杰·杰拉德（J. Gerard），1597年］

接着，这个作者还写道：

> 一些人将吸烟作为嬉戏，或更有甚者作为一种习惯，吃饭时都离不开它，这种抽烟方式不利健康，具有危险性。

更特别的是，烟草被认为是一种消毒剂，可以对抗瘟疫。在 17 和 18 世纪医生对肆虐整个欧洲的接连不断的瘟疫束手无策。粗略的观察和小道传闻都暗示那些抽烟的人也许能受到保护，医生也宣扬抽烟可以起到预防作用。这让人无法抗拒，不是吗? 即使是英国第一私立学校（伊顿公学）的男生们，在清晨被强制要求做的第一件事就是抽烟，作为抗感染的一道程序。烟草成了防御感染的天赐之物。不来梅的约翰尼斯·尼德（Johannes Neader）医生是烟草最大的鼓吹者之一，他在 1622 年分发给欧洲各国医生的医学论文中赞美了这种伟大的野草的优点，论文中甚至宣称抽烟可以防止梅毒。梅毒、烟草和土豆是被征服的新世界献给旧世界的至高无上的礼物。然而，如威尔汉姆·范·德·米尔（Wilhelm van der Meer）医生观察到的那样，尽管烟草也许可以使大脑冷静，但是对梅毒有效的证据都不令人信服，建议男人们远离妓院也许更好。范·德·米尔医生对这个问题有个比较中肯的看法，他也批评了教会由于烟草野蛮的来源而认为其是罪恶的观点。他辩称，以这个标准，数以千计的植物包括大黄都应该受到排斥。

在烟草被引入欧洲 50 年中，许多政府对烟草进口和销售征税。国家之间竞相从新世界国家进口烟草引发了贸易战和远海的海盗掠夺。纽约的英语名称（不是它以前的荷兰名称）也许就是源于弗吉尼亚的英国人和荷兰新阿姆斯特丹人之间对烟草贸易和走私的纷争。最后，欧洲各国政府不得不采取更加体制化的方法来实施控制，实行由富裕商人购买私人特许经营权（首先在威尼斯实行）或中央政府控制基础上的垄断经营。

烟草在国际贸易谈判中是一个王牌，关乎大笔金钱，在某些情况下还具有重要的政治意义。据说威廉·潘在一次烟草会议上与印第安土著谈判做了一笔交易，用 300 根烟斗、100 篮烟草、20 个鼻烟壶和 100 个单簧口琴购买了现在是宾夕法尼亚州的领土。本杰明·富兰克林为推翻英国统治的独立战争提供了相当大的资助（二百万法国路易），给法国"包税者"提供弗吉尼亚烟草。所以，20 世纪政府对烟草带来的税收财富的贪得无厌并不是新鲜事，只是程度问题。

支 持 和 批 评

欧洲经历了抽烟流行趋势的变迁，从老百姓用的荷兰陶土烟斗，贵族们用的鼻烟壶到 17 世纪古巴的雪茄和巴西的香烟，都曾盛极一时，然后又被其他流行方式所替代。从 17 世纪到 19 世纪，烟草一直同时拥有显要的批评者和支持者，他们都纷纷表达出己方的观点。皇帝、国王、教皇、哲学家和诗人责骂这个习惯，但他们的感叹或布告要么被忽视要么被推翻。相反，彼得大帝（17 世纪俄国沙皇）是烟草（以及其他享乐追求）的忠实拥护者。歌德和拿破仑憎恨抽烟，维多利亚女王也是。而另一边土耳其诗人将烟草、鸦片、咖啡和酒并列为四大享乐元素。但是，一个声名狼藉的土耳其人，残忍的苏丹穆拉特，认为抽烟是一种可以以死亡作为惩罚的罪恶。明朝的最后一个皇帝崇祯在 1641 年发布了禁烟布告，但在 1644 年攻陷北京的满族却是个嗜烟的民族，从而使中国有了根深蒂固的抽烟传统，抽烟人数全世界最多，至今还是这样，将呼吸道用作活烟囱。

沃尔特·雷利（Walter Raleigh）爵士被普遍认为是第一个将烟草植物引入英国的人（如鲍勃·纽哈特的欢闹的幽默故事《然后你点燃它吗，沃尔特？》中所描述）。沃尔特·雷利爵士当然掉了脑袋，有人说他是在享受着他的最后一根烟时被砍的头。他是被不太迷恋烟草的国王詹姆斯一世砍头的。在继承了英格兰王位一年后，詹姆

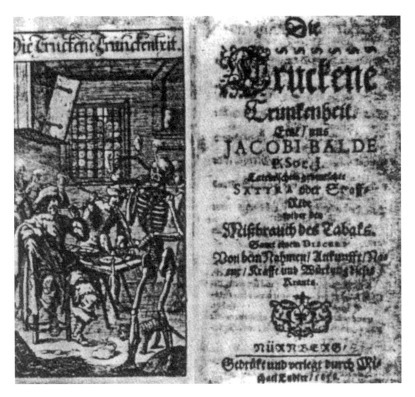

图 14.1　雅可布·巴尔德针砭烟草滥用的讽刺小说《不饮而醉》的标题和前页，1658 年；引自这同一个耶稣会士牧师的一段话：“吸烟和自杀有什么区别呢，无非前者比后者使自己死亡用的时间长一些。”（本图来源于康特·考第 1931 年出版的《吸烟史》）

斯一世匿名发布了对烟草的抨击布告《对烟草的反冲击波》（1604）（图 14.1）。苏格兰·吉米（Scottish Jimmy）是个直言不讳的人：

烟草作为普通的药草，虽然名称各异，几乎到处生长，是由一些印第安蛮夷首先发现的。他们将之作为防治梅毒的保护剂或消毒剂。这些野蛮的人极易患这种肮脏的疾病。通过他们肮脏阴暗的身体组织和他们放纵的习气将这种污秽的疾病首先带入了基督教，同时也首先将烟草的用法带入，作为防治如此一个腐化的、恶劣的疾病所使用的发臭的、令人作呕的消毒剂。他们用发臭的烟熏法来抵抗脏病是以毒攻毒。

并且

这种习惯对眼睛、鼻子和大脑有害，也危害肺，黑色的发臭的烟就像是来自地狱的无底深渊中的烟。

禁令被时不时地临时实行——在科隆市、在柏林的街上、在罗马的圣彼得大教堂。通常这些禁令真正顾虑的是火灾。更近点的年代，美国的 12 个州，以及希特勒和纳粹德国的国家社会党都禁止抽烟。但是早有事例证明，当关乎麻醉体验、人类享乐和金钱利益时，这种简单的禁止策略是很少有效的。

致 癌 的 效 力

抽烟与癌症的关联也没有被毫无察觉地忽视掉。1761 年在伦敦，约翰·希尔（John Hill）——医生、植物学家、剧作家和博学家——发表了一个定价一先令的小册子，警告对鼻烟的过度使用。他描述了几个长期大量吸烟的男性患致命的鼻息肉或鼻癌的病例，提出了以下建议："那些不清楚自己是否易患癌的人不应该冒险使用鼻烟，没有人会确定这一点。"这是最早对癌症的流行病学关联之一。后来，1795 年，塞缪尔·托马斯·冯·苏莫林（Samuel Thomas Von Soemmering）也观察到用烟斗抽烟和唇癌之间的关联。接下来的一百多年，烟斗抽烟被越来越多地认识到与口腔特别是下嘴唇和舌部位的癌症相关。当美国将军、前总统尤利西斯·格兰特（Ulysses S. Grant）1885 年死于喉癌时，他的医生得出结论，他对雪茄的长期偏爱很可能是主要原因。

抽烟方式发生变化，易发生的癌症类型也随之改变，关键是剂量及烟草易燃物和吸入烟传输的形式。这些因素集中起来决定了是什么组织最有可能遭受癌变的挑战。对鼻烟，鼻子显然是患癌风险最高的；对于烟斗抽烟和嚼烟草这两个形式，口腔是首要目标（包括唇、舌头和喉）。还有某些香烟，如许多法国制造的香烟，其碱性的自然属性使口腔表面吸收更多的烟草，不太需要"吸"这个动作就可以发挥尼古丁的效力，这种情况下口腔也是高风险的。20 世纪初，美国的临床医生阿·阿贝（R. Abbe）拿出了令人信服的证据证明口腔癌和抽烟有关。他的 90 个病人中有 89 人都是这种伟大的野草的渴求者。他的证据有轶闻的成分，然而却具有启示意义：一个病人患上了他所见过的最致命的舌癌。阿贝问她这个肿瘤是怎么发展起来的，她回答："我一辈子都喜欢右手拿一支小牙刷，将它浸到鼻烟里，然后用力擦我的舌头。"

一些与印度和东南亚部分地区发展起来的更加奇异的抽烟形式相关的癌症也好发于口腔。这些独特的形式包括印度产雪茄 BIDI 和 CHUTTA。BIDI 是用一种称为 temburni 的植物的干叶子填塞烟草制成的——比常规的香烟烟草含量要少一些，烟也要少一些。但是，对上百万地不停享用它的人来说，会吸入更多的焦油、更多的致癌物质和更多的尼古丁。CHUTTA 是用卷起的烟草叶子制作的，在印度的一些地方，妇女们以一种鲍伯·纽哈特（美国著名喜剧演员）可能会欣赏的异常奇异的方式吸食 CHUTTA（将点燃的一端放在嘴里——见图 14.2）。这些吞火的后果是上腭部位高发癌症。在东南亚，无需点燃或无烟的烟草已被消费了几个世纪。预计超过 2 亿人

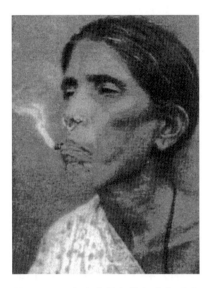

图 14.2 印度安得拉邦的妇女们吸食 CHUTTA 烟时习惯将点燃的一端放在嘴里。（本图来源于 Reddy DG, et al. Cancer, 1960, 13: 263。承蒙其惠允）

喜好咀嚼槟榔嚼块（俗称 PAN），这是一种由槟榔叶、槟榔果、熟石灰通常还有烟草等组成的混合物。烟草可以和药草及香料混合在一起呈啫喱状（KIVAM），或和香料混在一起成碎片状（ZARDU）。那些含有烟草成分的槟榔嚼块会带来很高的患口腔癌的风险，特别是如果他们将槟榔嚼块含在嘴里几个小时的话（时间长得足够使碱性条件催化烟草致癌物质的释放，而不需火的助燃）。健康的槟榔嚼块咀嚼者的口腔上皮细胞处可发现染色体异常，异常程度和他每天咀嚼的时间及数量一致：一个不发声的行走的时钟。从公元前 600 年开始，印度的医学书籍中就描述了其与口腔癌这种致命疾患的关联。既然咀嚼槟榔嚼块这种传统可以追溯到这个时期或更远，很可能很早就有了关于口腔癌和这种社会传统之间关联的记录。

对于抽烟斗的人，下唇似乎比上唇患癌的风险更大，这也许是因为热量带来的损伤激化了烟草致癌物的影响。对于传统高焦油含量的香烟来说，特别是吸的，支气管道受到的损伤最大，相应部位的癌症（鳞状支气管癌）的发生率也最高。

在 20 世纪上半叶，肺癌，这种曾被认为是极少发生的疾病，开始越来越多地被发现，美国和欧洲特别是德国的许多医生和科学家开始怀疑香烟也许是罪魁祸首。然而，一直到 1950 年，流行病学家们，英国的多尔和希尔及美国的格雷厄姆和温德尔，才拿出令人信服的流行病学证据证明了抽烟和肺癌风险之间有强烈的关联，但在这之前并经过随后的两次世界大战，吸食大量的、相对廉价的香烟的传统已在各国扎根，20世纪肺癌的流行成了定局。

即使在上述里程碑式的流行病学研究之后，仍然有怀疑的声音，不仅包括受既得利益驱动的烟草说客，还有学术研究人员。如多尔和希尔那时承认的那样，关联不一定就意味着或证明因果关系。动物实验也没有很大帮助。怎样才能诱哄啮齿动物模仿人类抽烟还需摸索。尽管尝试了各种手段诱使这些动物抽烟，但成效不大。有很多原因造成这些实验失败，使之无法明确定论，其中很重要的一点就是啮齿动物进化得非常适应靠近地面生活，它们的鼻小梁可以过滤出对肺部有害的污染物，而我们直立动物的呼吸通道则要自由畅通得多。

但是，对抽烟和癌症之间的关联是不是还有其他非因果关系的解释？一些人认为是的。罗纳德·费希尔（Ronald Fisher）爵士，英国著名统计学家和遗传学家，发起了类似小型讨伐的行动，抨击医学界的权威派。在他看来他们是不加批判地接受抽烟致癌的因果关系的证据。他觉得那些证据是不正当地诋毁了他心目中的"温和、带来宽慰的野草"。他辩称，抽烟和肺癌发展的趋势难道就不可能或更可能是某个共同的遗传因素作用下的不同属性？他从双胞胎研究中牵强地得出一些证据证明抽烟倾向也许是受遗传控制，而似乎无视这样一个事实，即肺癌发病率在二十世纪上半叶升高，风险与消费的香烟数量成正比。即便这样，费雪的观点对一些人特别是那些相信人类的一切行为都可以被还原到不容侵犯的遗传学的人来说还是有吸引力的。汉斯·艾森克（Hans Eysenck），这个主要在伦敦生活的心理学家，是个最典型不过的例子。他发表文章和书籍，声称是为了支持费雪的谬论，将抽烟的人解释为一个特别的遗传品种：结实健壮、面色红润的外向型性格者。盖伦的幽灵在这儿再现了，癌症性格这一荒诞的说法又一次被提出。这种疯狂的行为关联竟被赋予和化学致癌物同等因果地位这一事实，即使当时是 20 世纪 60 年代，还是生动地说明了智者有时可能多么的天真。

　　这么长时间之后才认识到吸烟和死亡之间的因果关联，甚至更长时间之后才采取有效措施这一滞后性带来了灾难性后果。在某种程度上，这致命的滞后反映了在 20 世纪 40 年代末期之前一直缺乏流行病学的专业研究。无疑，吸烟和为之付出代价之间间隔二十到五十年，再加上并不是所有吸烟者都死于肺癌这个事实，在某种程度上的确掩盖了致病关联和真正的风险。我们现在从癌症生物学角度理解了为什么这样一个长时间的间隔或潜伏期必然存在，及为什么不是所有吸烟者都在有生之年或在死于其他原因之前患癌。癌细胞克隆演化中的突变是累积发生的，这也提示了即使是老烟民，戒了烟也可以减低患肺癌的危险。焦油和烟草中有损 DNA 的化学物质长期持续的侵害是驱使癌细胞发生达尔文式演化的发动机，对尼古丁药物上瘾则是发动机的润滑油。但是对机制无知不是个借口，不是吗？

推动者的利益追逐

　　二十世纪这种与烟草相关的死亡的流行是令人难以置信的。国际癌症研究机构、暴露流行病学家理查德·佩托（Richard Peto）、美国公共卫生署办公室及其他研究机构或研究者计算出世界范围内可归咎于吸烟的死亡数，并就未来的死亡数做了预计。现在每年有二百万到四百万个成人死于与吸烟相关的疾病，或如理查德·佩托直言，被烟草杀死。这些人中 40% 都患有肺癌。其他死亡原因包括口腔、咽、喉部癌症和缺血性心脏病、大动脉瘤和阻塞性肺疾病。事实上，这个疾病名单更长，因为至少有 30 种威胁生命或使身体衰弱的慢性疾病与吸烟直接相关，或被其加剧。吸烟还会增加患胰腺癌、肾癌和膀胱癌的风险——推测是由于致癌物质进入了血液循环。

在一些发达国家吸烟率有所下降，但是肺癌发生率降低这一益处也许不如预期的那样，一个可怕的看似矛盾的情况出现了。肺支气管癌症（鳞状上皮细胞癌）下降了，但是以前很少见的肺腺癌在吸烟者特别是女性中呈急速上升之势。这些肿瘤来自肺枝叶的末端（肺泡），对其发病率惊人上升最可信的解释是吸烟者养成了深吸的习惯以从"更温和"的香烟中获取对尼古丁的需求量。香烟实在是个祸害。

香烟，谎言和录像

魏克曼博士：你肯定是在试图使我承认吸烟是有害的。如果你食用了太多的苹果酱，它也是有害的。

提问者：我不认为会有许多人死于苹果酱。

魏克曼博士：他们没有吃太多。我认为假若整个公司都相信香烟确实有害，那我们就会破产了。我们是一个有强烈道德感的公司。

（魏克曼博士，菲利普·莫里斯公司副总裁，1976 年接受泰晤士电视台"西方国家的死亡问题"节目的采访）

在美国，在多年的掩盖和搪塞之后，卷入 20 世纪最大的健康丑闻的主要公司最终主动或被迫承认了他们的产品会造成风险，这对如今被公认为成瘾药物（烟草中的尼古丁）的管理和医疗费用赔偿等方面的影响巨大。20世纪上半叶，吸烟引起的肺癌漫长的潜伏期也许帮助掩盖了这个致命的关联，为奸商遮上了清白的面纱。但发生在1994年的事情让人难以置信，7个主要烟草制造商的首席执行官居然能够面对美国政府机构健康和环境委员会，宣誓作证他们不相信尼古丁会上瘾和吸烟会导致肺癌。这个观点是荒诞的集体逻辑的真实产物，是可怜的无知还是彻头彻尾的谎言，我们现在还不得而知，只能有待于那些执行官中的某一个将来在回忆录中爆出真相了（毫无疑问是出于赚钱的需要）。但是，我们还是可以猜测到答案。从一个主要的香烟制造商处泄露出来的布朗·威廉姆森公司文件现在可以在网络上查到，提供了生动的证据证明烟草行业很多年前就已知道他们的产品会让人上瘾和毙命。

在中国、印度、东欧和非洲，情况发展非常不一样，由于烟草巨头们将他们的目标重新定位于全球市场，吸烟率上升的危险趋势在加速。让人感到好笑的是（但香烟造成的致命悲剧也许会让我们笑不出声），非洲市场上流行的一个香烟品牌叫做"生命"，另一个品牌则被恰如其分地命名为"死亡"。世界上三分之一的烟民是中国人。大部分中国男性包括许多医生都抽烟。尽管中国政府显示了令人鼓舞的迹象对此做出了反应，但是却被经济利益束缚了手脚：烟草是他们最大的工业税收来源（1996年一年即达到大约100亿美元）。以当前的发展趋势以及研究数据为依据，牛津的佩托和他同事们预计现在吸烟的中国年轻男性中的三分之一会在21世纪上半叶死于烟草相关疾病，累积的死亡数将达到1亿。在世界范围内，佩托计算出到2030年每年的死亡人数将会上升到1 000万，这些个体中超过一半的人年龄在35到70岁。这是个绝对血腥的悲剧。烟草的推动者真是罪大恶极。

毫无疑问，肺癌主要的病因非常明确地归结为吸入的焦油和烟的混合物中有损 DNA 的化学致癌物质。正如美国前总统克林顿在一个场合承认的那样，吸入是关键。香烟的烟雾，特别是残留焦油含有特别的化学混合物，包括数千种物质，其中 40 余种会损伤 DNA，被证实能引起啮齿动物的皮肤癌。这些物质中最具危害性的是苯并芘和亚硝胺。这些致命分子的化学印迹被发现可粘着在吸烟者肺部，数量和他们吸烟习惯一致。实验证明，苯并芘代谢的加合物或产物是烟草焦油中最强的致癌物质之一，与 p53 基因的选择性区域有着某种机制联系，因此该区域也成为最易发生肺癌突变的区域。致癌物质对基因的这种靶向程度有点令人吃惊。我们曾以为这些攻击性分子在实施侵害时对对象不加选择。也许是那样，但现在这些证据可以明确给它们定罪了。那些尚未得癌症的个体在进行支气管冲洗时也会发现肺癌细胞的其他特征性染色体或分子异常——程度和他们累积的吸烟经历一致。这真是一把烟枪啊，如果有这么个东西的话。你还想要多少证据呢?

分子生物学和流行病学共同提供了无可争议的证据，尽管对任何一个作为吸烟牺牲品的个体来说，从未有十足的证据证明是吸烟引起了他或她的死亡，除了理查德·多尔（Richard Doll）爵士在他那非同凡响的对英国医生的吸烟习惯和死亡原因长达 40 多年的调查中发现的两个医生的案例。这两个人都是死于在床上抽烟引发的火灾。同样的厄运差点落到戴高乐将军头上。和他的许多法国同胞一样，他是个狂热的烟民。在吸烟引起床上火灾之后他戒掉了这个恶习。

对癌症的致病因素还有一个稍微不一样的观点。哈佛大学生物学家理查德·列万廷（Richard Lewontin）和宾州州立大学的科学历史学家罗伯特·普罗克特（Robert Proctor）都拿出雄辩的证据主张

"病因"应该在一个更广阔的背景下加以考虑，而不仅仅是盯着那些引发疾病的最接近的事件或物质，如烟草焦油中的致癌物质，而是应该包括那些切实影响风险的社会、商业和政治因素。超出印第安土著对烟草的原始用途之外的社会和商业史在某种程度上是通向癌症之路的一部分。同样，在此意义上，19世纪80年代香烟制造机器的发明，二次世界大战期间对士兵免费供应香烟（制造出被尼古丁牵引的军队），基本无视已认识到的致命后果的生产和销售的商业化，以及最后也是很重要的一点，政客们对税收、赞助或投票选举的渴望使他们离不开香烟，这些都极大地加剧了二十世纪肺癌的流行。这是一个卑劣、悲惨但是非常具有人性特点的无知、罪恶和贪婪的故事。火曾经是、现在仍然是一个伟大的发明。吸食植物的叶子无疑也有正面的好处。约翰·塞巴斯蒂安·巴赫、马克·吐温、伊夫林·沃及其他对烟上瘾的艺术大师们离开烟还会那么富有创造力吗？谁知道呢？

（不）走运的打击？

　　这里有一个谜——我觉得即使是多尔教授也不能解释——成千上万个像烟囱一样吸烟的人没有受到任何伤害。

[《记者》，伯纳德·列文（Bernard Levin），1997年]

　　通过抽烟，烟草的残余焦油也许只是点滴进入支气管膜，但是有毒垃圾的累积负担也是惊人的。"一天一包"、抽了40年烟的人肺部会成为7～8千克焦油的储存库。即使在这些情况下，不是所有上了年纪和长期吸烟的人都会发生临床明确诊断的肺癌。每天吸烟 15 到 25 支的人中大约有十分之一会在 75 岁之前患上肺癌。烟瘾很大的人（超过 25 支一天）风险更高。一些人会逃脱这种惩罚，但也不值得庆贺——他们会死于其他与吸烟相关的死因。另外，在美国或欧洲，吸烟者与非吸烟者患癌比例大约为 20 比 1。肺癌偶尔也会因其他因素而致，这与吸烟是肺癌的主要致病因素并不冲突：癌症致病因素中排他性不可取也不必要。

但是，即使是长期吸烟的人也只有一小部分会得肺癌。这个事实带来了一个显而易见的问题：假设一批人中所有的人都有着同样的吸烟史，如开始吸烟的时间、年吸烟量及他们吸的牌子的焦油量都相同，那么一个患癌而其他九个人没有患癌，有什么特殊原因呢？从定义上讲，他当然是一个不同的独特的个体，有他自己与众不同的基因组成——这也许会对他不利。然而，与乳腺癌、结肠癌和前列腺癌的情况不同，没有证据表明遗传性突变基因会导致肺癌的发生，但是个体在其他遗传基因方面的差异可能会导致不同的后果。潜在的致癌化学物质可由细胞解毒，但作为解毒过程的一个中间步骤，这些致癌物质同时会被激活。细胞的解毒活性是由酶来执行的，作为远系繁殖的物种，我们的酶活力差异很大，而这种差异又是由个体相关遗传基因的序列差异（或等位基因）决定的。患上肺癌且烟瘾很重的个体与有着相同的吸烟史却逃脱了惩罚的个体相比，遗传的运气决定了前者更可能带有能够增强烟草焦油和烟中的苯并芘、亚硝胺和其他有损 DNA 的化学物质的致癌活性的基因。相对风险大约是两倍。从这方面看，西欧最长寿的女性让娜·卡尔芒（Jeanne Calment）女士（122 岁去世但不是死于癌症）要感谢她的父母让她逃脱了一辈子吸烟习惯的惩罚。同样还有其他人，"如果我当时听取了我医生的建议，戒了烟，我就不会活到参加他葬礼的那一天了。"［乔治·巴恩斯（George Barns）98 岁时还是每天抽 10 支烟］。

但是，单单是从父母那儿得到的运气的好坏还不足以解释问题的十分之一。从对具有相同吸烟史的同卵双生双胞胎和异卵双生双胞胎的比较研究可以看出一些端倪。它们表明同卵双生双胞胎并不比异卵双生双胞胎同患肺癌的比例更大——也就是说，没有更大的可能性都患上肺癌，尽管他们受到同样的致癌物质的打击。在大多数案例中，双胞胎中只有一个患肺癌。可以得出的结论是：尽管没有出现双胞胎未曾吸烟却患肺癌的例子，但是最终是运气打破平衡，决定谁会谁不会患肺癌。这里用"运气"这个词，我是指最终是哪个细胞内的哪个基因招致关键打击或一系列打击是碰运气。换句话说，遭受打击的运气好坏，在担风险的 50 年中何时遭受打击和打击的频率怎样。

所以，仅仅设想我们就如倒录像带那样能够使 100 位成年后一直每天抽 15～25 支烟的老年男性包括 10 位肺癌患者和另100 名不吸烟、未患癌症的人的人生倒退到生命开始，然后给他们所有人机会将人生一切活动重复一遍。这个预言的结果会是什么呢？如果我们发现是同样的 10 个人患了肺癌，我们要么必须重新审视遗传基因在肺癌中的作用，要么需要更进一步研究他们其他的个人特性，如饮食等。饮食可以提供一些防御肺癌的保护作用是很明确的，一些烟民在此方面的保护被削弱。但是我的猜测是再次重来时还是有 10 位左右的肺癌病例，所有的这 10 个人都是吸烟组的，但是 10 个人中大部分或可能全部是与第一轮不同的 10 个人。所有烟民的支气管上皮细胞都会有基因损伤，许多会生长一些微型肿瘤（运用现代"智慧"的技术可以侦测到），但是，就与同卵双生的双胞胎患病情况不一致一样，最终是偶然性或坏运气打破平衡——将癌细胞的克隆演化推向临界点。

然后，在我们假想的重奏中，我们能使录像带比以前更长一点，奇迹般地避开因其他死因（包括那些和烟草消费有关的疾病），会发生什么呢？非常可能那些继续吸烟的人中超过 10% 会患上肺癌。最终，假若有足够的时间，大部分或所有吸烟者都肯定会死亡。任何幸存者真是幸运之极——而且非常值得研究。

当然我不知道这是否是正确的。它只是个幻想——同样的幻想可适用于其他本质上是累积性进化事故产物的结果。斯蒂芬·杰·古尔德的观点认为假使我们能够回到 5 亿年前，那么重新一轮会在物种变异、胜利者和失败者方面产生非常不同的结果。我们也许不能出现在当今世界来证实预言的成功。

不要感到困惑。吸烟在某些程度上是肺癌风险的主要决定因素，一个人烟吸的越多，吸的时间越长，风险越大。但是我们需要用更粗的线条描绘，来看整幅画面。这就如同一幅复杂的编织画，如果你站得太近，画面就会变得模糊不清。

厨房中的热量

除香烟外，还有其他形式的吸入烟会侵害我们的肺，诱发突变和癌症，但不一定有上瘾的风险。一个惊人的例子是发生在中国。

在 20 世纪 70 年代，中国南部宣威县是整个中国肺癌发病率最高的地区之一。尽管女性吸烟人数仅占总人口的 0.1%，而男性占 50%，但奇怪的是女性和男性的发病率却一样高。比较省内不同公社肺癌发病率之间的广泛差异，发现造成此种现象的原因几乎可以肯定与冬天在室内燃烧有烟碳而吸入了多种致癌混合物有关。有理由相信，同样的解释也适用于中国不同城市非吸烟者肺癌发生率之间 10 倍的差异。

还有其他一些肺癌病例中男性占多数的惯例被打破。毛利妇女长期以来遭受肺癌高发的折磨，但是对于她们这不难解释。烟草最初被欧洲人引进后，毛利人的文化传统对女性吸烟没有偏见。上海、香港、新加坡和美国的华人女性肺腺癌———一种通常与吸烟无关的癌症——的发生率高得惊人。尽管现在知道这种癌症和深吸低焦油、低尼古丁的香烟有关，但这些华人妇女中大部分一点也不吸烟。流行病学证据表明对此现象的解释也许是持续的、过度地吸入热烹饪油烟，特别是来自芝麻油、花生油、菜籽油和其他挥发性油在旺火炒和深煎过程中产生的油烟。

其他传统社会的女性也许遭受到了类似的命运。在 20 世纪 60 年代之前，居住在加拿大北极地区因纽特人中一些肺癌病例发生在女性身上。这是发生在当地流行吸烟之前，可信地提示了肺癌的发生与女性专门负责照管海豹油灯这一家庭分工的密切关联。那些妇女在狭小局促的空间长期吸入这些灯散发出的乌黑的浓烟。我们可以推测这种吸入烟的方式和这种可能的后果有着悠久的历史，自从 15 000～25 000 年前因纽特人在这些北极荒岛上定居就开始了。在此方面，奇拉琪特索格木乃伊泄露了信息。这些保存完好的木乃伊是一个婴儿、一个儿童和 6 个成年女性的身体，1972 年发现于西格陵兰一处墓葬地。根据年代测定，他们死亡的时间大约在 1475 年

（前后 50 年）。他们的身体、衣服和肠内物质提示了他们的生活方式。在我们看来，一个有趣的现象是一个妇女肺内满是煤烟，另一个生了一个很大的鼻咽癌肿，扩散到周围区域，可能造成她一只眼睛变瞎和耳朵变聋。更多的有机易燃物以一种独特的人为方式损伤了气道。气道在进化时没有考虑到这种侵害。火带来好处的同时也带来了更多迟来的惩罚?

　　可以肯定，还有更多惊人的癌症病例可归咎于含碳燃料的产物，但是这些还是以后放在另一个背景下再谈吧。现在关于这个话题还是就此打住吧。

第十五章

女性的麻烦事

你很难找到一个围墙内没有藏匿着癌症这受诅咒的害虫的
女修道院。

[贝尔纳迪诺·拉玛其尼（Bernardino Ramazzini），
1700 年，意指乳腺癌]

诗人菲利浦·拉金（Philip Larkin）曾冥思后得出结论：性行为
是人类在 1963 年的一个发明创造。事实并非如此，性由来已久。一
个单细胞物种的两个不同成员之间的首次配偶结合是偶然的结合，
大约发生在 30 亿年前。它们融合在一起，分享和交换它们的基因，
世界从此改变。当我在 20 世纪 60 年代初参加伦敦大学学院动物学
系入学考试时，约翰·梅纳德·史密斯（John Maynard Smith），英
国最杰出的进化生物学家之一，提出的一个问题是：性是必要的
吗？我从未想过这会是个问题。答案的思路是有性繁殖确实是对父
母基因的混合和重组。这既可以在后代中创造更多的遗传多样性，
又能保证不是所有的后代都会遗传任何潜伏在生殖细胞系中的有害

突变。这种遗传多样性的好处是更好的生存前景（至少是对一些后代来说）。许多生物学家相信，在一个瞬息万变、充满敌意和寄生虫肆虐的世界中生存下来是性的实质意义所在，尽管争论比这丰富和复杂得多（图 15.1）。

不管进化的逻辑是什么，我们可以确信性活动在起源时等同于生殖。开花植物进行性活动，蠕虫在雌雄同体的结合中进行性活动，大型海洋哺乳动物神奇地掌握了它。我不会说我们是唯一一个出于享受过程中的欢愉而进行性活动的物种，因为这几乎肯定是不正确的。对高级灵长类动物特别是智人来说，看上去真正特别的是性和生殖的逐步分离以及它们所受到的社会文化环境的操控。不同于我们的近亲——倭黑猩猩，我们进行性活动的目的是享乐而不是生殖，这是很独特的。尽管这看上去也许很自然，性和生殖深深地共同嵌入我们的基因遗产中，但是我们以一种没有其他物种有的或会做的方式将这些活动分离开来，而且通过快速的社会途径这样做了，很

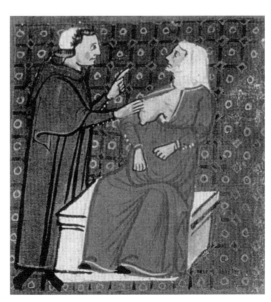

图 15.1　外科医生检查乳房。迪奥道瑞科·保高格诺尼（1275 年）。（本图来源于莱顿大学，Vossios MS lat3, fol 90v）

大程度上逃脱了进化过滤网或遗传适应性测试。癌症可能是这种行为的一个主要后果，虽然是间接的。

"女人"是"病人"的同义词

女性在癌症风险方面特别吃亏，历来如此。历史记录和现今的女性生殖系统（卵巢、子宫和宫颈）和乳腺癌症居高不下的发生率都反映了这种状况。不公正的待遇不仅反映在癌症风险方面还反映在治疗中。失去乳房这样一个根深蒂固的女性象征已经够糟的了，但是历史上那些所谓治疗方法体现出的十足的粗鲁和侮辱简直非常可怕。吸血的水蛭和青蛙以及难以启齿的主要由老鼠、山羊或人的粪便组成的饮剂在中世纪的词典中竞相出现。然后就是手术。

对我们来说，在麻醉剂、无菌手术和修复重建外科及抗生素出现之前遭受切除和烧灼的情形是难以想象的，或者是无法想象的。历史上手术检测提供了使用仪器和方法方面的图释，令人毛骨悚然地明白发生了什么。阅读一位女性对乳腺癌手术的记录能够让我们最真实地了解到早期乳腺癌手术的实际状况。这位女性既是一个成功的作家，也是一个病人——范妮·伯尼（Fanny Burney）。她1811年写给她姐姐的生动文字描述显示了她异常的坚韧，也是对其遭受的一系列令人发指的侮辱和痛苦的申诉。范妮·伯尼奋力与病魔和命运抗争，在手术后又活了三十年。乳房切除术作为乳腺癌治疗的主流地位保持了两千多年，尽管手术方法极大提高了，但不能掩盖这最多是个粗暴的、仅部分有效的治疗方法；它是我们失败的证明。直到现在它还是作为预防措施被提出来。据报道，对有乳腺癌家族史的健康妇女实施双侧乳房切除可以预防90%的预测病例，但不知何故，这个数字没有打动我。让病魔沉默的代价是高昂的，而且不管怎样，这些家族中不是每一个女性都有风险。

乳腺癌几个世纪以来至少在欧洲一直是主要的癌症类型，早在人造杀虫剂或放射、石油化工企业和公司文化逐渐统治世界之前，整个 20 世纪西方国家的发生率就稳步上升。现在，美国或欧洲妇女被诊断出乳腺癌的风险或概率接近十分之一。然而，请注意这个警示性数据在某种程度上因筛查检测无临床表现的癌症而增大，这些癌症也许永远不会发生，而且这个数字不只是平均值，更能反映那些活到 85 岁的妇女一生累积的风险。心血管疾病带来的威胁更大。而且，尽管极少数的乳腺癌患者较年轻或尚未停经，大多数患者还是较年老的。一个 30 岁的女性在随后 10 年患乳腺癌的风险低至二百五十分之一。手术治疗、辅助化疗、筛查和早期诊断及患者全方位管理也获极大提高，使很大比例的患者受益，获得长期缓解或治愈。但是，有一些事情明显很糟糕。数量可怕的较年轻的和中年的女性患上了乳腺癌，更多的人携带无临床表现的初期癌症，从未发作过。为什么乳腺会成为基因事故的雷区呢？

从希腊神殿遗迹复原的手工艺品表明在希波克拉底前的时代，希腊人会将乳腺肿瘤的陶土模型作为献礼放在神殿之上，徒劳地希望这种被认为是由超自然的力量制造的疾病也许会被超自然的干预方法所治愈（图 15.2）。希波克拉底和他的柯斯外科医生—内科医师学派及后来的盖伦将乳腺癌看成是忧郁体质的副产品。这种准科学或者更应称为伪科学的观点经证明极其顽固，极大地影响了近代的医学人士。赫伯特·斯诺（Herbert Snow），伦敦肿瘤医院的著名外科医生，曾借用（但不是杜撰了）一句精炼的法国谚语，即本章的一个副标题，来表达他对乳腺癌病因的看法。斯诺在近 19 世纪末期所写的散文充分表现了维多利亚绅士的才能，同时表现出礼貌、自负和自诩清高的特性。斯诺注意到癌症是缺乏据他认为是"对野蛮

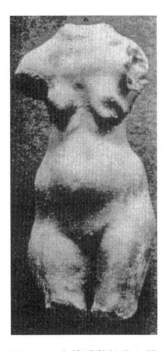

图 15.2 古希腊献礼陶土模型显示了乳腺溃疡性癌肿。（本图来源于《病理学史》，Long ER 著，多佛出版社 1965 年出版）

人种、疯子和白痴的免疫力"的"文明共同体"的典型特征。在一篇以"绅士……"开头的文章中，斯诺宣称妇女易患癌症特别是乳腺和子宫癌的倾向是由于文明女性操劳过度的生活方式和过分焦虑。这反映在她们"易患便秘和滥用提神药物如茶"，但是就肿瘤的成因而言最反映在"欧洲和美国文明女性普遍从年轻时就开始穿束缚性胸衣的习惯上"。就同样的关于内衣和癌症的主题，克劳特·贝提出埃及妇女子宫癌少发是因为她们穿有保护生殖器部位、抵御冷空气漩涡的内裤。

斯诺及其他 18 到 19 世纪英国、法国和美国著名癌症外科医生积极宣扬一个源于许多世纪前的观点，即归根结底的原因在于女性的情绪，也许受到慢性刺激（物理刺激）而被激怒。乳腺癌的发生是情绪悲伤的后果，这个次要情节也牢固树立在当时的外科学的思想中。至少，一些传闻可以被拿来作为证据。这里引用两个被认为是支持这个观点的病例：

病例 1：一位船员被法国人带走并投入监狱后，他的妻子由此受到很大的打击，乳房开始肿胀，很快就发展为令人绝望的肿瘤，而且这个肿瘤发展得如此之快以至于我不能给她提供治疗。在这之前她乳房从未有过任何不舒服。

（理查德·盖伊，1759 年）

病例 2：艾玛，49 岁，单身。没有家族史。未受打击或外伤。教师。多年来一直有大大小小的毛病。3 年前肩膀上生了个痛，此后就感觉身体不太舒适。在学校超负荷工作。她说去年 6 月她感到精神崩溃，几乎想要跳窗。去年父亲生病卧床了半年，她非常担心，而且在 1883 年初几个月碰到经济问题。肿瘤在去年圣诞节左右发生。

（赫伯特·斯诺，1883 年）

想到这些著名外科医生居然会沉迷于这样一个谬论真是令人担心。但是很奇怪，这个观点还是对一些人具有很大吸引力，尽管缺乏任何可信的证据或合理的生物机制。20 世纪 60、70 和 80 年代的系统研究没有发现乳腺癌和之前的压力事件有一致的、明显的联系，也没有具有说服力的证据可以将乳腺癌和个性特征联系起来。即使如一些研究表明的那样，乳腺癌患者和对照组之间在长期行为特征方面有一些平均差异，但这不一定就暗示患癌成因。精神压力造成的免疫系统衰退不是一个促成因素。那些免疫防御被医学治疗深度破坏，如作为移植受体的女性，并没有患乳腺癌的额外风险。

其他 18 世纪和 19 世纪的外科医生包括英国著名的外科医生约翰·亨特（John Hunter）和詹姆斯·佩吉特（James Paget）认为乳腺癌和其他癌症在那些有患癌倾向体质的个体受到身体打击或外伤之后很快就会发生。这个体质的争论似乎是基于对易患癌症的家族的临床印象，特别是观察到在对原发肿瘤进行手术之后，癌症通常会无情地在身体其他地方再次出现。显然，他们不懂得癌症固有的潜伏期，更令人惊讶的是他们对转移扩散的明显无知。不得不说，法国人了解的知识更多！

本章开头贝尔纳迪诺·拉马齐尼常被引用的评论也许在某种程

度上会使我们朝现实更进一步。他完整的评论值得读一读：

> 但是即使在不考虑妊娠的情况下，就像有时处女的乳房会产奶一样，我们仍然必须要承认乳房和子宫之间有呼应关系。经验证明：作为子宫受到扰乱的后果，癌肿非常易发生在妇女的乳房中，且这种癌肿在修女中发生的比例要比在其他妇女中高。现在这些癌症不是由于月经不调引起，在我看来而是她们独身禁欲的生活造成的。因为我认识几个修女病例，不幸死于可怕的乳腺癌。这些妇女都曾有着健康的身体和正常的月经周期，但她们却必须过着清心寡欲的生活。意大利每一个城市都有几个修女宗教社团，你很难找到一个围墙内没有藏匿着癌症这受诅咒的害虫的修道院。为什么乳房会因子宫的遭遇而受苦，而身体其他部位没有或很少受到这种折磨？这当然是因为它们之间有着某种神秘的联系，至今尚未被解剖员研究发现，但总有一天也许会揭示它，因为真理的面纱尚未被完全揭开。

败于"自摆乌龙"

乳腺癌没有共同的或单个的致病因素。而且，令人沮丧的是，在个体病例中，致病因素是难以解释或至少说是无法肯定的。唯一已知的致病机制是电离辐射，但是由此造成的乳腺癌病例只占很小的比例。然而，对大部分乳腺及子宫（子宫内膜）和卵巢癌最好的解释也许是它们反映了女性受到的严厉的"自摆乌龙"式的或激素带来的惩罚。饮食或生活方式的改变会无意但却有效地催动这个乌龙球。这是本书作者和一些（但绝不是指全部）研究此问题的流行病学家观点中最好的解释。我不会告诉你疾病流行病学调查得出的所有警示。这个受支持的解释从进化的角度来看很有道理，也许可以最终引向有效的预防措施。如果正确的话，这个机制也许只为一些而不是所有的病例负责，也许还要谨慎地在称它为理论后面加上问号，但是问题的重要性和紧迫性要求现在必须下一些精明的赌注。

残酷的现实是，女性继承了有五百万年悠久历史的遗传程序，在解剖学上和生理上为怀孕和哺乳作好准备。但是我们作为一个物种，快速的社会发展造成了我们社会化的生育行为和我们进化遗产之间的分离——这就是遗传和社会环境之间的冲突。流行病学家就乳腺癌相关风险因素的影响大小存在争议，但是拉马齐尼及其他一些意大利和法国的科学家长期的观察发现这种癌症在修道院修女中的普遍性提供了早期线索。在里戈尼·斯特恩（Rigoni Stern）对维罗纳 1760—1839 年期间癌症死亡数进行的开创性调查研究中，他发现修女的癌症死亡率是已婚女性的五倍之多，前者乳腺癌高发，但子宫（宫颈？）癌较少。他的原创性论文也揭示了另一个非常特别、被忽视的事实。他的 4 例男性乳腺癌病例都是牧师，和英国医生约翰·阿德恩（John Arderne）在 14 世纪记录的第一例男性乳腺癌病例是一个情况。里戈尼·斯特恩没有为他离奇的发现提供解释，[3]他也没有能够解释宗教姐妹之间的关联。在思考当时关于机械压力和癌症的观点时，他确曾提问是否乳腺癌的高发也许不是由穿戴紧身胸衣的习惯或"也许是祈祷时长期采取的姿势，即前臂靠在膝盖上挤压胸部"造成的。里戈尼·斯特恩也知道未婚的女性患乳腺癌的风险更大，所以他竟然没有联想到这些妇女和修女有什么共同之处也许是很令人吃惊的。我怀疑就算他生活在当今，知道乳腺癌在原住民、多产妇女、女运动员和芭蕾舞蹈家中发生率很低，他还是会失去获得一个重要发现的机会。

我们的女性以及与我们进化关系最近的灵长类动物——大猩猩、

黑猩猩和猩猩的排卵周期都是按照设计好的程序，大约维持35年不间断的非季节性的活性，在绝经之前只有在怀孕和哺乳期间才中断。卵巢激素——雌二醇（主要的雌激素）和孕酮——在定期的排卵周期中被分泌到血液中，侵犯乳腺组织。乳腺导管上皮细胞每月都会处于一次激素诱导增生的脉冲之下——为预期的怀孕和哺乳做准备。卵巢和子宫内膜的上皮细胞每月在排卵周期之后要经受一次受伤修复和再生应激。

　　既然大多数其他野生灵长类有着更加常规化的季节性激素波动，我们可以推测程序化的不间断的排卵和哺乳准备是相对较后期的进化适应性，距今1 500万年左右（在靠近类人猿进化树基部的某个位置，我们是该树的一个旁支）。我们可以得出一个虽然无法测试却是可信的解释，解答为什么这是一个选择优势。例如，大多数哺乳动物根据光线信号择时进行季节性排卵周期是为了保证后代有充足的食物、水和热量。猕猴在野生条件下的排卵周期呈季节性，而在动物园圈养的环境下拥有不间断的周期，因为在这种环境下，大体而言，光线、温度和食物供应基本是平稳的。我们也许可以想象我们原始祖先走出非洲，在热带之外的区域冒险生活时，他们也许遇到了某些气候条件，带来了某些限制，使他们不得不选择季节性生育。但是，以后可能存在反向的压力。一旦人类或原始祖先建立了有效策略保证食物、水和热量（又是火！）供应以及住所，那些可以在一年中的任何时候怀孕的女性会具有潜在的生殖优势。类人猿的排卵周期模式因此会被保留或增强。总的来说，能够直接促进生育能力的遗传变异可以在进化进程中得以保存并不断做出适应性改变。

　　对现代妇女如美国和斯堪的纳维亚半岛的女性和当代狩猎采集社会妇女进行生殖生物学比较可以推测生活方式对雌激素波动及可能的癌症风险的影响。图15.3是个视图展示，有助于下面的讨

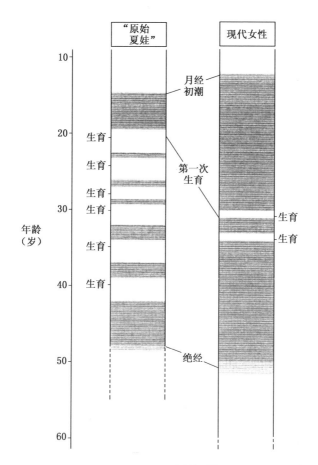

	"原始夏娃"	现代女性
月经初潮年龄（岁）	16	12.5
初次怀孕年龄（岁）	19.5	30
初次怀孕前月经周期（次）	39	180
生育次数	6	2
哺乳时间（月/胎）	27	3
总预期月经周期（次）	405	490
实际月经周期（次）	145	440
平均寿命（岁）	47	75

图 15.3 进化周期旅程。早期和现代（西方的）妇女月排卵周期（和雌激素/孕酮对乳腺上皮的脉冲）的近似数的视图展示。"原始夏娃"数据是根据最近对狩猎采集部落妇女的研究（推测 6 胎中有 1 胎会在新生儿阶段死亡）得出的。每根水平线代表一个周期。点状线代表不规则的周期和低雌激素水平。

论。它阐释了生育习惯和由此带来的卵巢雌激素波动之间的鲜明差异，这不可避免地和我们的社会进步密切相关。"原始夏娃"的生育期也许被设计在 17～45 岁，期间有着规律性的月经周期和生殖活动。规律性怀孕和平均生育 6 胎加上哺乳（例如每次总共持续 3 年），估计会抑制 200 多个月经周期。400 个预期月经周期也许会减少到平均 150 个左右，而且，卵巢和乳房的增殖压力及风险也会随之降低。但是，难就难在从古代开始，妇女们就在反抗这种生物学机制。

从历史角度来看，变化的过程是缓慢的，是逐步累积的。首先，怀孕次数减少了。当妇女们开始行使选择权，这个物种的男性们采用了一点点限制措施或显示了一点选择性，会有很多妇女怀孕次数减少或甚至不怀孕。因此，和宗教独身、富裕或高等社会阶层相关联的是乳腺癌和卵巢癌风险增高，而发展中国家中多产但是贫穷的妇女的风险一直很低。在更加现代化的社会，相关的趋势是晚育。不太直接的因素有饮食的改变，包括更高卡路里的摄入，和久坐的生活习惯（意味着燃烧的卡路里更少），这些都导致月经初潮的年龄逐步降低和持续较高的雌激素水平，我还会再谈到。据信，这些变化的共同作用，增加了女性要经历的排卵周期数，也加剧了乳房、子宫内膜和卵巢本身的增殖压力。

现在美国和欧洲很大一部分妇女将首次生育的时间推迟到近 30 岁或 30 岁以后，甚至不生育的数字也在逐年增加。这些因素加上月经初潮时间的提前——美国平均 12.5 岁，而狩猎采集社会是 16 岁——使妇女在 30 岁首次生育前，从月经初潮开始已经历了大约 200 个排卵周期。在欠发达的国家，我们推测还有早期人类及类人猿、黑猩猩和其他高级灵长类亲属，月经初潮后性成熟期和首次怀孕之间的间隔或月经周期数要短得多［大约 2.5 年或 30 个排卵周期

（图 15.3）]。这是有关我们遗传程序的生物学规范，反映了古老的进化适应性对迥异的社会环境的适应情况。

激素带来的困境还由于哺乳习惯的改变而进一步加剧。哺乳时间持续 2～3 年是大部分古埃及、印度、希腊和罗马妇女的标准，受塔木德经、古兰经和社会传统的认可。早期原始人类也许延续了长时间的哺育和按需哺乳的传统，这也是其他高级灵长类的一个特征。在当今非洲农村乳腺癌很少见，那儿长达 18 个月或以上的哺乳时间很普遍。哺乳习惯也许在人类的发展中变化巨大，与替代食物的供给、社会结构和其他因素有关，但是就给"自然"断奶时机下个可能的定义，也许是 2～4 年。

哺乳和母乳对婴儿的好处早就被认可。由于这个原因，在富裕的妇女不愿哺乳的情况下（在古希腊或后来在 18 世纪的欧洲），就会指定奶妈提供这个服务。给婴儿哺乳的好处是它提供了连接母亲和婴儿的情感纽带，而且母乳本身也给婴儿在这个脆弱的时期提供足够的营养和免疫保护。它对母亲有什么帮助呢？吸吮乳头会促使催乳激素产生，从而限制进一步排卵。这种适应性优势使"原始夏娃"可以全身心地照顾未成熟的婴儿，而不会因又一次怀孕而分心，或者避免连续怀孕。这反映了智人的早期适应性。这个推测虽然得不到证明，但是对康部落的研究却间接地支持了这个推测。这些纳米比亚和博茨瓦纳的狩猎采集部落被一些人类学家认为具有类似于我们更新世石器时代祖先的生活方式和社会结构。这个部落中平均生殖间隔是 44 个月，这曾经一度被看作一个谜，因为这个部落没有实施禁欲，也不了解节育措施。营养不良也许是个解释，但这也许又不是。后来发现这个不孕的间隔时间与长时间的哺乳与血清激素（雌二醇和孕酮）水平降低有关。这些激素可刺激性腺功能和排卵。

其他原住民也有同样的情况。甘吉是巴布亚新几内亚高地地区的部落。对他们生育习惯的研究揭示了一个类似的模式——长时间的哺乳及其对排卵周期减少和生育间隔延长的可能影响。在这方面，原住民部落的行为类似于野生红毛猩猩、大猩猩和黑猩猩，并且我们推测他们的生育方式从最早的智人开始就基本未变，和先前类人猿的适应性和选择一致。经过 500 万年的发展，我们已经在生育方式上有了很大的变化，但是遗传基因并未有明显改变。

哺乳习惯的改变在 20 世纪尤其显著。伴随着社会进步、雇佣方式的改变及节育措施的使用，妇女们集体将哺乳时间缩减到最短。在美国和欧洲，大多数母亲要么哺乳的时间极短，要么根据条件和在某种程度上为了赶时髦，哺乳的时间只有 3～6 个月。这些情况下，卵巢活性、待生殖状态和激素每月对乳房的应激作用很快就会恢复。

哺乳当然可以降低卵巢分泌雌二醇和孕酮激素产生的生理应激，但是还可能有更多的局部保护机制在起作用。中国南部和香港的渔民有用单侧乳房（只用右乳）哺乳的传统。据报道，在这些妇女中，绝经后如果发生乳腺癌的话，极大地可能发生在未哺乳的那一侧。加拿大因纽特妇女中也有类似的线索。未哺乳的乳腺患癌的风险最高。诸如此类的观察结果需要得到不断的验证才能变得可信，但是它们给出了另一个提示，提醒我们对我们的生理还有许多要研究的地方。

然而，为什么早怀孕，不管生育数多少，对防御乳腺癌具有保护作用还不完全清楚。对遭受事故性（日本的原子弹爆炸）或治疗性（例如为治疗头癣或霍奇金氏病而作用于胸部皮肤）电离辐射而患上乳腺癌的妇女进行研究，我们发现 5～15 岁的女性的风险最大。尽管乳腺癌通常不是由电离辐射引发，但这个发现也许告诉我们乳腺中关键的干细胞在青春发育期最为活跃（对此有一些实验证据）。对早怀孕的保护作用的一个可能的解释是它重新设定了这些重要细胞活性的时间表或程序——例如通过强迫细胞从干细胞组分分化出来——借此减少"风险"细胞的数目。

放射疗法诱导乳腺癌的风险随接受放射的年龄增大而减小，和乳房的生理变化一致。据此看来，受社会驱使的首个完整的排卵周期和首次怀孕之间的时间间隔的显著变化（图 15.3）对癌症风险有重大影响。看似很矛盾的是，那些首次生育很晚的妇女比未生育的妇女的风险还大。怀孕本身会带来极大的刺激，导致乳腺导管上皮细胞增生（作为哺乳的前奏），一个可能性就是这种刺激如果发生在年龄较大之后也许会促进早先由于许多增生应激带来的持续刺激而出现的癌细胞的发展。

现在回过头来看一下图 15.3。社会变革对生殖习惯的总体影响在过去 5 000 年中缓慢累积，到了 20 世纪在发达国家开始加速，在两大生物学方面尤其明显：首先，青春期后激素分泌周期持续多年不间断；其次是 15～50 岁期间累积的周期和激素刺激总量。依靠一点想象力和自由发挥，我们可以采用浮动计算方法重新作图 15.3，在展示的两极之间放上古希腊"平均水平"的妇女、18—19 世纪欧洲妇女和当今日本妇女（生活在日本）、未生育过的修女或西方社会不同期不同社会阶层的妇女。风险曾经一度有所浮动和下滑，但是最近 100 年是在加速。

很遗憾还有更多要担忧的地方。内在的激素冲击还从外部得到增强。从 20 世纪 60 年代开始许多妇女服用一些高剂量的雌激素药片，对那些长期服用者，风险也会相应增加。不幸的是，对乳腺癌，我们也许在将事情越搞越糟。近期研究表明绝经期妇女在原有的雌激素基础上进行激素替代疗法（HRT）也许会显著提高乳腺癌的风险（尽管程度不高且其联合孕酮可以降低子宫内膜癌的风险），这是毫不奇怪的。与此同时，流行病学研究数据还存在争议，HRT 还会带来其他显而易见的好处。这会使女性们面临困难的选择：你愿意冒着增加了 50% 的患乳腺癌的风险以换取良好的感觉、更年轻的外表和更活跃的大脑，并降低死于子宫上皮内膜癌、心脏病或患骨质疏松症的风险吗？

外部环境中带有雌激素活性的化学物质也引起了怀疑，尤其在美国。有许多物质具有弱雌激素或抗雌激素活性，但有机氯杀虫剂 DDT 和工业多氯联苯（PCBs）等被认为具有犯罪资历。雄性动物的雌性化和男性精子数下降加剧了人们的担忧。这些化学物质在使用时会浓缩集聚在脂肪组织中。在试管中它们具有类似雌激素的活性，刺激乳房细胞。然而，这些分子的浓缩物是否能够达到产生乳腺癌风险的需要量还很不明确。此外，流行病学研究迄今为止还未能提供任何令人信服的或一致的证据证明它们与乳腺癌有关。所以，就此事还未有定论。然而，这种情况背后的心理学却很有趣——试图将工业来源的微弱浓度的异种雌激素当作罪魁祸首，而自己内源性激素由于它们"天然"的身份而被认为是清白的。也许这是一种"仇外"，而问题实际更在于自身，不是吗？

间接支持激素应激理论，特别是与生殖习惯有关的流行病学证据是非常有说服力的，尽管这些证据不可避免地尚不完整。第一个指向生殖事件（或缺乏这样的事件）的证据来自英国由珍妮特·莱恩-克莱邦（Janet Lane-Claypon）在 1926 年对一个病例和对照组进行的研究。从那时开始数据就被大量收集，但是更直接的或实验证据很难得到。100 多年前我们就知道摘除激素源（卵巢）会极大地降低乳腺癌的风险，但这与其他外源因素导致乳腺增生的激素依赖细胞发生突变是一致的。作为证据，它并不比"男性乳腺癌很少见"

的说服力大多少。60 多年前，研究人员显示给小鼠连续使用雌激素会诱导乳腺癌。人类中也出现了类似的悲剧性的但同时也具有启示性的病例。曾有两个变性男性的乳腺癌病例被发现，他们在患癌之前长达五年的时间中应用了大剂量的雌激素。

大部分的乳腺癌病例中，恶性细胞的持续增殖活动是依赖雌激素进行的，这就是为什么最初卵巢切除被当作一个治疗策略。现代的治疗则采用抗雌激素药物。随着疾病的发展和转移，癌细胞克隆常常会逐步脱离对雌激素刺激的依赖性。这通常是因为抗雌激素疗法带来了选择压力，需要突变产生不依赖于雌激素的亚克隆（经典的达尔文耐药机制）。对动物的其他研究也具有启发性，使我印象深刻的是对圈养家禽的一个研究。这些家禽被用于持续产蛋，它们最常见的上皮细胞癌是卵巢腺癌绝不是偶然的。更惊人的是，如果 1 天增加 12 个小时的人造光照射以加快它们产蛋的速率，那么大部分的家禽会发生卵巢癌。如果母鸡有乳腺的话，这个故事会更加有说服力。

调 转 棘 轮

那么就是这样吗——不断排卵的卵巢分泌太多的雌激素和孕酮？为什么日本妇女的乳腺癌发病率曾一度很低，但从 1945 年起发病率却上升了 1 倍，并在移民美国后下一代的发病率接近西方？为什么身高是乳腺癌的一个风险因素？采用了西方化的饮食是一个非常可信的解释，特别是年轻时的饮食习惯对月经周期和激素水平产生影响。大部分生活在日本本土的妇女岁数较大还有月经周期，和她们西方同胞相比，平均激素水平较低，采取低脂饮食，摄入的热量总数较低。对乳腺癌的研究没有取得一致性结果，特别是有关脂肪摄入，但是在从夏威夷到挪威的西方社会总体趋势是高热量导致高风险，也许还缺乏富含抗氧化剂的食物。东方饮食中一些常规的成分（特别是豆类）也许会降低激素水平，在一些流行病学研究中食用这些食物也许与乳腺癌风险降低有关。女孩摄入过多热量可能会导致月经初潮提前来临（如在美国的日本移民后代中观察到的），成年期激素水平过高。

　　饮食摄入和运动或缺乏运动之间的相互作用，以及带来的热量平衡也可能是很重要的。在这方面，非常有趣的是女运动员和芭蕾舞演员闭经（缺乏规律的周期）和来潮较晚的比例相对较高，但据报道她们乳腺癌的风险较小。过剩的、未燃烧掉的脂肪也会提供能量驱使乳腺和其他部位的细胞增殖，并给细胞带来更多氧化应激。最近，这个生理运动中一个重要选手已引起我们的注意。摄入过多热量和体型或体重增大与一个叫做胰岛素样生长因子 1（IGF-1）的激素循环水平增加有关。IGF-1 是细胞行为关键的宏观调节因子之一，不仅促使细胞增殖，还会抑制细胞凋亡——换句话说，是克隆扩张的强大驱动器。一些科学家认为它可能是癌症风险的关键调控因子，不仅与乳腺癌，还与前列腺癌及其他受饮食和生活方式影响的常见癌症亚型有关。

　　所以，劳驾再回头看一下图 15.3。如果我们将每月乳腺接收到的卵巢激素信号的持续时间和总数等同于风险脉冲，那么对我们的"现代女性"我应该画 2～3 倍粗的线来反映血液中雌二醇和 IGF-1 水平增高可能造成的影响。

　　脂肪过剩在其他方面也是个不利因素。绝经后的妇女卵巢激素分泌的龙头被关闭，但脂肪组织的酶能够从其他组织来源生成雌激素。实验研究还表明，高脂肪摄入还能促进代谢通道将雌二醇转化为一个可能具有直接的基因毒性或对 DNA 有害的产物——羟雌酮。

最近一些研究表明乳腺中的脂肪就像海绵或吸收体一样可以吸收诱变物质，给我们敲响了警钟。

然而，总体而言，很少有可信或一致的证据显示乳腺癌和暴露于已知的外源性致癌物质有关。有一种说法是一些妇女吸烟会增加患乳腺癌的风险，但影响并不明显，甚至还有其他报道表示吸烟也许会在某种程度上提供保护，归功于它抗雌激素的效果。尽管烟草燃烧物具有强烈的毒性，但它们似乎对乳腺癌的发病率没有多少影响。乳腺癌的风险确实会随摄入酒精量增大而增加，尽管只在两倍的范围内。酒精的作用机制尚不明确，但很可能是通过激素改变起作用而不具有直接的致癌作用。

孕 育 风 险

乳腺和卵巢癌的风险还听命于另一个变量——受孕时获得的基因组分。人类的组成基因中至少有两个基因如果以突变的形式遗传下来将使女性极易患乳腺癌或乳腺癌加卵巢癌，就是 *BRCA-1* 和 *BRCA-2*。在它们通过分子克隆技术被发现之后，这两个基因吸引了公众广泛关注，部分是由于它们的发现所处的激烈竞争的格局、优先权之争、商业利用前景，更是因为它们显著的生物学影响和预测意义。

5%～10% 的乳腺癌或卵巢癌患者显示了家族聚集性，可能和遗传基因有关。上述患者中一半以下的人带有 *BRCA-1* 或 *BRCA-2*，所以其他祸害基因还有待发现。但是那些携带有 *BRCA-1* 或 *BRCA-2* 突变体的妇女，大约 60% 会患上乳腺癌，15% 会患上卵巢癌。而且，看似矛盾的是，怀孕实际会增加 *BRCA-1* 或 *BRCA-2* 携带者的风险。这些患者还会比其他患者发病的年龄要小。这个现象的一个启示就是相当一部分 35 岁以下的乳腺癌患者也许携带有先天性或遗传性突变基因。还有一些是在生殖细胞系发生新的突变，并不是所有的年轻患者都会有乳腺癌家族病史。从这个意义上来说，对其他可能引发年轻女性乳腺癌的基因进行探索显然具有重要意义。

因此，那些由于一个偶然的历史事件从她们的母亲或父亲处遗传了一个突变的 BRCA 基因的女性罹患乳腺癌的风险很高，以至于让一些人选择了双侧乳房切除这一激进的做法。然而事实上，尽管这些女性患癌的风险很高，但并不是无法避免。有一些同卵双生的双胞胎携带有同样的 BRCA 突变基因，其中一个患上乳腺癌，但是另一个多年后并未患上，尽管她们的生育史相似。又是偶然性的无形之手在操纵——这次是指发生一个或多个额外的必要的非遗传性突变的可能性。一些男性后代如果遗传了突变的 BRCA-2 基因也可能会患上乳腺癌，患前列腺癌的风险也很大。

我们所有人都遗传了正常或无辜的 BRCA-1 或 BRCA-2 基因，但平均约有八百分之一的人携带有其中之一的突变体。这个数据对于一些群体来说要更高——例如德裔犹太人是五十分之一。一个危险基因这么高发需要一个解释。这当然不是仅从突变率的角度就可以解释的。也很难想象在历史上那些携带突变的人能够具有生殖优势，就如非洲黑人中的 β- 血红蛋白基因，它和镰刀型细胞贫血病密切相关，但同时也有防御疟疾的作用。与此相反，我们预期基因携带者处于选择劣势。

目前已发现 140 种以上 BRCA-1 和 BRCA-2 基因的突变形式。这些突变体是独立发生的，但一个家系内只有一个突变形式。然而，德裔犹太人只有 2～3 个独特的常见的突变。在冰岛，那些乳腺癌和卵巢癌高发的家系有着同一个独特的 BRCA-2 基因突变。相反，在意大利的家系中则存在一系列不同的突变。对于特定突变基因在人群中占据主导地位并盛行的最可能的解释是进化生物学家恩斯特·迈尔（Ernst Mayer）所称的"奠基者效应"。这是一个微生物、植物、动物和人类所共有的一个现象，一个大的由个体组成的群体历史上是从数量极少的祖先发展而来的，还保持相对隔绝的状态，这样起源基因库中任何一个与众不同的基因在后代中出现的频率都相当高。在一些例子中，一个常见的突变可以追溯到一个具体的人——就像无辜的康蒂克女士，一个移民到塔斯马尼亚州的英国人，在 1848 年将导致亨廷顿舞蹈病的一个突变基因带入澳大利亚。

这就提示了至少一些当代德裔犹太人是源于很少的几个个体，也许是在欧洲中部或东部，他们中的某个人的生殖细胞中偶尔获得了一个遗传性 *BRCA-1* 突变。

较高发的基因突变可能源于许多代之前。俄罗斯及欧洲人口中最常见的 *BRCA-1* 突变被认为源自 38 代之前的 11 世纪的波罗的海地区。德裔犹太人中两个最常见的 *BRCA-1* 突变之一也是伊朗和伊拉克的犹太人所共有的。既然这些人口是在大约 2 000 年前分离的，那么就表明那个首次获得突变基因的无名的奠基者是生活在这个时期之前。似乎很奇怪，一个拥有那么多变体但通常都会带来一种致命疾病的高风险的基因能够被追溯到许多代之前。但是如果携带者在他们病重或死于其他原因之前就有了后代或者他们一直健康，就像一些母亲或甚至更多的父亲那样，就可以做到这一点。这基本就是事情的发生经过，并且还会带着古老的和新发生的 *BRCA* 基因突变继续下去。

显然 *BRCA-1* 和 *BRCA-2* 基因编码的功能对乳腺、卵巢和其他上皮细胞有着巨大的影响。它们是怎样发挥这个功能的是当今一个研究热点。这种情况下称呼这些基因的术语也许会产生误导。遗传 *BRCA-2* 基因不仅增加乳腺癌和卵巢癌的风险，还增加前列腺癌、胃癌和胰腺癌的风险，这肯定涉及某个关键的但很广泛的细胞调控功能。这些基因编码的蛋白看起来似乎参与了 DNA 修复和细胞增殖。到了此书发表的时候，我们也许已经确切地知道它们的功能。

当然还存在其他容易诱发乳腺癌的基因，包括李弗劳明综合征家系中的 *p*53 基因和考登综合征中的 *PTEN* 基因。总体而言，遗传了一个突变基因的可能性也许占所有乳腺癌患者的 5%～10%，但这还是代表了很大数量的患者。因此，可以理解，对这些突变的基因筛查、风险预测、咨询和预防干预非常重要，是当今许多争议的话题。

其他以正常但却是变体的形式遗传的基因也许会间接影响乳腺癌的风险。乳腺癌在双胞胎中的较高的一致性（对于那些同卵双胞胎大约是 25%）提示了遗传基因而不是突变基因更重要。如果调控雌激素荷尔蒙信号的基因通路不存在先天获得的或遗传的变异是十分令人吃惊的。最近的研究确实表明遗传了影响雌激素代谢的正常基因变体的妇女患乳腺癌的风险增高。任何促进生产的基因变体在早期都是进化优势。具有讽刺意味的是，增加的乳腺癌风险可能就是这个代表进化的硬币不利的一面。然而，潜在的有害的平衡可能会处于休眠，不会转化为真正的风险，直到对激素通路的行为调控诱导出潜在的设计缺陷。

"致癌因素"大纲

我想以两个对乳腺癌的生物学思考来结束这一部分：癌细胞克隆发生的时间框架以及"致癌因素"是什么。这两个问题具有普遍意义，而且很重要。

总的来说，风险在 20～70 岁的数十年间随年龄增长而增加，但是增长的速率在停经后缓慢下来。妇女患乳腺癌的平均年龄是在刚停经后几年。也许在古希腊也是类似的情况，因为希波克拉底注意到了癌症的发生和停经有关。但由于用以计算出诊断时的平均年龄的数据来源范围很广，不太有利于理解重要生物事件的时间框架。根据我们现在对癌细胞克隆演化的认识，我们可以预测到癌症形成需要很长的时间。对一群由于遭到辐射而患乳腺癌的妇女的研究显示，从最初损伤 DNA 的事件发生到恶性肿瘤的发生平均间隔 20 年。那些在非常年轻时遭到辐射的人在长达 50 年的时期内风险一直在增加。

恶性乳腺癌的前奏是出现所谓乳腺导管不典型增生或 1～2 个小型的本身是良性的肿瘤。这些也许会发展成局部"原位癌"（CIS），然后发展成浸润式乳腺癌。对众多接受乳腺组织活检的妇女进行的前瞻性或连续监测研究表明，突破这个关键的克隆演化的瓶颈需要 10～15 年的时间。所以，对一个 50 岁患上乳腺癌的妇女我们至少可以推测出第一个突变发生的时间或者这个逐渐占优势的克隆第一次作为突变体出现的时间。这个关键事件似乎发生在较早期，尽管我们没有办法加以确定。事实上，在乳腺癌细胞中发现的获得性（非遗传性）基因异常中，我们不知道哪一个先发生。当然有可能早期突变事件主要发生在紧随青春期之后的那几年，但是我们从日本原子弹爆炸的可怕经历中得知这个过程可以在 5 岁时即开始。乳腺干细胞实际是在胚胎发育过程中生成的，这就提示了首次 DNA 事故甚至可能发生在那时，但直到数十年后受雌激素驱动才被诊断发现。

我们不知道答案，但很可能是乳腺中克隆逃逸的进化轨迹在生命早期即开始，正常需要数十年才出现。可以得出的结论就是生命后期乳腺癌的风险水平几乎可以肯定是在十多岁时就受调控，已设置，但不一定就造成必然的后果。

那么，在这种意义下，什么是乳腺癌的"致癌因素"呢？毫无争议，很大程度上受生育史、饮食和运动影响的体内激素对乳腺的影响在起着关键的作用。对这种观点的批评者认为，这与流行病学研究的结论不同，这些因素并未使风险水平上升多少，加在一起最多导致 50%～60% 的风险。不幸的是，我们在此方面还需期待更多的流行病学研究。没有简单的办法可以计算女性个体在数十年里乳腺细胞的更新过程中雌二醇、孕酮和 IGF-1 的累积效应。想通过回顾性评估得到生活方式特别是有关饮食和运动的指数从而提供精确的风险预测的想法是幼稚的。因此我们不知道，并且肯定无法知道来自生育和月经史、饮食和运动的综合指数的实际风险是多少。[4]一切都提示数字很大，即使只有 50%（尽管我很怀疑是否只有这些），也是值得好好写一写的。不是吗？

一些科学家认为尽管慢性激素应激反应加上饮食的影响也许经过多年会促进癌细胞克隆的演进扩张，但还是需要外源的化学致癌物来引发或者驱使这个事件的发生。我们不能排除这种观点，但是我想我们是否过于强调环境致癌因素了，作为病人，太想着要责怪一个外部的恶棍。内在激素对乳腺干细胞的刺激本身就可以导致突变，至少可以通过三个机制来实施：第一，随机性错误和错误修复。这是细胞不断增殖同时细胞死亡不断减弱导致的后果；第二，持续活跃的乳腺干细胞的氧化代谢产生的副产品造成的直接损伤；第三，通过雌二醇本身的代谢产物（羟基雌激素具有基因毒性）。很难接受一个看上去很正常的健康过程会有这么有害的结果，但是在一种情况下认为是正常的过程可能在另一种情况下就是不正常的。

对于乳腺癌，不存在直接、单一或通常意义上的"原因"。不存在一个结核杆菌的对等物，也没有一个突变基因就是所有乳腺癌共同的致癌因素。慢性激素刺激驱使上皮干细胞持续分裂似乎是个主要因素（周期驱动周期），这很大程度上反映了社会发展与生殖进化适应性的分离。但是，风险始终是多种因素组成的。对于乳腺癌，现代饮食和能量平衡有关的生活习惯将带来更大的风险，侵害同一个脆弱的组织。此外，结合考虑个体遗传因素会使易感性增加，同时致病的组成因素中再加入偶然性这个成分，一个充分体现了进化原理的可信的致病网络就逐步显现出来。

即使这种致病过程可能会被证明是基本正确的，获得正式的证据还是很困难，甚至是不可能的，那么能够得出的或应该得出的结论就存在局限性。一个主要的病原通道的存在并不能排除其他通道的存在，也许在特殊的情况下，那些受辐射而患乳腺癌的妇女的例子就证明了这一点。而且，总有些患者的个人、社会和医疗史似乎不符合常规解释。对任何乳腺癌患者而言，致病机理永远是不明确的。在这些情况下，毫不奇怪，患者及其家庭可以随心所欲地发出他们的控诉。

在一个题为"雷切尔的女儿：乳腺癌追凶"的电视片中，一群妇女分享了她们十分令人动情的个人经历，并确信某些环境风险要对她们的疾病负责。她们的猜疑得到她们选择采访的科学家和医生的支持。这个影片的标题引用了雷切尔·卡森（Rachel Carson）的名字，她因 1962 年出版的《寂静的春天》一书而闻名，该书中对污染现象的深刻揭露警示了世界，使我们认识到环境所遭受的肆意污染，从而广受关注。雷切尔·卡森本人在 57 岁时死于乳腺癌，因此这部影片暗示了雷切尔·卡森，和任何人一样，也许相信她的"女儿"提供的解释的真实性。就她们的致癌组成因素而言她们的确可能是对的。得出环境中的化学物质对乳腺癌这个丧钟没有很大影响的结论当然是轻率的。我们永远也不会知道雷切尔·卡森为什么会得乳腺癌。然而，如果要让我必须作出选择，到底是暴露于环境中的各种合成的、工业的、激素的或其他化学物质，还是一个妇女自身存在的为妊娠做好准备的持续激素应激反应（已有几百万年的进化史）却未实际妊娠的生理状况才是真正的罪魁祸首，那么我很抱歉，这没有争论的意义。不管是哪一种原因，几乎可以肯定乳腺癌是可以预防的疾病，当代癌症研究中没有哪一个比解决这个问题更有挑战性。应该有比摘除卵巢或乳腺更加高明的解决方法。你不这样认为吗？

第十六章

男性的麻烦事

尽管女性一直在患癌方面处于劣势，但现在形势也许正在扭转。男性前列腺癌快速成为美国最常诊断出的癌症，将取代肺癌成为男性第一死因。随着高尔夫球手阿诺·帕玛（Arnold Palmer）和诺曼·施瓦茨科普夫（Norman Schwarzkopf）将军（1991 年发起代号为"沙漠风暴"的对伊拉克大规模空袭的多国部队司令）式的人物在黄金时间的电视节目中直面自己的诊断结果，前列腺癌不再是个避讳的话题。以前只能在尴尬的沉默中忍受的疾病，现在则变成董事会会议、高尔夫课程和酒吧里的话题。

目前对前列腺癌的治疗是残忍的，可以和乳腺癌治疗的悲惨状况相提并论——对转移性癌肿采用前列腺外科切除术，再用抗雄激素物质进行药物去势。这种治疗会造成女性化，而且不是特别有效。

20 世纪 90 年代中期，美国每年大约有 40 000 个男性死于前列腺癌，还有 25 万人被诊断出这种癌症，这表示死亡率和发生率比 20 年前提高了一大步。但是这里有一个误解。几十年前就已认识到隐蔽的前列腺肿瘤在死于其他原因的老年男性中很常见。数据是惊人的，50 岁以上的男性中大约 30% 的人患有无临床表现的前列腺癌，在超过 80 岁的男性中这个比例上升到 50%。在解剖死于事故或外伤的年轻男性的尸体时仔细检查他们的前列腺可以往回推断这些病变发生的时间。以上研究发现，20 岁的男性中有 10% 已显示出前列腺癌的最初迹象——轻度的肿瘤性病变（可能是癌细胞克隆的前体细胞）。这表明前列腺癌的克隆演化可能很早就开始了，也许和青春期后的性生活一致，而且这种癌症的自然发展史很长。

那么，本质上来说，大部分男性如果活得足够长的话都会患上前列腺癌。对于大多数人，前列腺癌的潜在的致命后果会被其他更加急性的死亡原因抢先一步。在美国，前列腺癌发生率显著上升很大程度上是由于直肠指检和前列腺特异性抗原检查（PSA）这些常规体检项目的推行，它们会发现大量的相对良性和以往不能发现的肿瘤。但是一些增长是真实的，既反映在尚未有筛查规定时的发生率增长（1970—1990 年在英国部分地区），也反映在死亡数据上，其对健康和经济的影响及查明其致病原因的紧迫性引起了广泛的关注。增加的比例大部分在中年男性（45～60 岁），而不仅仅是在未死于其他原因并给予前列腺癌足够时间发展的老年男性中。

20 世纪之前外科医生认为前列腺癌是非常罕见的，但是有理由怀疑他们在此方面的判断。前列腺一直到 18 世纪中期才被意大利解剖学家乔瓦尼·莫尔加尼（Giovanni Morgagni）发现。他详细描述了男性出现的肥大的前列腺，伴有严重的排尿困难。有可能不仅是莫尔加尼还有更早期的希波克拉底发现的与膀胱和尿道有关的肿瘤赘生物实际就是前列腺癌。一个也许可以判断前列腺肥大是良性还是恶性的诊断症状之一，排尿困难，早在两千多年前就被识别为老年男性的常见疾病。但是前列腺癌本身一直到 1817 年才被英国外科医生乔治·兰斯塔夫（George Langstaff）正式识别出来，他描述了好几个病例。

那么老年男性的前列腺癌病因是什么呢？一个可能的解释就是它只不过是活得长了的自然或生理的后果。前列腺老态龙钟了？本杰明·布罗迪（Benjamin Brodie）爵士，18世纪早期在英国执业的著名外科医生，认为前列腺癌很罕见，但是他也认为身体内随着年龄增长而发生的病理改变反映了"个体开始走下坡路，结局注定是消亡"。所以：

> 当头发变得花白稀疏，当泥浆状斑点沉积于动脉膜，当角膜边缘出现了白色区域，与此同时，前列腺通常或者可以说总是会增大。

假如布罗迪当时拥有现代诊断工具，他也许会发现这种肥大的前列腺中的肿瘤或癌症。

前列腺癌的发病率从东方人中的极低水平到美国白人和50%的美国黑人中高得多的水平似乎存在40倍的地理差异，不过这些数据至少部分是有错觉的，反映了美国筛查政策更先进。死亡率差异要小得多，大概是4倍。仍然有一些发生率的差异和种族有关，可能是和基因、环境或二者同时有关。有趣的是，日本男性中无临床表现的癌症和美国男性一样常见。差异似乎在于肿瘤进化或发展为恶性疾病后扩散或转移的速率。生活在美国的日本种族的前列腺癌的发病率比他们生活在日本本土的同胞高（尽管还是要比其他美国种族低）。

在美国占据主流的一个思想流派赞成"找出真凶"的哲学。通常的疑犯——环境或职业毒素遭到围捕，但是犯罪证据实在很弱。饮食变化提供了更为可信的解释，虽然可能只是部分解释。摄入过量的卡路里和不平衡的能量支出似乎至少和一小部分上升的前列腺癌风险有关。这些情况如果再加上抗氧化剂和豆制品的缺乏也许至少可以解释为什么一些日裔美国人和他们在日本的同胞相比有着较高的风险。高水平的 IGF-1 已被报道和前列腺癌密切相关。如果这是正确的，这会提示一个解释，与已提出的饮食对乳腺癌的影响类似：细胞分裂增加，细胞死亡减少，氧化应激增加，DNA 发生突变的风险更大。总的来说，很可能饮食对前列腺癌的影响很大，但是肯定还有其他因素的参与。

那么还有什么因素可能在起着作用呢？坦白说，我不知道答案，也没有任何一个人知道，依据我自己的倾向，即从进化的角度来理解可能会有所启示，也出于我想看到男性和女性在癌症方面碰到的麻烦具有某种平等性这个不理智的欲望，我会给你提供一个观点：前列腺癌和乳腺癌的确有一些惊人的一致性，两者也许在某种程度上都是生殖成功的进化需求带来的惩罚。

首先，一连串的致病事件离不开睾丸激素（男性性激素）。这方面证据和女性乳腺癌中的雌激素一致。前列腺癌细胞的生长和生存一直到它克隆性演化的较后期都依赖于男性性激素（雄激素特别是睾丸激素）。为此，抗雄性激素疗法在数十年内都是治疗干预的主流。这完全和乳腺癌细胞受到的雌激素驱动或它们的雌激素依赖性相对应。正如你可能想到的，被阉割的男性（太监）不会患前列腺癌。

睾丸激素惹的麻烦

让我们从生物学的角度看一下前列腺。它是在哺乳动物的进化过程中出现的，进化功能唯一而且简单——起润滑作用以利于精子游动和受精。它的常规功能依赖于男性性激素的供应。但是，那么就有一个有趣的让人感到好奇的现象：人类年轻的成年男性的前列腺比公牛的大得多。事实上，除了狗以外，人类男性可以被诩为比其他任何哺乳动物的前列腺要大。某种程度上狗有很一致的现象，是唯一一种人类以外的被发现随年龄增长前列腺癌明显增加的哺乳动物。

　　我们为什么需要这么肥大的前列腺？我想到了一个进化角度的解释。与早期人类发展的某个阶段女性在自然选择的作用下持续每月排卵和作好生育准备一致，选择压力也许会倾向于那些前列腺持续润滑的男性：作好准备的前列腺显然对于处于竞争的男性来说是额外的加分。换句话说，我们也许又被进化适应性设置好了，它随后带来延后的惩罚，一个对个体有害的惩罚，但是对他以前已取得的生育成果并无影响，因此进化的选择压力发现不了它。另外，由于男性在超过"正常"的生育年龄后睾丸激素水平并不像女性绝经后雌激素水平那样严重或持续下降，那么使前列腺做好活动准备的刺激性脉冲会持续到老年，那时又没有选择压力来防范任何有害影响。原本具有进化优势的设置换了个环境就带来了负面的平衡。在我看来这非常可信地解释了为什么大部分（即使不是所有的）种族80岁以上的人会发生前列腺微型肿瘤。

　　但是对于恶性前列腺癌发病率的差异和近几十年恶变率的上升态势我们还是需要一个解释。法国前总统密特朗仅仅是运气不好，他的前列腺先于其他器官给他带来烦恼？或者是他暴露于某种隐形的环境毒素，使原本是缓慢增长或良性的肿瘤加快恶变？这里有一个线索。癌症医生通过前列腺特异性抗原检查来监控前列腺癌的风险和前列腺癌的发生。这种实验室检测方法可检测一种前列腺分泌的蛋白的血清水平。前列腺癌发生后该蛋白的水平会显著上升。事实上前列腺癌细胞也会生成前列腺特异性抗原，提供了潜在的治疗靶点。前列腺特异性抗原水平具有生理变化，正常情况下大约性交活动后 5 小时会急剧上升，尽管很短暂。这当然有意义。如果你耗尽了所有的润滑剂，那么你会期望这个可迅速复原的器官会随即得到刺激以补充供应润滑剂。这就可能增加前列腺的增殖和氧化应激，激化内在的患癌风险。性活动通常急剧增加精液的生成，而不是维持其稳定生成。

现在从进化的角度来思考。还有什么哺乳动物包括我们的猿类亲属会和更年轻、更健康的雄性争风吃醋，在成功赢得雌性动物的青睐后还久久地沉迷于性活动？当然没有了。狮王、雄鹿王或大猩猩王在鼎盛时期如日中天，然后就被别的雄性超出，再不久就死亡了。人类将性和生殖最大限度地分离开来，聪明地延迟了大多数其他哺乳动物衰老的死亡陷阱，在不同程度上继续享用着激情的果实。这是他们受阻的创造之火的一个出口吗？对于密特朗总统也是如此吗？他年轻的情人也许对他的前列腺癌没有任何罪过，但这也提供了一个思路，不是吗？

因此我概括起来，有一个解释供思考：我们被悠久的进化事件改造为活跃的肥大前列腺的受益者。这个器官数十年持续的功能，加上对前列腺活性起着关键作用的睾丸激素龙头无法关闭，都促进了小型的或无临床表现的前列腺癌在大部分男性中发生。性活动以及不平衡的饮食成了社会棘轮，在持续的睾丸激素的共同作用下增加了肿瘤发生恶变的风险。我知道这也许是个令人不快的消息，但那并不是我的目的。

流行病学证据尚不能对性活动是否是风险因素之一下结论，但有一些有趣的线索。早期调查表明仅仅结婚就会增加男性患前列腺癌的风险，但是有趣的是，现在结婚已不再带上这个特殊代价的标签。一些（但不是所有的）研究将前列腺癌与既往频繁的性活动包括癌症诊断前的十年内的性伴侣数和性交频率、性病史，或者如一个研究中所揭示的在力所不能时还渴望更多次数的性活动的欲望等方面联系在一起。对这种联系的一种较受支持的解释是：前列腺癌要么是性传播媒介引起的（例如病毒），这一点过去未获得证据，现在还是没有，或者性冲动和前列腺癌是持续的睾丸激素水平的两个独立的后果。性本身的促进作用未被考虑。

一项对一群吸食大麻而不是香烟的男性的患癌发生率的研究表明了这些男性只有一个部位患癌的风险增大——前列腺，而且年龄相对较轻，低于 63 岁。这是个小型的调查，需要进一步证实，但是作者得出结论认为这种行为对癌症类型有高度的选择性，很可能归咎为已确证的服用精神药物和性活动之间的关联。在吸食大麻的女性中，患宫颈癌的风险也有所增加。其他一些研究表明前列腺癌的发生率在独身的天主教牧师中比在其他教会非独身的牧师要低。不幸的是，这些研究没有一个有足够大的规模，也没有人问或敢问相关问题，即对独身这个教规的实际遵守情况和各种方式的性活动的频率。对这种调查问题的回答也不一定是可信的。

即使这种对前列腺癌的奇异的猜测性解释是适用的，前列腺癌总体而言以及在具体情况下总是有多个致病因素，就如女性的乳腺癌一样。前列腺癌比其他任何常见的癌症在同卵双生的双胞胎中共同发生的比例要高，这提示了男性从遗传角度来讲不同的疾病易感性是有差异的。那么这些遗传的基因因素可能有哪些呢？睾丸激素水平本身是受基因和环境因素共同作用的影响，可能是前列腺癌风险主要的参数。其他在睾丸激素合成过程及其对前列腺细胞最终作用靶点之间起信号传导作用的分子可能也是主要参数。

血液中睾丸激素水平的变化似乎只是提示前列腺癌风险的一个

弱指标，并且在美国白人和日本人中差不多。但是平均来说后者天生含有的一种将睾丸激素转变为它的生物学活性形式——双氢睾酮——的酶的活性要低。这种缺乏也许提供了某种保护。有报道支持这种观点，调控睾丸激素生物活性或代谢的基因及其遗传变异在患有晚期或恶性前列腺癌的个体中比种族和年龄相一致的对照组要更常见。接下来位于第一线的是编码前列腺细胞中双氢睾酮受体的基因——这是增殖应激和癌症可能的关键入口。这个基因的结构在个体之间具有差异，有证据表明一个特定的基因变异也许和美国黑人的平均风险有关。

除了那些睾丸激素通路中的因素以外，遗传差异也会对风险造成差别。大约 10% 的前列腺癌与家系的发病率有关。这种患癌倾向中涉及的遗传基因很快会被确定。*BRCA-2* 基因具有强烈的致乳腺癌倾向，而且带有这种特定突变基因的家系中患前列腺癌的风险也会增加。综上所述，多重遗传基因变异综合起来影响前列腺和乳腺的易感性。除此之外，和任何时候一样，在癌症发展的过程中，偶然性的身影也随处可见。但是归根到底，一切还是归结到性激素和被设为保证生殖功能而设定好的基因程序。

第十七章

配偶癌

150 多年前，法国人创造了"配偶癌"这个名词来形容在一对同居的伴侣（大多是夫妻）中女性宫颈和男性生殖器同时发生癌症的现象。我们不能确定这是否很常见，但是这提示了一种观点，就是癌症也许是具有传染力的。现在看来这两种癌症并不是毫不相关。

子宫癌自古就被识别。《埃伯斯莎草古卷》（公元前 1552 年）描述了对子宫癌的治疗方法——鲜枣和石灰石加水捣烂，注入阴部。希波克拉底的著作（公元前 450 年）也记录了子宫癌，尽管这些以及一些后来的记录未对子宫主体或宫体癌症和宫颈癌加以区分，使得我们无法估测这两种区别很大的癌症的相对发生率。公元前 5 世纪，印度医书中也描述了摘除宫颈和阴道肿瘤的手术过程。我们有理由确信宫颈癌已有 2 000 多年的历史。在 16 世纪欧洲文艺复兴中随着医学、手术和文学艺术的再生，对宫颈癌更详细的描述开始出现。到了 19 世纪，宫颈癌被认识到是女性的常见癌症，尽管子宫、宫颈和宫体癌常常在外科医生的记录中还是混为一谈。

对生活方式的粗略观察开始提示可能的病因。里戈尼·斯特恩记录了维罗纳地区的癌症，他注意到子宫癌在已婚妇女中比在未婚妇女包括天主教修女中更为普遍。这提示了生育过程中的应激反应或者造成的物理损伤是主要原因。其他的可能解释也开始显现。德国医生亚当·艾力斯·冯·斯伯德（Adam Elias von Siebold）在1824年提出了子宫癌归咎于虚弱的体质、性欲，甚至还与阅读风流韵事有关。冯·斯加则尼（Von Scazoni）在1861年报道了癌症在城市妇女中更为流行，因此可能和生活方式有关。他也斗胆提出了看法，患宫颈癌的女性有过度的性兴奋的倾向，但不幸的是没有提供证据。这使我们自然（尽管大脑需要转个弯）地联想到了19世纪法国人对女性宫颈癌与其男性配偶生殖器癌之间的关联的观察。最近几十年，这两种癌症被发现紧密联系在一起，但是生殖器癌相对罕见，发生率几乎肯定已显著下降，意味着大部分患有宫颈癌的妇女不会有一个生殖器感染的男伴，但是它们之间的关联无论在过去还是现在仍然具有启示意义。令人信服的流行病学证据证明宫颈癌和性活动有关。就妇女本身来说，这种癌症的风险随性伴侣人数的增多而增加，在天主教修女中几乎是零，但是在妓女中很高。还有一种说法认为初次进行性活动的年龄很小会带来极大的风险，但是很难将此和后来成长过程中的放纵分开。

宫颈癌发生在所有地区，但是发生率有很大的差异。今天它在东南亚、欧洲和中南美洲更普遍。例如，讲西班牙语的哥伦比亚人的发病率比西班牙人高10倍。令人不解的是，或曾经是，在一些高发的社会，大部分妇女包括那些患有宫颈癌的妇女是一夫一妻制的。让我们来讨论一下所谓的"男性因素"。英国、美国、拉丁美洲、泰国和其他地方的研究提供了罪证证明放纵的丈夫和致癌成因密切相关。宫颈癌在一夫一妻制的女性身上发生和她们男性配偶的性活动有惊人的关联。有些男性有多个婚外情，经常光顾妓院且不愿使用避孕套，那么他们的妻子患宫颈癌的风险会增加 10 倍。所有这些情况表明宫颈癌在某种程度上是传染性性病。

近年来，嫌凶已锁定一个具体的微生物——乳头状瘤病毒。人乳头状瘤病毒（HPVs）有 100 种以上的不同类型，其中有数个和肿瘤或癌症的发生有关。HPV1、HPV2 和常见的皮肤疣有关；HPV6、HPV10、HPV11 和生殖器疣有关；HPV5、HPV8 和皮肤鳞状细胞癌有关；现在已发现 HPV16、HPV18 和宫颈癌关系密切。不仅仅是宫颈癌，还有不太常见的阴部、阴道、肛区和……生殖器等部位的癌症也和它们有关。这就对了。

更加敏感的分子检测显示超过 95% 或者所有的典型宫颈鳞状癌可能都受到 HPV16、HPV18 的感染，尽管在世界的一些地区有一些线索提示还有其他乳头状瘤病毒牵涉其中。然而，趋势是令人担忧的。现在美国和西欧有 25% 的年轻妇女感染了 HPV16、HPV18，而且有证据提示，由于未普遍开展涂片（PAP）检查，我们如今遭遇了真正的恶性宫颈癌的流行。前体肿瘤在 20 世纪 60 年代后期或 70 年代早期开始性解放的女性中出现频率增加，这很可能反过来又反映了女孩们性活动和节育措施方面（就是用避孕药代替了避孕套）的变化。

考虑到宫颈癌中 HPV 通过性行为传播，那么这种疾病的古老性就不奇怪了。纵欲不完全是一个现代的趋势。恺撒时期的古罗马帝国的纵欲无度是出了名的。伊丽莎白一世时期的伦敦充塞着数百家妓院。很有可能在那些时期也是 HPV 病毒横行，但是那些长期从事高风险致癌活动的人群中的大部分人可能在她们的宫颈隐蔽处出现一个优势克隆之前就死于其他急性因素。还有，很可能，对于那些从事最古老的职业的人来说，宫颈癌是最古老的职业癌。

还是有很多要解释。根据流行病学证据提示估测出的第一次感染 HPV 的时间和诊断出宫颈癌的时间间隔是 1 到 40 年，甚至 50 年。这个变化不定的、长时间的间隔或潜伏期可以从癌细胞克隆出现的演化过程和概率来解释，尽管在这个方面我们不知道促使癌细胞克隆进化的首次突变事件是源于第一次感染还是由后来持续感染的后果。但是我们也需要解释为什么大多数感染 HPV16、HPV18 的妇女未得宫颈癌。

我们知道大部分年轻女性的感染会被消除，许多早期良性克隆病变会自愈或不再发展。当今的筛查也会使其他肿瘤在恶变之前就被摘除，但是总的来说应该还有其他的因素与此有关。我们大多数人感染了可能致病的病毒、细菌和寄生虫但不会造成具有临床表现的后果。控制 HPV 诱发宫颈癌发生的可能性在很大程度上归功于免疫系统。接受过短期免疫抑制治疗的妇女的宫颈发生癌前病变的风险很大（大约 10 倍）。遗传因素也是部分原因，免疫系统应对微生物挑战的能力方面存在个体差异。不过，关于这方面更多的内容要过一会再讲。

现在，在听了女性的这个悲惨遭遇之后，所有那些已知宫颈癌是性传播疾病的人是否会举起手赞成这个观点呢？我猜大部分人不会。我承认有一些理由可以为他们解释。牛津医学词典未将宫颈癌列入性传播疾病。100 多年来科学家一直在怀疑宫颈癌在某种程度上是传染性的，但是直到最近才找到那个传播媒介，阐明了可能的致病通路。这里再一次出现了一个情况，即和其他癌症的情况一样，癌细胞克隆出现和进化的隐蔽的动力学使一个关键的致病关联变得模糊不清——暴露（或性活动）和致癌后果之间缺乏简单关联，并被暴露和诊断之间极长的间隔期掩盖。其他性活动的后果，无论是想要的还是不想要的，大部分不需要罕见的突变事件和缓慢的克隆演化。它们的影响要立竿见影得多。

第十八章

其他感染途径

你也许以为由常见病毒引起的癌症肯定非常罕见，但实际并非如此。世界范围内大约 15% 的癌症负荷与个体之间传播的常见病毒或其他微生物持续感染有关。这些癌症在欠发达的国家更加普遍，很可能它们已经存在了很长时间。这些关联包括肝癌与乙肝和丙肝病毒（HBV 和 HCV）；鼻咽癌（在东南亚极常见）及非洲伯基特淋巴瘤与 EB 病毒（EBV）；卡波西肉瘤与一种新型疱疹病毒（HHV8），最后是一种成人白血病（在日本南部和加勒比海盆地）与一种称为 HTLV-1 的 RNA 病毒或逆转录酶病毒有关。这些癌症有可能通过疫苗接种进行预防，因此都引起了特别的兴趣。

困惑之处在于，这些癌症，就像宫颈癌等，与那些我们也许已经与之共处了成千上万年的常见病毒有关，那么为什么我们似乎和它们之间失衡了呢？显然，这对我们没有好处，那么这对病毒又有什么好处呢，如果被感染的宿主死亡的话？从病毒的角度来看，它所感兴趣的只是不停地复制出更多的自己。对我们的生物学来说不幸的是，病毒复制利用了细胞复制的生化机制，并通过抑制我们的细胞用于限制增殖或诱导凋亡的蛋白来实现这个目的。现在就是这些同样的蛋白质成了癌症的关键成分，在癌细胞中编码这些蛋白的基因发生了突变或缺失。这种病毒活性可以导致癌症这个事实不再是神秘的事情，而且就犯下罪行的病毒而言，这显然是它们感染人体后不断进行复制过程的意外后果。但是我们为什么让病毒逃脱了惩罚呢？这不就是免疫系统进化的目的吗——保护我们抵抗常见微生物或寄生虫感染的有害影响？而且如果这些病毒能够感染任何一个人，那些由于长期感染而患上癌症的少数人有什么特殊之处呢？答案也许部分在于某些特定情况下免疫调控的失败。

上述提到的大多数癌症都有早期和持续感染、感染与癌症诊断之间潜伏期或间隔时间长的特点，表明了免疫监管的失败。在一些病例中，本应十分有效的保护机制却最终崩溃的根本原因已被很好地认识——因为同时感染了另一种会极大地抑制免疫系统的病毒或寄生虫，例如，伯基特淋巴瘤的病例中同时感染疟疾，卡波西肉瘤病例同时感染艾滋病。因此，并不奇怪，当我们在临床上应用强烈的免疫抑制剂来帮助移植病人对抗排斥反应的同时，付出的代价是罹患某些癌症的风险极度增加——特别是与 EBV 有关的淋巴瘤和与 HHV 有关的皮肤癌。

在其他病例中（HBV 和肝癌，EBV 和鼻咽癌，以及 HTLV-1 和白血病），有证据表明在生命很早期被感染，接着数十年持续的轻度或慢性的感染，在癌症易感性中有着重要作用。持续感染 HBV 的个体比未感染该病毒的个体患肝癌的风险要高大约 200 倍。这种高风险也许反映了由于早期高剂量的病毒感染导致免疫系统的部分妥协或容忍，后果就是病毒也许获得机会慢慢地篡夺了正常的组织功能，接着的发展轨迹就是导致细胞死亡，发炎，硬化，最终发展为肝癌。

基因变异也对病毒及对潜在的患者都起到一定影响。最近对宫颈癌中乳头状瘤病毒的研究表明 HPV16、HPV18 的罕见变体或突变株在宫颈癌患者中更常见，这就提示了病毒通过自然选择产生了无法被免疫系统发现的变异体。还有证据表明 HLA 基因的遗传也会造成差异。HLA 基因对免疫系统识别和摧毁病毒的有效性起着关键调控，可以使得免疫系统在和 HPV 对峙时取得压倒性胜利；反之，在 HLA 基因缺失的情况下就会使细胞在 HPV 诱发下向恶性转化。

对病毒和癌症风险的可能的通用的解释要依靠感染性病原体和它们的人类宿主共同进化的相关观点，此领域的研究被保罗·埃瓦尔德（Paul Ewald）称为进化流行病学。达尔文在巴斯德和科赫获得实验证据之前在其 1871 年所著的《人类起源》一书中就已认识到感染是促成"高等"动物自然选择的强大的媒介。在微生物和我们的免疫系统一百万年的对抗中，那些具有特定基因组成包括 HLA 基因变异从而获得对特定病毒的有效免疫力的个体在自然选择的作用下得以生存。但是，由此可能会招致双重霉运。和流感病毒及 HIV 一样，HPV 早就采用了突变的伎俩来隐藏它的身份以使免疫系统无法识别。而且，就算 HPV 本身不会使用这种 DNA 特技，感染造成的致癌后果或对生殖的不利影响大多太滞后了，或者不能有效地给自然选择提供机会来打败微生物。

但是显然较低程度地持续感染这些病毒不足以导致癌症——它只是提高了恶变的风险。即使在个体的遗传因素增加了易感性的情况下，仅有感染也是不够的。癌症不会那么轻易地发生。那么还需要什么呢？肯定是偶然性，就如吸烟和肺癌的关系一样。不过也许还有其他共同作用因素或风险调控因素。考虑到几个和病毒感染联系在一起的常见癌症发生的社会或文化背景，那么也很可能，如一些流行病学研究显示的那样，营养不良和食物缺乏也许在癌症易感性中起作用。在肝癌和肝炎病毒的病例中，也似乎和同时暴露于其他有害物质，特别是被黄曲霉毒素污染的食物有一些关系。

病毒不是唯一和癌症发生关联的感染性微生物。动物寄生虫和细菌显然也是案犯。在中国出现的一种极其罕见的癌症，发生在胆管中，和华支睾吸虫这种寄生虫的感染有关。在埃及和一些非洲地区，膀胱癌和饮用水中的血吸虫的持续感染有关。我们未完全理解膀胱感染是如何发展为癌症的，但是慢性炎症、导致的氧化应激和对 DNA 的损伤也是重要的因素。一个常见的胃部细菌，幽门螺杆菌，被发现和胃淋巴瘤有关，与更常见的胃癌的关联也在研究之中。这种细菌带来的慢性或持续的免疫刺激似乎会促进胃淋巴瘤的发生，而且令人非常吃惊的是，可以通过应用抗生素杀死细菌来诱导缓解（至少在癌症发展至高度恶性或成为独立事件的状态之前是这样）。

当然有可能一些其他癌症包括儿童白血病和霍奇金氏病的病原学中也存在感染因素。保罗·埃瓦尔德走得更远。在他最新的《瘟疫时代》一书中，他自信地断定感染是大多数癌症以及心脏病和精神分裂症的根本病因。这是一个大胆的观点，也是一个一些人会认为缺乏证据支持的尴尬的观点。

不管与感染相关的癌症的总体数字是多少，但无疑是相当大的。并且，除了与吸烟相关的癌症外，这些癌症是最有可能采取接种疫苗来加以干预的。

第十九章

光线传播

我们每个人外表都天然覆盖着一层约 1 毫米厚的皮肤。这个皮肤层如蛇的外皮一样一直在蜕落，尽管没有那么明显。皮肤表面死亡和濒死的细胞构成了我们身体和外部环境之间几乎无法透过的屏障。不过皮肤还有更多作用，而不仅仅是如香肠的外皮一般。它是一个复杂的多功能的组织。基于很多重要的适应性的原理，我们的皮肤已经进化为具有多种功能——阻止有害化学物质侵入的屏障、感觉器官、社会信号装置以及热交换器。

皮肤还保护我们免受无处不在的造成 DNA 损伤的源头——太阳紫外线（UV）——的侵害。紫外线辐射来自我们眼睛看不见的太阳电磁波谱的一部分。UVA、B 和 C 代表不同波长的射线。UVC 几乎完全被地球的臭氧层过滤（至少在臭氧层完整的时期和地区）；UVB 被皮肤吸收，可以直接和 DNA 发生作用，引起 DNA 突变（尽管和 UVC 相比它较弱）；UVA 以不同的方式被吸收。它不直接损伤 DNA，但是它可以通过生成自由基来间接损伤 DNA。人体接收到的 UV 量取决于地理位置（越靠近赤道，接收到的 UV 量越多），也因局部气候条件而异。另外，你在户外待的时间以及你所穿衣服的多少也会影响你接收的紫外线剂量。

并不是皮肤本身保护我们免受 UV 对 DNA 的可能侵害，而是一种特定的成分——黑色素起到此作用，它起着一个化学过滤器的作用来吸收和反射 UV 射线。黑色素由皮肤中称为黑素细胞的一小部分细胞制造，然后以被称为黑素体的一小簇一小簇的形式向主要细胞类型——角质细胞以及毛囊和虹膜传输。头发变白是因为我们毛囊的黑素细胞休眠了。白化病性状是遗传获得的发生在黑色素合成的复杂的细胞和生化通路中的突变导致的。黑色人种不是因为其有更多的黑素细胞，而是每个细胞生成更多的黑色素，特别是他们产生一种棕黑色的黑色素被称为真黑素，这是一种特别好的 UVB 天然过滤器。黑肤色中黑素体广泛地分布在角质细胞中，进一步增强了 UV 过滤效能。高加索人制造的黑色素要少得多，并且在受体角质细胞中，黑素体成簇聚集，降低了总体 UV 吸收能力。那些肤色非常白皙的高加索人制造的黑色素中褐黑素的比例更高。这种黄色和（或）红色的色素对 UVB 的过滤能力很弱，它在 UV 线的作用下会生成损伤 DNA 的氧自由基。

既然皮肤本身以及它的组成细胞和黑色素像传输带一样一生都要不停地制造，皮肤表面（或表皮）下的干细胞多多少少地一直在干活，和它们在肺、胃肠道和血液中的同胞们一样，因而这些细胞存在着内在的癌变的风险，特别是它们要和 UV 对抗数十年。你也许可以合理地推测皮肤中的黑色素是个明显的适应策略，使我们裸猿可以在热带的太阳下永久驻扎下来，是一个幸运的优势，可以保护我们免患皮肤癌。但它不仅仅是如此简单。

不过，我首先要讲的是一些基本的细节。皮肤癌主要有三种不同的类型。基底细胞癌是迄今为止最常见的皮肤癌，对我们来说幸运的是它是良性的，极少转移。它通常和一个叫做 "*patched*" 的基因的突变有关。这个基因有着显著的进化谱系使之在细胞发育中发挥重要功能作用。"*patched*" 基因极其罕见的突变形式是发生在生殖细胞系中，然后遗传给下一代。这导致所谓的痣样基底细胞癌综合征（Gorlin 氏综合征）。正如我们已经看到的，这种综合征有一些非常古老的骨骼印迹。"*patched*" 基因已经存在数百万年，具有重要的发育功能，但同时也具备了制造麻烦的潜能。

鳞状细胞癌和基底细胞癌一样，来源于角质细胞。它不太常见，但是能够转移。第三种也是最致命的一种是黑色素瘤，源于黑素体，极易转移，因此死亡率是其他类型皮肤癌的三倍。关于黑色素瘤的发生率的可信数据在 20 世纪 30 年代第一次披露，此后发生率一直在稳步上升，如今的发病率大约是 50 年前的十倍。一些动物例如白马和安哥拉山羊（在南非）会在老年时患黑色素瘤，但是对于大部分动物，黑色素瘤或其他皮肤癌很罕见——除非是人工干预的后果。例如，用 UV 长期照射夜行有袋动物会使它们患上黑色素瘤。

流行病学研究识别出了这些皮肤癌的风险因素，尽管对整体机制的了解尚不完整，但是显然是基因和环境相互作用的结果。大约 10% 的皮肤癌发生在家系中，常常是在较年轻时以多发性肿瘤的形式发生。然而大部分散发的或非家系的皮肤癌则是在 50 岁后发生。不过很令人担心的是，黑色素瘤现在是青年人中死亡率靠前的癌症。风险最大的是那些肤色白皙、抗晒能力差的人种。因而，高加索人，尤其是凯尔特或斯堪的纳维亚裔的人，属于风险最大的一类人。痣数量增多提示着发生黑色素瘤的潜在风险。对双胞胎的研究显示痣在婴儿时期的分布受遗传控制，但是大部分痣是后天获得的，儿童时期痣数量上升和日光照射有关。这些克隆性扩增可以被看作是一个有用的或适应性的反应，但是不利之处就是在试图弥补它们在白色肤色中的数量不足时，分裂的黑素细胞会易受伤害，如果 UV 照射很强烈的话它们会成为 DNA 损伤的靶标。

黑色人种患皮肤癌的风险要小得多。东非的白化黑人是个惊人的例外，这也证明了黑色素的保护作用。黑人如果的确患上了黑色素瘤，常常是发生在黑色素较少的皮肤部位，例如手掌和脚底。间歇暴露于阳光，伴随一些强烈的照射和灼伤的病史是黑色素瘤的高危因素，而更常见的鳞状细胞癌的发生则和累积的阳光照射量有关。生活在澳大利亚东北海岸（昆士兰）的人群的风险最大，尽管只是对于高加索人殖民后裔而不是原住民。

尽管皮肤癌可能还涉及其他因素，但很少有或几乎没有证据表明烟草或其他化学致癌物质和此有牵连。乳头状瘤病毒也许和一小部分病例有关。处于免疫抑制状态的移植患者皮肤疣的发生率很高，鳞状细胞癌的风险显著增加。这表明了病毒可以从免疫的囚牢中逃离出来。然而，既然癌症仅在阳光照射的身体部位发生，在白色肤色的个体中更常见，我们怀疑这些病毒是和 UV 辐射共同作用诱发癌症。与石油和焦油职业暴露相关的皮肤癌是特殊的病例，我们后面会谈到。

和许多癌症的情况一样，生命早期的事件会对后来的风险产生极大的影响。对移民的研究表明年幼时从欧洲移民到澳大利亚的人会获得当地的患皮肤癌高风险率，而在 18 岁后移民的人似乎获得永久性保护。反过来推论，在你十几岁时高密度的间歇性日光暴露和灼伤很可能预示着未来数年或数十年中的风险。

对于许多皮肤癌，有确凿的证据证明 UVB 是直接的元凶。UVB 损伤 DNA 留下一个独特的化学印迹：DNA 中简单却持续的编码改变，使核苷酸碱基 C（胞嘧啶）转变为 T（胸腺嘧啶）。可以推测这发生在皮肤细胞的整个基因组中，但是正如我所解释过的，只有在它符合某种标准的时候才具有适应性意义或选择性价值。这些标准包括：UVB 偶然打击了一个基因，而这个基因的功能对细胞很重要，而且突变造成碱基从 C 到 T 的转换，改变了基因的编码信息，从而改变了它所编码的蛋白的功能。当 UVB 在 *p53* 基因的大部分功能热点区域造成核苷酸碱基从 C 到 T 的转换后，上述条件就会被完全满足，导致基底细胞癌和鳞状细胞癌的发生。

非常有趣的是我们所有人都有含有这种 *p53* 突变体的微小克隆。因此显然这不足以造成癌细胞克隆演化的发生。一种观点是 UVB 诱导的 *p53* 突变克隆会起到谷种的作用，使皮肤癌作为一个罕见的演化事件发生（风险和"蓄势待发"的克隆成比例）。p53 蛋白在 DNA 受损后诱导细胞凋亡方面起着主要作用，功能类似一种保险装置。如果它发生突变而失去活性，那么之后暴露于更多的 UVB 会允许突变细胞逃脱细胞死亡的程序，积累更多的突变。而且，周围的正常细胞（例如位于灼伤皮肤中的）自然会死亡，为逃避死亡的 *p53* 突变体扩张提供了空间。这似乎是一个非常可信的场景，但令人迷惑不解的是为什么不是所有肤色白皙的人都会患皮肤癌。答案肯定不仅仅在于皮肤癌的发生对特定的（间歇的、强烈的）暴露模式的要求，而且还在于罕见的可能性，即恰巧是蓄势待发的、突变的克隆或微型肿瘤中的适当的基因发生了突变。

p53 基因突变很少在黑色素瘤类型的皮肤癌中发生，在黑素细胞中是什么基因为突变提供了功能靶标现在还不清楚。为什么相较于角质细胞黑素细胞克隆在进化上如此早熟而处于高度转移状态尚不清楚。逃脱的黑色素瘤细胞是所有类型的癌细胞中最具扩张性和侵占性的细胞。我猜测答案至少部分在于这种细胞早期源于一个高度转移或侵袭性的干细胞。也许它还留有这种活性的遗传记忆，不太需要突变就能释放这种潜能。黑色素瘤原位演化的另一个显著的特

点是它有着密度异常高的微血管床，能够渗透到肿瘤中为其提供营养物质和潜在转移路径。推测来看，黑色素细胞特别善于利用这种血液基础设施的支持，当它们试图在皮肤以外的新领地驻扎时，这可能为它们提供了主要优势。

进 化 异 常

对皮肤癌发生情况的简要叙述就这么多。现在的问题是怎样从进化的角度来看待如今这种很常见的癌症。明显的一点是大部分皮肤癌是在正常生育期后发生的。建立或增强一种保护性机制，能够在二十年或更长的时期有效，超过真正重要的时间段，是不符合进化逻辑的。

然而，保护性机制确实明显存在。这不仅是黑色素的一个或唯一的主要功能，而且其他应对措施也一起参与了工作。既然在处于免疫抑制状态的个体中鳞状细胞癌和黑色素瘤的发生率很高，而且发病时年龄非常轻，我们可以推测免疫反应在这种类型的癌症中作用很大。部分（也许只是部分）原因在于免疫反应和乳头状瘤病毒的关联促进了鳞状细胞癌的发展。这些病毒在免疫抑制的个体中逃脱了免疫监测。还有部分原因可能在于 UVB 独特的能力，能够通过突变，诱导皮肤细胞产生新蛋白序列或抗原而被免疫系统识别为"异质"。这也许可以解释为什么大约 25% 的鳞状细胞癌的早期克隆病变（称为光化性角化症）会不治而愈。

还有一种虽很罕见却具有启示性的病例，就是遗传性着色性干皮病患者。这些个体遗传了负责修复 UV 诱导的 DNA 损伤的基因的突变体。因此，毫不奇怪，尽管可能令人沮丧，他们在青年时期就患上皮肤癌的概率很大。他们的情况也证明了识别和修复受损 DNA

的保护性机制的重要性，这个机制有着悠久的进化渊源。

但是皮肤癌最惊人的事实是它与缺乏黑色素的浅色人种的联系。这就提出了个疑问，为什么走出非洲首先和缺乏或失去皮肤色素有关，而当时我们无毛的同族亲戚们仍然保持黑色的肤色？皮肤色素沉着可能是早期为了大幅减少毛发的生长而做出的适应性选择的后果。这种从多毛特征巨大后退的进化逻辑还是个谜，有许多不同解释，包括避免在火周围自燃，还有不太可信的是为了适应水上生存。我们确实不知道这个问题的答案，尽管对于此我准备让德斯蒙德·莫里斯来下定论（至少是暂时性的），既然是他为我们的物种创造了一个恰当的绰号——"裸猿"。莫里斯提出丢弃毛发会使猎人在捕食时热量易于散发。然而，它发生了变化，裸露的肌肤现在被暴露在外，我们变成了一个杂色的物种。

"为什么数万年向高纬度地区的迁移定居与浅色肤色有关"这个难题需要一个进化解释。不管理由是什么，它不是白种智人带有的某种独特的遗传怪状。不存在这种事情。高加索人皮肤黑色素含量的差异巨大，从非常苍白（在斯堪的纳维亚半岛）到非常黑（在斯里兰卡）。前者可以向后者靠拢，在 UV 照射后黑色素产量增加，也就是说被晒黑了。

对于白色肤色的起源有许多不同的解释。基本的假设是在北迁时黑色素水平显著降低。但是同样奇怪的是为什么非洲当地居民的肤色非常黑？切开任何灵长类或哺乳动物的毛皮不会找到下面有黑色的皮肤。也许原始裸猿的皮肤不是特别黑的（为了阐明观点，让我们说是棕灰色），接下来对黑色素生成的选择取决于太阳辐射、纬度以及其他选择压力。在赤道附近增加皮肤生成的黑色素的数量可能会获得一些优势。

还有一种解释，某种意义上价值不高，是和进化生物学家称为遗传漂变的现象有关。这涉及到一个特征，它在选择性价值方面是中性的，但是在人类（或其他任何物种）的一个群体中具有主导地位，因为这个特定的群体在过去某个时间最早是由极少数的个体建立，或者后来在突破一个瓶颈时只有少数个体存活下来或进行繁殖。如果这些成功生育的个体中的一个碰巧是白人或黑人，那么尽管也许和适应性无关，它最终会在后裔人群中成为一个广泛传播的特征。鉴于对色素沉着的调控涉及多个基因，同时肤色分布具有显著的地域特征，遗传漂变似乎不足以完全解释当代地理分布和种族模式。

　　但是，究竟为什么白一些或黑一些的肤色会和地理联系在一起，这个问题还是需要解释。为什么原住民群体在定居在热带非洲或殖民到澳大拉西亚后会变黑，特别是这会阻碍热量散发？或者说，为什么会在迁出非洲时会保持棕色，甚至会变白？[5] 对后一个疑惑，一个较被认可的解释与维生素 D 有关。[6] 这种维生素在从肠内吸收钙用于骨骼生长和维持的过程中是必需的，而且和其他必需维生素不同的是，它基本不能从饮食中获得。UV 射线穿透皮肤，将体内的 7- 脱氢胆甾醇转换成维生素 D。通常认为我们脸颊大小的皮肤接受日常阳光照射就足以满足此目的。缺乏维生素 D 会导致严重的骨骼异常，表现为佝偻病。对此问题的进化解决方法是：在日晒较少的较高纬度地区，特别是在冬季，黑色肤色制造的维生素 D 数量减少，由此带来的佝偻病阻碍了生殖成功，黑色素生成通过选择基因变异进行适应性地下调来弥补这一点。或者，换一种方法说，极少的个体仅仅是碰巧或者说完全是偶然改变了对黑色素生成的基因控制，这时他们发现自己运气不错，在更北的区域具有繁殖优势。根本机制是突变——并且，可能是在很多基因中的任一个发生突变，因为我们已通过小鼠得知并由此推测人类影响肤色的基因多达 100 个以上。

　　白色肤色是利大于弊。我们可以由此推测恶性皮肤癌很罕见，或者它不会阻碍生殖成功。但是，这种解释有一些不一致的地方。一是肤色和纬度之间的关联是可变的，尽管有一些不一致也许是近期的移民造成的（例如，东方人后裔移民到美国）。澳大利亚塔斯马尼亚原住民，如贾里德·戴蒙德[6]指出的那样，保持了非常黑的肤色。还有其他不一致性，例如，为什么热带地区的森林居住者肤色未变白来获得更多的维生素 D 呢？生活在北半球高纬度的因纽特人肤色较黑，但是他们也许从富含鱼油（极少数富含维生素 D 的食物来源之一）的饮食中获得了足够的维生素 D。

　　查尔斯·达尔文也对此问题感到困惑："种族之间的外在区别没有一个是对其有直接或特殊作用的。"达尔文提出的解释是性偏好在发挥影响。戴蒙德支持这种解释，提出如果地球上不同地区，例如斯堪的纳维亚半岛被一小群碰巧是白色肤色的"奠基人"殖民，不管是什么原因下发现这种肤色对可能的性伴侣很有吸引力，那么这种性状会迅速获得选择性流行。很难理解为什么达尔文对此有疑问，因为这种解释——变异通过繁殖成功引发自然选择——是你能得到的最达尔文式的解释。

　　另一种解释是认识到皮肤色素沉着涉及的关键基因中有几个对于机体还有着其他作用，例如，脂肪代谢和血细胞生成。因此，很可能如德尔[6]认为的那样，皮肤颜色一点也没有严格的进化意义上的适应性，而是偶然发生的，是为获得其他一些确实具有选择性意义的利益而进行的突变的最中性的副作用。

　　迄今为止我们没有明确的方法可以理顺这些不同的解释。一方面，这不太重要。对缺乏黑色素的白色肤色和富含黑色素的黑色肤色的选择是相对近期的进化发展，不管它的适应性意义是什么。而且尽管恶性皮肤癌有两千年的历史，甚至也许和我们的物种一样古

老，但近来它的发生率在白色人种的高加索人中上升。在 20 世纪
后半叶，黑色素瘤在北欧和美国的白人男性中的发生率增加了三倍。
那么是什么出错了呢？肯定是社会棘轮在起作用。

这里，引发了一场风暴的一只特别的"蝴蝶翅膀"是英国政府
在大约 200 年前做出的充当权宜之计的决定，将它的少数民族和重
刑犯流放到遥远的日晒强烈的澳大利亚海滨，现在那儿是皮肤癌发
生率最高的地区，折磨着"pommy（英国移民）"后裔脆弱的皮肤。
"pommy"这个标签被使用是因为英国游客或移民在亚热带的太阳照
射后都无一例外地变成石榴（pomegranate）一般的红脸。这使我想
到了皮肤癌进化过程中第二个糟糕的关键的一步。这也可能体现在
另一个英国现象或俗语中——"只有疯狗和英国人在中午的烈日下
外出"（诺埃尔·科沃德）。间歇、强烈的照射给了我们意外的一击，
使我们特别易患恶性黑色素瘤。人类的社会活动中很少有像我们乐
于周期性地将我们白皙和裸露的身体置于太阳下炙烤那样公然脱离
生物学的。

不需要想象力的巨大跳跃就可以发现最近数十年是什么行为改
变带来了这种黑色素瘤风险的急剧上升。从个人来讲，作为一个北
欧居民，我将此归罪于可以使我们轻易逃离潮湿和悲惨的灰色气候
的飞机旅行和便宜的旅游套餐、休闲时间的增加，以及与那些有着
更加强健的外表的人在捕获伴侣方面展开竞争的妄想。不管你怎样
看，它是我们衡量成功的一个矛盾的方法——至少从工程和经济学
的角度来看是如此，如果不是普通意义上的话。

但是也许不是只有二十世纪白色肤色的人才低估了太阳无形的
射线的力量。最近黑色素瘤病例的一个显著特征是发病时年龄较轻。
平均确诊年龄大约是 50 岁，但是许多个体要年轻得多，黑色素瘤
现在是 25～40 岁年轻白人男性最常见的癌症。因此，重归热带地

区的早期人类移民会怎样？殖民了美洲的蒙古人在大约 15 000 年前朝着热带迁移时也许不会预料到会面临 UV 辐射和皮肤癌的问题？蒙古人种的皮肤含有微黄色的角蛋白层，的确可以过滤一些 UV 射线，但是在靠近赤道处这可能不能提供足够的保护。几个大约生活在 2 400 年前的秘鲁原住民印加人木乃伊的头骨、中轴骨骼和残留皮肤显示出转移性黑色素瘤[7]的特征性病变（图 19.1），这一发现也许提示一个令人好奇的线索。如果他们实际是死于黑色素瘤，那么很可能这种疾病的发生远远超过当前在同一个地区后裔人口中的发生率。

　　也许第一批迁移到热带地区的美洲中部和南部的人口，特别是到高纬度的秘鲁和玻利维亚的安第斯山脉的人口遭遇了黑色素瘤的高发。并且和许多当今患有黑色素瘤的度假阳光追随者们一样，他们也许较年轻、生育力旺盛。显然这完全是推测，但是如果这的确发生了，那么能够得出的必然推论是这些早期殖民者也许也有一些选择，选择了黑色的肤色来抵抗黑色素瘤。秘鲁、玻利维亚和巴西当地人口现在的确是比许多位于他们北部的北美中部平原的同族亲戚们肤色更深（尽管不是黑色）。

　　是什么使我们迂回到黑色肤色？为什么东非的智人全黑，带来的代价是热量散发受阻？曾经有几个解释受到认可，其中似乎可信的一个

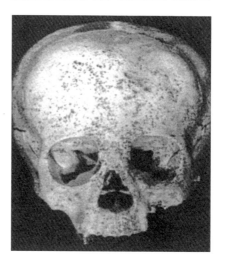

图 19.1　骨头中含有转移性黑色素瘤的前哥伦比亚时期印加人头骨。（本图来源于 Urteaga O and Pack GT.Cancer, 1996, 19: 609。承蒙惠允）

是这防止了维生素 D 的过度合成，否则会造成大动脉的钙化、肾脏疾病和早死。但是黑色素瘤是否可能是殖民了大部分非洲的奠基者的黑色人种群体或新几内亚岛和澳大利亚原住民奠基者的后裔面临的选择压力？贾里德·戴蒙德认为皮肤癌在自然选择中是个微不足道的因素。但是如果黑色素瘤在一个较小规模的群体奠基者的生育期发生率很高的话，就不一定是这样。我们是不是一直在和太阳做斗争？

第二十章

热量过剩

体型增大，加上饮食质量降低，于是一类行动缓慢、久坐不动、性格孤僻的猿猴出现了。

[凯瑟琳·米尔顿（Katherine Milton），
1993 年——关于人科的饮食习惯（《猿与人》）]

我在谈及具体癌症时已经涉及饮食对癌症风险的可能影响，但是现在是时候深入认识这个问题了。饮食对癌症发生率以及潜在的癌症控制方面的影响可以从一个进化的角度来思考。

食物摄入和烹饪模式在人类社会之间差异巨大，是人类社会多样性的一部分。我们吃饭的方式和所吃的食物在历史上也历经多次变化，即使是近期，在走出非洲的进化轨道上，也在不停的变化之中。和我们的类人猿亲戚们一样，我们源自食草的灵长类祖先，但是气候变化了，食物来源减少，于是我们迁移了。数千年之后，牙齿和肠的解剖学也发生了变化，反映了我们与自然以及由此带来的万能的选择压力之间在营养层面的对话。很可能在我们作为直立的物种出现前，我们和其他类人猿一样具有对植物性食物的偏好，高能量的、成熟的水果是至上的美味。在气候动荡的更新世年代，我们进入热带稀树大草原，也许是为了寻找食物和其他东西。肉食是对饮食的有益补充，但是不能替代水果和纤维。这种饮食模式可以在当今狩猎采集部落中得到反映。我们驯服火及制造武器和工具的能力带来了巨大的改变，事实上是维持生存的需要为想象力插上了翅膀，催生了这些伟大的发明。有了这些武器，那些原本纤维素过多不易消化或毒素太多的植物性食物可以为我们所食用。我们可以捕捉大型的奔跑的猎物，使原本坚硬而难以下咽的肉食变得很嫩。

这种饮食组成带来了营养和其他方面的好处。植物纤维减少了胃肠通过的时间，允许在高质量的食物来源缺乏的时候可以用更多的低质量的食物来填肚子。富含淀粉的植物性食物，加上肉食的补充，合理地提供了充足的热量来源，尽管大部分个体能够摄入的热量也许仅能勉强满足游牧觅食的生活方式所需。这种生活方式对身体要求很高，至少偶尔是这样。

植物性食物含有许多生理过程所需的维生素和矿物质。也许是意外之喜（但却是直接后果之一），这些物质中有一些是 DNA 修复酶的辅因子，并且和其他植物化学物质（特别是类黄酮）一起起到抗氧化的作用，关闭了通往 DNA 损伤和突变的主要路径。食物的质量，和数量一样，总是对我们的生活有很大的影响。

基于食物充足的时期过后肯定是饥荒这一预期，也许摄入较多食物，将能量储存为脂肪是有好处的，这和动物增加脂肪准备冬眠或迁徙是一样的道理。也许那些带有增强脂肪储备功能的基因（所谓的节俭基因型）的个体是经过某种意义上的自然选择的。周期性地大吃大喝也许是有某种意义的。

我们的生理学在数百万年的适应进化中与控制食物摄入的激素调节环路连接在一起。能量输入、葡萄糖和胰岛素水平通过脑干饱食中枢在该停或该吃的时候发出信号。吃以及对吃的控制一直是重要的。但是对于我们大多数人来说，进化和生理背景被完全丢弃了。我们的饮食习惯更多的是受享乐、商业压力和习惯的控制，而不是当前或预期的身体需要。食物、住所和娱乐变得触手可及，加上就业对身体的需求发生了革命性的变化，使20世纪后工业时代的西方人变成了大声咀嚼和久坐的智人变种。而且，我们对食物的反应是习惯性的或巴甫洛夫式的条件反射，尽管我们极不愿承认这一点。

对当代狩猎采集部落的研究为深入了解我们石器时代的祖先可能的营养谱提供了一些启示。如果根据这种分析和类推所得出的警告是可以接受的话，那么可以看出现在的营养、能量来源及能量使用与15 000年前的差异是惊人的。我们祖先三分之二的热量或能量摄入来源于野生水果和蔬菜，剩下的三分之一来源于脂肪较少的野生猎物和家禽，以蛋和鱼作为补充。相反，一般的当代美国成人日平均热量摄入量中一半以上是从谷物、奶制品和没有营养的甜味剂和精制食物中获得的，只有17%来源于水果和蔬菜，摄入的热量中大约28%是由养殖动物的肉类提供的，这样的肉类富含多元饱和脂肪。当这些差异和身体活动消耗的能量相比时，饮食方面的双重打击就显而易见了：我们现在已极大地超过了能量需求，与此同时营养摄入不足。我们旧石器时代的祖先的遗骸提示我们的体型曾经是瘦长、肌肉发达强健的——反映了体力消耗型的生活方式。当代的狩猎采集部落还是类似的清瘦体形。

在富裕的西方化的社会，体形增大、变胖和身体变懒散等特征已有上升趋势。这些变化叠加在一起共同作用，使我们能量过剩，以脂肪的形式储存起来，或导致器官肥大。这就意味着有更多的细胞，更多的氧化代谢，DNA 上有更多的缺口，也就有更多的麻烦？当然这些变化也带来很多好处，但是如果对它们过度纵容就会对健康付出长期沉重的代价。从生物学或进化的角度来讲，暴饮暴食和怠惰只是区域性的。过去是那不勒斯国王和他的家族有此特权，但是现在我们大部分人，至少在西方，受到太多的诱惑，过度放纵，生活奢靡。没有这样的事情发生在其他智力较低的动物身上——除了我们驯养的宠物会做一些模仿外。

三分之一的美国人以及几乎同样数量的西欧人从临床上讲是肥胖的。而且，不仅仅是中年和老年人把大快朵颐和畅然酣睡视为享受，还有 20 多岁的年轻女性中也有大约 25% 属于肥胖人群。新闻报道告诉你这由你的基因决定，你对此无能为力。对于一小部分人来说是如此，但是对于大部分人，不是这么回事。你的基因当然会造成差异（例如，脂肪获得或消耗的难易程度），一些人似乎在消耗能量方面具有决定性优势，而还有一些人不得不比其他人更加努力。认识到数种主要癌症类型包括乳腺癌、前列腺癌、结肠癌以及心血管疾病和成人糖尿病的风险调控因素是非常重要的，因为相对来说这是我们可以做到的。

我们细胞中过多的热量和过度的氧促发的活性可能就是癌症风险的主要因素，这也许看上去令人惊诧，但实际是有道理的。减少易发癌症老鼠的热量摄入，癌症发生率相应降低。我们也是如此。但是，当然，也不完全是这样。我们脱离身体需要养成了能量过高的饮食习惯，而对有益的、起着保护作用的植物性食物的摄入却在下降。众所周知，评估饮食对癌症风险的影响的流行病学研究难以操作，可信度也在降低。此外，对癌症患者当前或近期饮食习惯的调查也不可能确切地提示之前几年或几十年间癌细胞克隆悄无声息地掠夺空间时的饮食习惯。然而，这类调查的证据在一个具体问题上是具有说服力的，即经常摄入新鲜水果和蔬菜的确会显著减低大部分癌症的风险。这种联系至少在生物学上是可信的，因为一个癌细胞克隆的演化出现需要氧化的能量和 DNA 损伤，而富含抗氧化剂的植物性食物可以抵抗这些过程。

直肠部位的疾患

还有更多的麻烦等着我们。由于少食蔬菜，我们极大地减少了纤维的摄入。我们的结肠和直肠在抗议。数千年以来作为废物排泄的通道它们一直受到纤维的促进作用，因此现在它们有权担忧污泥的堆积。膳食纤维和结—直肠癌之间存在关联的证据是否可信，取决于你的观点如何。我记得许多年前和外科医生丹尼斯·伯基特（伯基特淋巴瘤让他出了名）讨论过这个问题，他继续研究非洲人城市化或"西化"后随之发生的疾病谱的变化。他很确信饮食和结肠癌之间的因果关系，在一次讲座中（碰巧在晚饭前）用图比较了生活在乡村的非洲黑人和生活在大都市的英国"捐赠者"的粪便的量和质地，以支持他的观点。伯基特断定非洲黑人在采用了我们更加精细且缺乏纤维的饮食后大肠癌的风险会增加，这也许是对的，这二者之间的联系可以简单地从生物学上得到合理的解释：纤维具有清洗或净化功能，能够中和胆汁酸和其他可能侵害结直肠上皮的肠内化学物质。尽管如此，流行病学研究在此方面还不是完全一致，这不令人惊讶。纤维的影响不可能独立于其他众多饮食因素而简单地加以研究。

然而，毫无疑问，菜单上的食物隐藏了结肠癌主要的致病机制。结直肠癌在世界范围内的发病率大约有 10 倍的差异。美国、加拿大、西欧和新西兰的发病率差不多，属于第一梯队。这些国家的男性和女性都有相似的风险。在美国，黑人、白人与在美国生活了 20 年以上的夏威夷地区的日本移民或中国移民间的差异很小。20 世纪下半叶，采用了西方化饮食和生活习惯的原住民（如加拿大的因纽特人或阿拉斯加当地居民）中结直肠癌的发生率急剧上升。

不管是哪些因素要对西方的结肠癌负责，它们很可能是很常见的。找出存在嫌疑的饮食结构并不难。世界范围的结肠癌发生率显示与红色肉类的摄入总量有很大关联。实际起作用的生物学机制迄今还不明确。过剩的脂肪过去常被认为是首要疑犯，但是此方面的证据还不充分。肉类过量可能和有益的植物性营养和纤维的缺乏联系在一起。食用蔬菜和结肠癌风险降低有着显著的联系。但是这个故事还可以从另一个角度来讲述，将我们带回到火这个普罗米修斯的礼物。有非常令人信服的证据表明食用高温处理过如烤炙或油炸的肉类会导致结肠癌风险显著增加。我们又回到了致癌的易燃物，但是现在是倾倒到肠内而不是吸入肺中。肉类蛋白经过高温分解（就是燃烧）生成致癌物质，包括诱变的胺，是有机燃烧自然分解的产物。从烧烤架上滴落到木炭上的脂肪变为致癌的苯并芘和其他臭名昭著的多环芳烃含量很高的化学混合物，又通过燃烧回到肉上。这是不是另一种吸烟方式？重复使用煎炸油是另一种摄入多环芳烃的途径，这是确凿无疑的。这种以任意数量在你肠隐窝附近任何地方游荡的分子不会是你想要的。

西方大肠癌高发极有可能是改变了的饮食习惯和烹饪模式与身体活动（或缺乏身体活动）模式共同作用的后果。对同卵双生的双胞胎的研究，如在前列腺癌和乳腺癌研究中所进行的，说明我们中一些人在基因上比其他人更容易患结直肠癌。

往伤口上撒盐？

如果说肠管的后端受到这种现代饮食的攻击，那么在前端则有着完全不同的社会生物学和历史。我们不能将消化道内所有的致癌物质都归罪于我们的快餐文化。胃癌在世界范围内所有癌症的发生率排行榜上长期居高不下，在某些国家至今还是很高，例如日本和智利。在19世纪不只是拿破仑家族的男性会患胃癌，它在整个欧洲都很普遍。菲尔绍曾将它记录为德国最常见的癌症，到了1900年，死于胃癌的美国人超过其他癌症的死亡人数。但是，相比其他癌症，这种癌症的发病率在20世纪的西方显著下降，自1945年以来降低了5倍。这是在未做出任何治疗方面的努力的情况下发生的，实在很幸运。但是，到底发生了什么呢？就胃癌高发这个最初的问题而言，怀疑的焦点集中在食物保存和储存的方法，特别是用盐作为防腐剂的储存方法，以及对腌制的和高盐食品的喜好。储存食物以作将来之用是许多动物如松鼠的习气。用盐腌制食物也许是个好主意，但是在品尝这些食物的味道时，我们似乎忘了我们不是卤虫。我们的胃很坚韧，但是它们在遗传上没有为持续泡在盐水里作好准备。

为什么胃中的高盐物质会引起癌症还不完全清楚，但是它也许和幽门螺杆菌一样，且二者具有协同作用，能够引起炎症、溃疡和氧化应激，然后就是对DNA的间接损伤。幽门螺杆菌的感染状况本身就是社会经济的变量。在贫穷的国家或在富裕国家经济不太发达的地区，感染更可能发生在生命早期，也许就造成了持续或终生感染。和乙肝病毒感染一样，这种免疫对抗在生命后期会造成癌症的发生。

欧洲和美国胃癌的显著下降也许要幸运地归功于一系列综合因

素，包括用冷藏和其他食物储存方式来代替用盐腌制，以及社会经济情况的改善，特别是婴儿和儿童的卫生程度提高。几个世纪以来，人类饮食、食物储存和卫生程度的变化作为社会变量共同增强了幽门螺杆菌的致癌能力，但幸好，尽管不是有意为之，这些变量也同时为防治胃癌带来了启示。

对热烫食物的偏好

在消化道更远的上游还面临更多带有社会印迹的灾难。西方食道癌的发病率在上升，这和饮酒有关，但相关的机制还未被完全理解。这种癌症的风险在那些既喝酒又吸烟的人群中上升。但是在世界其他地方，这种疾病还有其他模式，涉及到饮食和生活习惯。这些习惯是长期形成的固定的模式，但是还是脱离了我们在旧石器时代的体质所适应了的习惯。它最惊人的特征是形成了一个被称为"中亚食道癌带"的区域（图 20.1），贯穿土耳其东部、伊朗和阿富汗北部、哈萨克斯坦、乌兹别克斯坦和土库曼斯坦并进入中国西北部（新疆地区）。该区域的食道癌发生率平均比欧洲高 100 倍，男性和女性的风险似乎相当。然而在此区域，还是有高发和低发地区的截然划分。常见的关联似乎是和突厥蒙古血统有关。高风险的地区对应古老的兀鲁伯和帖不儿突厥王国的中心地带。但是重要的并不是或并不主要是蒙古基因，而是 1 000 多年来几乎一成不变的文化习俗。

食道癌在伊朗的古老历史可以从波斯医生阿维森纳（980—1037）的著作中得到证明。饮食疑凶包括粟中的石英纤维、土壤中微量元素缺乏和被黄曲霉毒素污染的储存的食物。但是对诱因还有其他有趣的线索，对食道关键的慢性侵害也许是独特的饮食和社会

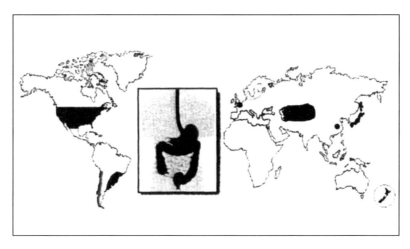

图 20.1　消化道肿瘤高发区的世界地图，显示了世界范围内食道癌、胃癌和结直肠癌高发的地区。

习惯的综合作用的后果。相关风险因素如下：喝滚烫的热茶，食用鸦片烟管的残渣，以山羊和绵羊肉、面包和燕麦为主食，但缺乏新鲜的水果和蔬菜。有趣的是，食道癌与热茶的关联与下面两个现象相一致，一是欧洲同一种癌症的"胜地"（法国的卡尔瓦多斯）对热酒的偏好，二是巴西南部、乌拉圭和阿根廷北部（美洲食道癌高发地区）喜欢饮用一种热茶。这个关联是否是病因尚未得到证明，但是推测起来它可能是，损伤可能源于热量本身对食道黏膜的损伤，或由于热的液体可以作为致癌物质的溶剂。

除了饮食缺乏抗氧化剂之外，另一个可能的风险因素是披上新装的老朋友或宿敌。在南非的特兰斯凯和伊朗东北部（食道癌高风险区），男性和女性都吸烟斗的文化传统中有一个非常怪异的做法。在特兰斯凯，烟斗中的烟草残留物被用一个麦管吸出来吞下，或者刮出来加以咀嚼后吞下。基本上这个古怪的习性也是伊朗的鸦片烟民所喜欢的。实验发现，这些焦油的冷凝物比烟草焦油有更强的致癌性，所以它们似乎很可能对上皮细胞有类似的或更大的影响，尽管是传送到另一个管道中。

饮 食 癖 好

在食道癌高发的其他地区，相对应的发生在动物身上的癌症可以带来启示。在中国食道癌是胃癌之后的第二大常见癌症，尽管很快会被肺癌超过。然而，食道癌和胃癌的发生率在中国国内差异很大。除了新疆西北部外，在河南省，特别是林县，有一个独立的食道癌高发区。在那里，男性和女性食道癌的发病率和中亚带一样高，一生中罹患这种癌症的风险接近10%。当地传言这种现象已延续了两千年。但是突厥的风险因素不适用于这里。这到底是由什么引起的还不确定，但怀疑与他们非常奇怪的饮食习惯有关。此外，缺乏维生素、矿物质和抗氧化剂，加上使用一些有害的添加剂，造成了双重打击。

林县农民主要的食物是腌菜，严格来说，不是腌制的，而是煮熟，然后储存在坛子中存放6个月，到了那个时候，蔬菜表面的覆盖物上就有了一层霉菌。整个发霉的糊状物被食用，据说，至少是西方人说，闻上去像青贮饲料。在林县进行的流行病学调查至今尚未能建立一个食用霉变的食物和食道癌之间的明确关联。然而，现在已知这些霉菌是致癌的亚硝胺的丰富来源，并且其他研究认为食用腌菜与慢性食管炎（在辉县15～26岁的人群中）以及香港华人的食道癌有着密切联系。

进一步的线索来自农民养的鸡。它们通常会被喂食同样的霉变混合物，惊人的巧合是，如果仅仅是巧合的话，它们中食道癌的发生率似乎也很高。还有个可能相关的现象就是鸡一直被养到老，大部分的食道癌发生在已有 5 年生命以上的鸡身上。对这个霉变蔬菜的进一步的指控来自下面的趣闻。由于一个大型水坝和水库的建造，大约 50 000 个来自林县的农民迁移到另一个省，即湖北省。他们带上了他们的饮食习惯和食道癌风险，但是丢下了他们养的鸡。然而，很自然，一旦他们在新的住所安顿下来，他们就会养当地的鸡。接下来对数千只鸡的调查显示被"领养"的鸡中有一些患有食道癌，但是没有一只本地的鸡患该种癌症。这也许算不上什么确凿的证据，但是假若我是只鸡，我会要求被转走。

与此同时，中国科学家们和美国国立癌症研究所合作，在林县进行了独特的营养干预的尝试。从 1985 年开始，大约 30 000 个成年人（40～69 岁）被提供维生素和矿物质作为饮食补充，这些维生素和矿物质被分成四种不同组合，每人服用其中的 1 种。5 年（从癌细胞克隆演化轨迹来看是个很短暂的间隔）后评估了癌症风险。有证据表明那些日常补充 β 胡萝卜素、维生素 E 和硒的人胃癌的发病率下降，服用核黄素和烟碱酸的人食道癌发病率下降。中国相关政府部门还在林县实施了公众教育和癌症早期发现与筛查项目。食用腌菜不再被提倡，新的减少霉菌污染的储存方法被介绍给公众并加以推行。有迹象表明现在癌症死亡率在下降。如果这属实，它将成为癌症预防的一个真正引人注目的例子和重要的先例。

另一种对应的动物是患食道癌的苏格兰牛。此例中，某种乳头状瘤病毒被识别为致病因素，但它和这些牛所吃的蕨类植物中的免疫抑制和致癌的化学物质有着潜在的关联。在喜欢食用蕨类植物的人口中（日本人），也发现有着类似的食用蕨类植物和食道癌发病风险上升的联系。

显然，对于许多非常独特的、在地域分布上不相干但与饮食的某些方面有关的癌症，我们没有确凿的证据确切地找出是什么风险因素组合在致病中起关键作用。但是毫无疑问，与我们的基因不相适应的获得性饮食习惯所体现的意识形态和社会因素是根本原因。如果影响是急剧的或有害的，那么和任何其他物种一样，探索饮食选择、自然选择或规避行为可能是自然的补救方法。不幸的是，癌症是个慢性疾病，它以蜗牛式的步伐在数十年内沿着它的轨迹低效缓慢地前进。然而，期望流行病学家对饮食那样复杂的问题给出一个明确的答案，或期望生物工程能够提供万能药，而不顾一切地坚持自己的饮食习惯，肯定是错误的。

第二十一章

卖命求生

　　一些人认为细菌或昆虫是地球这个星球上最成功的生物。从顽强性、个体或物种的绝对数量以及非凡的环境适应性来说，它们也许是的。蚊子通常可以打败我。但是即使是来自另一个星球的马虎的观察家也肯定会把智人选为相当特殊的生物。我们是一个异常敏捷和富于创造力的物种。我们善于创造事物，建造和摧毁（而且是大规模地进行）的能力同样卓越。这样一来极大地改变了我们的生存环境，从而创造出前所未有的新环境——我们工作的场所更是如此。众所周知，为谋生而工作可以严重损害你的健康。从古至今，一直有工人被烧伤、中毒、压死、淹死或纯粹是过劳死。

　　贝尔纳迪诺·拉马齐尼关于修女和乳腺癌的著名的论断摘自其著名的关于与不同职业相关的疾病的论文《工人的疾病》。该论文于1700 年出版，在流行病学研究方面具有里程碑的意义，第一次将某类疾病的流行与工作场所的有害暴露联系起来。尽管他的证据有很多似乎是轶闻，或者二手资料，但是他有关矿工、粪池清洁工、葡萄酒酿酒工、搬尸工以及"有学问"者所患疾病的观点读起来非常有趣，令人愉悦。但是在大部分病例中风险曾经是现在也依然是可以预先觉察的，有害影响可能随之产生。至于更加凶险的癌症，那就是极其延后的代价了。

工业、商业或医疗企业中可能会存在局部浓度特别高的诱变物质的混合物。这些化学或放射杀手中许多是天然物质——是我们的环境中正常存在、剂量易耐受的自然物质的衍生物或合成物。但是，暴露于高浓度有害物质的个体的组织、细胞和 DNA 面临一个非自然的、突发的挑战，这种挑战可能会超出我们为了生存而具备的极强的进化适应性的效力。癌症可能是急性或慢性职业暴露的后果之一。

第一个流行病

珀西瓦尔·波特爵士在 18 世纪发现扫烟囱的工人的阴囊皮肤癌通常被认为是职业癌症的首个例证。这是个具有启发性的故事，但是其有个重要的先例。历史上，最古老的已知的工业或职业癌症事实上是肺癌。具有讽刺意味的是，这与火及香烟毫无关系，而是牵涉一个完全天然的物质——氡气。氡气是铀的一种自然放射性产物，是许多常见地质形成的组成成分，例如花岗岩。正常这种气体产物会缓慢渗透入裂缝然后到达表面，但是采矿会激起不正常的放射性云状物。吸入氡气或覆盖有氡气的尘土微粒或它的放射性分解产物包括钋，可以使肺遭到辐射，引起 DNA 突变。

锡、萤石、铁，特别是铀矿采，都和肺癌风险升高有关。采铀作为军事用途开始于 20 世纪 40 年代，主要是在比属刚果（扎伊尔）、北美、东德，后来还有法国。来自氡气辐射的危险几乎没有或丝毫未被意识到，因此给工人提供的防护微乎其微。美国在 20 世纪50—60 年代进行的研究确定了接触氡气和过多的肺癌之间的联系，事实上其病例数要比广岛与长崎原子弹幸存者中所有癌症病例数还要多。死者中许多是受雇在新墨西哥的铀矿干活的纳瓦荷印第安人。这个让人震惊的发现不得不屈服于政治禁令，但是最终促成监控装置、通风和更好的工人防护措施这些迟到的举措得以实施。然而，至此已造成了很大的损害。

据估计，20 世纪 40—50 年代大约有 25 万个矿工在东德的地下铀矿干活，也许整个世界范围内有 50 万。战后苏联控制之下的东德的矿井集中位于矿石山北坡的施内贝格地区。在苏联解体后原本保密的近 50 万个铀矿工人的医疗记录被曝光，揭露了成千上万的工人要么已死亡，要么在记录的当时正遭受着肺部疾病包括硅肺病或肺癌的折磨。

尽管这场灾难也许看上去只是个特殊的事件，但是它与发生在矿石山的史实有着明显的呼应。早在 1470 年，为了寻找银，施内贝格和亚西莫夫（位于矿石山的南坡）两地的矿井都被深入挖掘，到了 16 世纪早期已认识到矿工极易患肺癌，被统称为 "Bergsüchte"（后来被称为施内贝格肺部疾病）。到了 17 和 18 世纪当采矿的目标不再仅限于银而铜矿和钴矿的数量有所上升时，这种癌症的发病率似乎也有所上升。这种流行的肺部疾病最终在 19 世纪 70 年代被当地的医生亥斯和哈廷识别为肺癌。他们计算出之前 75% 的矿工死于这种疾病。然而它的致病因素还是不明确，吸入矿尘中不同的金属受到怀疑。

有象征意义的是，玛丽·居里和她的丈夫就是从亚西莫夫矿首次获得了放射性镭（它也会衰变为氡气）和钋（来自沥青油矿）。矿井中的条件还是相当恶劣，甚至经测试获知氡气的水平极高之后仍然如此。在回顾这个充塞着无知、无视和剥削的故事时，雅可比指出被测出含有最高氡气浓度的矿被称为 "死亡之矿" 而为工人所熟知。

到了 1913 年，为矿工社团工作的穆勒总结出施内贝格肺癌是一种职业病，和矿井中镭的放射有关。但是这种观点未被大部分相关的医学科学家普遍接受，他们认为还存在其他致病机制，包括灰尘的吸入和尘肺。令人难过的是，又用了 20 年的时间，在 1940 年，雷延斯基领衔的广泛深入的研究最终提供了铁证，证明吸入氡气几乎肯定是肺癌高发的原因。接着，1946 年，苏联和它的东欧盟友来了，他们完全无视安全建议。苏联当时为了发展它的原子弹对铀疯狂攫取。虽然最终未有一枚原子弹被掷出，但是据估计由于这个军事计划，共有 10 000～15 000 个矿工无辜地死于肺癌。在此方面，苏联和美国政府同样应受谴责。

更多的烟囱、疣和生命

但是，有理由说职业癌症最重要的历史事例再次将我们带回火和含碳物燃烧。对于一些男性，数年后会导致皮肤癌（常在阴囊上）的皮肤疣是个职业危害。这些男性表面上从事不相同的职业，包括扫烟囱以及从事与生产或使用焦油和石油有关的各类职业。他们共同的特点就是皮肤长期暴露于不完全燃烧所产生的致癌的焦油产物以及患癌这个滞后的后果。这些癌症的致病路径有着漫长的发展史。

新砍伐的木材或其部分燃烧的对应物（木炭）已在火中使用了数千年。这种燃料来源只产生较低水平的烟状物和残留焦油。也许是不列颠的罗马殖民者第一个认识到矿物有机煤燃料的价值，于是他们开始采矿以获取此物。832 年在不列颠出现了第一个获得商业执照的煤矿开采，但是直到 14 世纪煤才被普遍使用。燃烧煤炭除产生热量外，还会产生相当数量的烟，这使它在相当长的时期内不被社会接受。在伊丽莎白一世时期的伦敦，国会会议期间不允许用煤生火。16 和 17 世纪一系列相关事件改变了这种情形。根本原因就是随着木材来源变得稀少而且价格升高，对燃料的需求上升。不仅是家庭供暖需要燃料，而且一些新型工业生产过程如玻璃的生产、酿酒和染色也需要燃料。煤逐步取代了木材作为热量的自然炭源。

自从点火的技能被发明之后，火焰冲出炉膛（或炉嘴）酿成的事故性火灾已经造成不少意外损失。1666 年的伦敦大火就是个标志性事件。在此之前的一个世纪，砖头和石头开始取代木头作为建筑材料。大部分的房子内部都有了炉灶和某种烟囱来排放烟。伦敦大火的一个后果就是烟囱普遍变长了。但是烟囱容易被烟灰堵上：扫烟囱的行业就来了生意。[8]

> 打扫烟囱的人也是学着她把黑乎乎的烟煤涂满一身。
>
> （威廉·莎士比亚，《爱的徒劳》，第四幕，第三场）

扫烟囱工在莎士比亚时期就已从事这种职业，在伦敦大火发生前至少持续了一百年。在伦敦被大火燃烧之后，扫烟囱越来越多地使用 5～6 岁的小男孩，让他们来帮忙爬进狭窄的烟囱。学徒制的回报是被终生雇佣，同时伴随着肺部疾病、皮炎、疣状皮肤赘生物（业内称为烟灰疣）等疾病的惩罚，并且几十年后还会患皮肤癌。伦敦圣巴塞洛缪医院的外科医生珀西瓦尔·波特爵士在 1775 年首次记录了扫烟囱与皮肤癌特别是阴囊皮肤癌的关联。他认为先前将这种疾病认作性病而汞是其最好的治疗药物的医学观点是荒谬的，唯一可以"阻止伤害"的机会是在癌症扩散到遍布睾丸然后到局部淋巴结和腹部之前就快速地去除病变。波特的病人和他所见到的大部分癌症患者相比较为年轻，他对他们的痛楚怀着极大的同情。因此波特爵士发出了悲叹：

这些人真是命运多舛：幼年就频繁遭受穷凶极恶的折磨，饥寒交迫。他们被猛推入狭窄的滚烫的烟囱，在那里面他们被撞伤、烧伤、几乎窒息。当他们进入青春期后，特别易患一种极其恶心、痛苦和致命的疾病。

（珀西瓦尔·波特爵士，1775 年）

这种状况持续了很长时间。总的说来，根据记载，接触烟灰导致的阴囊皮肤癌在英国已有大约 300 年的历史。[8]

19 世纪一些洞察力敏锐的癌症状况职业观察家推测说烟灰甚至是肉眼不能识别的有毒化学物质导致癌症的机制，也许与吸烟导致口腔癌的机制一致。烟灰作为炭燃烧的残留物的确含有和烟草焦油一样的有害分子，例如苯并芘，但是化学混合物的成分是不同的，它主要的致癌凶器也许是另一种叫做环戊芘的多环烃。

这就带来了一个疑问。19 世纪，英国的外科医生和扫烟囱的熟练工本身都普遍认识到了与扫烟囱相关联的癌症，将之作为这一行业的一个象征。但是与此同时，在欧洲大陆的国家和美国干同一行当的男性中患阴囊皮肤癌的显然极少。与珀西瓦尔·波特爵士在同一所医院（巴塞洛缪医院）工作的外科病理学教授亨利·布特林爵士派遣他的助手穿梭于欧洲各个烟囱之间，寻找那个英国特有的疾病的答案。很快就搞清楚了，正如可能预料到的，德国的扫烟囱工有着更好的组织性。他们穿戴着更多的防护衣物，清洗工作做得更彻底、更频繁，看上去也很酷（图 21.1）。荷兰和比利时也是同样的情况——防护的习惯较好。然而法国的扫烟囱工是个问题。他们满身烟灰、缺少防护，境况和他们英国的难兄难弟差不多。那么是他们的洗浴习惯拯救了他们，使他们免遭可怕的疣的折磨吗？布特林认为不太可能：

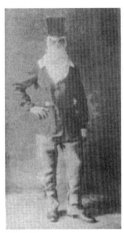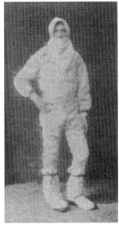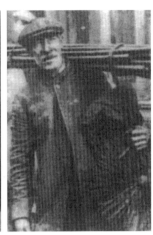

图 21.1 欧洲的扫烟囱工。左边，德国工人，摄于 1880 年。中间，比利时工人，摄于 1880 年。右边，英国工人，摄于 1930 年。[左侧和中间的照片来源于奥利弗的《危险的行当》(1902 年)，J Murray 出版社，伦敦。照片最早来源于布特林的调查研究报告，1880 年]

　　看到巴黎扫烟囱工穿戴的衣物不能保护身体免于接触烟灰，就认为那种疾病的缺乏在某种程度上归功于那些工人的个人清洁，这对于熟悉法国低等阶层总体卫生习惯的人来说是难以置信的。

　　布特林认为其他对风险有巨大影响的因素包括使用的矿物燃料的种类，壁炉和烟囱的结构和通风性，以及它们产生的烟灰数量。

　　他的欧洲调研也许有点粗略，但是显然英国人使用所谓硬煤生火，而同期扫烟囱工阴囊癌罕见的其他国家更多地使用木头、焦炭和木炭，这些产生的烟灰残留要少很多。

　　火、烟灰和疣的故事对理解该种癌症的整个致癌网络机制具有启示作用。我们现在已知最根本和直接的致病因素或侵害物质是烟灰的燃烧产物中的化学致癌物。但是，癌症的实际风险很大程度上受到其他社会和技术变量的影响，包括此例中对矿物燃料的选择，特别是较易做到的衣物防护和清洁。据此，布特林提出原则上预防这种癌症是简单的。

波特报告发布大约 100 年后，医学证据逐渐将皮肤疣和癌症包括阴囊皮肤癌与页岩油、沥青和焦油职业暴露关联起来。后来在 1922 年，曼彻斯特皇家医院的索瑟姆和威尔森医生回顾了他们二十多年来诊断出患有阴囊皮肤癌的 141 位男性的职业后，他们非常惊讶地发现仅有一个是扫烟囱工。其中有二十二位是焦油和石蜡油工人，这完全出乎意外，但是有 69 位是在兰开夏的棉花企业里的纺织机器或走锭纺纱机上工作。纺纱工皮炎和皮肤疣的发生率也很高。这些阴囊皮肤癌患者中大部分在纺纱机上干了大半辈子。他们的癌症通常都有分界明确的阴囊疣或微型肿瘤的前奏。致命的结局始于一个良性病变。

操作纺纱机是被男性垄断的活。19 世纪，男孩从 8～10 岁起就开始干这个行当。一位在 75 岁时被诊断出阴囊癌的患者从 1866 年 6 岁起就开始在纺纱机上干活了。对于大部分人，数据显示在首次暴露和发展为癌症之间有长达数十年的间隔，平均诊断年龄是 50 岁。根据人口普查数据，计算出在 23 000 位被雇佣干这项工作的男性中，死于阴囊癌的风险大约为每年两千分之一。通过比较，阿奇博尔德·利奇（Archibald Leitch）计算出在 20 世纪 20 年代扫烟囱工死于阴囊癌的风险大约为每年一千四百分之一。

利奇也提出了一个对阴囊癌的可信的解释。既然 18 世纪、20 世纪早期甚至在我自己的青年时期的扫烟囱工总是沾满烟灰，纺纱工的皮肤也同样接触到作为纺纱机活动部件的润滑剂的热页岩和石蜡油，那么为什么阴囊是癌症的好发地呢？利奇推断认为热度是部分原因，另外还涉及阴囊脂质分泌的溶媒特性。但是还有一个异常现象需要解释。亨利·布特林式调查又一次进行。德国和美国的工人同样要接触页岩油和焦油，例如在石蜡工厂，但是他们阴囊或皮肤癌的发生率要比他们的英国同行低得多。其他增加兰开夏纺纱工风险的致病因素包括他们接触到的用于机器的未经提炼的油的质量以及缺乏任何洗涤设施的配备，再加上他们紧靠在覆盖油污的活动轴或升降架上的工作姿势。作为流行病学侦测工作的一部分，索瑟姆和威尔森去那些工厂实地考察，注意到那些男工人穿着棉裤或工装裤，笼罩在闷热潮湿的环境中，他们大腿上端和腹部长期倚靠着沾满油的纺纱机升降架，所以那些部位通常都带有明显的油带。

在德国自 1875 年以来焦油和石蜡油被认识到可能是导致工人皮肤癌的元凶。这些观察对开创癌症研究的重要时代起到了重要作用。兔的外皮涂上焦油后会生出相似的疣和肿瘤，为通过生物测定手段纯化和鉴别焦油中的化学致癌物提供了方法。因此，矿物油中的化学致癌物是作乱的祸首，不过它也是在很大程度上受到恶劣工作条件的鼎力相助和教唆——以上因素加上偶然性的作用是癌症发生的主要机制。

发现烟灰、焦油和石油职业暴露导致的癌症对癌症的公众认知以及癌症研究都产生了巨大的影响。到了 1907 年，阴囊癌被加入工伤赔偿法令，定义是"发生在扫烟囱工身上的阴囊上皮癌，或因处理或使用沥青、焦油和焦油化合物而发生的上皮癌或皮肤溃疡"。但是这里面是有鬼的。要获得赔偿，癌症必须是在被雇佣时或停止相关工作后的 12 个月内诊断出的。老年被诊断出的癌症不能算，从未有过补偿提供给那些退休 1～35 年后阴囊皮肤癌最终发展到完全恶性的工人。然而，第一个为了职业暴露造成的癌症而起诉雇主的例证是一个患阴囊皮肤癌的纺织工。原告胜诉。此外，1920 年，皮肤癌成为工厂法中须申报的疾病，这就意味着发生率可能会被记录下来，预防措施须到位，受到监控。

邪 恶 的 利 润

国际癌症研究机构（世界卫生组织下属机构）主要负责详细调查物质致癌的证据。他们对与特定癌症类型发生率上升相关的40多种危险的工业或工作场所的职业暴露进行分类，大部分危险只要工作条件稍加改善，花费不多就可以被避免。最有害的致癌物之一是石棉。这些天然的硅酸盐纤维的防火和保温的性能数百年前就被认识到了。非常明确的是，吸入石棉纤维与一种通常是非常罕见但是恶性程度很高的胸膜和腹膜癌（间皮瘤）有关。那些大量接触者一生的风险异常高，甚至就连适中的或极短的接触似乎也有风险——比吸烟致癌的情况更严重，也许是因为纤维一旦吸入就长期存在。

致癌物致癌的生物机制不如烟草的那样明确，但是也许和慢性炎症、氧化应激和由此导致的细胞内的"偶然"突变有关。在石棉纤维和肺癌之间建立关联的相关过程与烟草传奇的发展史几乎是同出一辙。如罗伯特·普罗克特所生动记录的，那些工厂的奸商同样使用否认、迷惑和欺骗等伎俩来百般维护他们的行当，即使危险早就被认识到了。

过去橡胶和染料工厂使用的化学物包括苯、氯乙烯和2-萘胺以及其他芳香胺都确定与癌症有关。总的算来，美国过去大约有20万个死亡病例要归咎为职业暴露。这个数字可能还要更高。最终出台的安全立法减少了大部分发达国家的危险的职业暴露，但是在广大的不发达却是新工业化的第三世界国家许多工人是得不到这样的保护的。在这些国家致癌的危险因素仍然存在，可能还在上升。与此同时，那些须受谴责的传播这条获利途径的跨国公司用地方补助来掩盖他们伦理和法律责任感的丧失。香烟的供应商也是一丘之貉。发展中国家会成为癌症负荷上升幅度最大的地区，荒诞地重复着我们的癌症发展史，并且来势更猛。

是不是又回到了本书的开篇内容？当代对西方职业癌症的风险评估一直充满争议，恐惧极易被惊人的小道传闻、坏记录、秘密、猜疑所加剧，而且出于某种程度上的政治和意识形态动机而被夸大。鉴于现在被揭露的工业记录，一些怀疑论不仅是难以避免的，也是需要的。保持警惕、安全立法、监控措施以及一些禁令的实行当然是需要的。还有一些"工业是恶棍"这个癌症主题的拥护者一直在夸大这种致癌因素，不幸的是这样做的同时反而降低了他们期望解决的那个重要问题的可信度。流行病学家多尔与贝图计算出美国成人癌症负荷中不超过 5% 是归咎于此的。即使是这样，这还是转换为一个远非微不足道的癌症死亡数字（仅美国就有大约 25 000 例），尤其是许多这样的风险并不是平均分布，在某些有害暴露严重的工业领域患癌风险极高。一些有害暴露肉眼无法识别，而且那些暴露者对此未有任何防范。我们尚未完全脱离危险的境地。

第二十二章

间接伤害

最后要考虑的是那些二十世纪以来所特有的致癌途径，它们是我们高超技艺的副产品。这些很少发生，但是它们具有启示性意义，体现了人类出于善意或恶意而发展的技能所带来的滞后的间接伤害。

受到友军炮火的打击

许多医学治疗包括放射治疗和化学治疗能损伤 DNA，杀死细胞，因而非常有效。然而，病人会不可避免地面临双重危险，偶尔会造成最具讽刺意味的后果：癌症治疗本身引起癌症。或者，可以套用一个源于海湾战争的让人记忆深刻又可怕的短语来形容，即"受到友军炮火的打击"。历史上，这和使用砷剂或其他被认为对病症有利的疗法所导致的间接毒害类似。

间接伤害及其后果会出现是因为放疗和许多医用药物缺乏特异性。一小部分（1%～5%）的白血病、霍奇金氏病、卵巢癌以及其他癌症患者患上了所谓"继发性"白血病，或者偶发其他癌症，这些要归咎于他们先前所接受的治疗性照射。更加悲惨和惊人的例子之一是那些 13～16 岁期间为治疗霍奇金氏病接受过大范围的胸部 X 射线照射的女性在总体上患乳腺癌的风险极高，每 10 个照射者中就有 4 个人会患乳腺癌。这些妇女中的大部分会在首个突变事件发生的二三十年后患上乳腺癌。年轻女性患癌风险特别高，老年女性要低一些，这种情形也许反映了青春发育后期乳腺的激素生理学。这一时期干细胞增殖可能很快，从而 DNA 损伤带来的风险也相应增加。现在治疗性照射的程序已有所改变，采用了防护措施，光束照射也更加集中，因而风险也相应降低。

　　具讽刺意味的是，X 射线照射导致癌症的历史先例发生在那些利用自然辐射为我们造福的物理学家、化学家和医生身上。玛丽·居里和她的女儿伊雷娜双双死于辐射导致的骨髓衰竭。玛丽·居里本人的辐射性很强，以至于迄今她的信件仍然具有放射性。早期在防护设备非常缺乏的医院从事放射线工作的技师中白血病的发病率相当高。后来，西方社会注意到了这个问题并采取了防范措施，但在其他国家一直到 20 世纪下半叶都没有防范措施。1902 年，在伦琴发现了 X 射线仅 7 年后，人们认识到辐射不仅会带来痛苦的红斑和皮炎，而且在一些病例中还会出现恶性皮肤癌，病变部位通常是在手上，而且是在较短的时间内（几年）发生。25 年后，穆勒发现 X 射线可以导致果蝇的基因突变，这为理解它的致癌机理提供了有力的线索。然而，这种发现对理解致癌机制的重要性在当时被忽视了，真是后患无穷。

　　20 世纪 30 年代到 50 年代在治疗和诊断中，射线被广泛使用，危险却没有得到重视。在接受辐射治疗的强直性脊柱炎、良性妇科疾病，甚至是头皮癣的病人中，白血病的发病率异常地高。患有肺结核的女病人在接受荧光镜检查后可能会患上乳腺癌。与此同时，孕妇用 X 射线做骨盆诊断后婴儿患白血病的风险上升了 40%。此后这种状况得到了显著改观。目前还没有证据表明现代放射诊断（例如牙科 X 射线）有任何风险。

另一个因治疗而致癌的例子是接受免疫抑制治疗的患者——接受肾或心脏移植者，或患有自身免疫疾病的人——患上淋巴瘤以及一些皮肤癌和宫颈癌的比例较高。这些例子中，增大的风险主要来自常见疱疹或乳头状瘤病毒逃避机体免疫作用之后带来的后果。用 UV 加上光敏化合物（普沙罗兰）治疗牛皮癣的后果之一是导致皮肤癌。这是因治疗而间接致癌的又一个生动的而悲惨的例证。

上述各种医学治疗间接致癌的灰暗赘述带来的一个反应是公众开始质问：我们治疗疾病的方法到底偏离了多远？所谓"继发"癌仅仅是敏感性差或非特异性的治疗方法的不良副作用的一个方面。这是现代癌症治疗需要考虑的一个问题，我们后面会谈到，但是对此加以冷嘲热讽是极不可取的。医生只能在现有的条件下做到最好，而且常常是在危急情况下做出选择，在对风险和益处做出权衡之后做出了采用那些具有内在毒性和危险性的治疗方法的决定。采用的理由是尽管这种疗法会增加患癌症或其他副作用的风险，但是也许可以使那些急性或危重患者得以治愈或延长寿命。这种情况下，通常是倾向于冒险而不是做出不予治疗的残酷的抉择。但是在权衡利弊时，这种以沉重代价换来的治疗前景必须是有希望看得到的，而且前提必须是病人自己完全知情同意，理解当中的利弊。

受到敌军炮火的蓄意打击

许多微生物、动物甚至一些植物物种是好战的，但是现代智人应用自己的技术威力清除本种族成员的能力是独一无二的。为了消灭被自己视为敌人或对手的人，他们发挥了异乎寻常的聪明才智。矛或子弹可以刺进敌人的身体，让他们因致命伤势迅速死亡。其他一些侵害则要缓慢一些，没那么致命，当然也更痛苦。在第一次世界大战及年代更近的两伊冲突中被广泛使用的芥子气是一种致命的化学物，它对皮肤、肺特别是骨髓的毒性可以迅速致命。它也是造成基因突变的一种强化学致癌物。那些吸入了毒气的士兵和那些吸入亚致死剂量的平民极有可能会患上癌症，但是对这些不幸的受害者却从未进行过任何随访。同时这也是具有讽刺意味的癌症故事之一，芥子气损伤 DNA 的能力后来导致了癌症化疗中常用的两个更有效的基因毒性药物——马法兰和瘤可宁的开发。

　　人类为了交战对自己的创造技能的应用在 1945 年登峰造极，两颗原子弹被掷落到广岛和长崎。许多人在最初的大爆炸中丧生，其他人很快死于爆炸导致的急性辐射病。对于爆炸中心一定距离（1 500 米）之外的人，癌魔已经潜伏下来，未来会制造灾难。从时间和空间上来讲，原子弹仍然是人为造成癌症侵害的最具威力的点源。在爆炸发生的随后几年，暴露于爆炸的人口中白血病和甲状腺癌的发病率显著上升，尤其是白血病。此外，乳腺癌以及其他一些癌症的发病率也是明显上升，尽管上升程度要小一些。风险直接和暴露的剂量或者与爆炸中心的远近距离成正比。这种成比例的程度如此之高，以至于通过所谓的寿命研究对 10 万个日本幸存者的癌症风险关联监控，为低水平的慢性暴露的潜在风险评测和安全标准制定提供了基准。对那些白血病患者所吸收的急性或单剂量的伽马射线进行了估算，以格雷为单位，预计为 1～4 个格雷。这接近于医学中一些治疗剂量，但是大约是我们自然环境年辐射水平的 1 000 倍。身体总辐射吸收量达到 5 格雷通常就致命了。那么毫不奇怪，这种辐射是致癌因素。也许更让人吃惊的是大部分接受这种程度辐射的人未得癌症。实际上他们都有 DNA 突变，在那些当今健康幸存者的血液中已得到证实。

不管是治疗造成的侵害还是其他致癌暴露，都有偶然性这个无所不在的无形之手在起作用。在广岛和长崎，伽马射线是否发生电离、不可逆地损害一个与癌症相关细胞中的相关基因，从而使一个大爆炸幸存者患上癌症，就如同抽奖，全凭运气。即使是在侵害最嚣张的地方，也是偶然性与 DNA 修复和细胞死亡的约束的相互作用下造成癌细胞克隆这个不利情况出现。通往癌症的窗户实在很小。

泄漏事件的后遗症？

原子弹极大地促进了世界对电离辐射危险的了解，但是更普遍的后果是，辐射成了一个非常犯忌的字眼，对它无形的恐惧已经深入骨髓。原子能的和平用途遭受怀疑，核泄漏、掩盖事实，以及原子能设施附近儿童白血病及其他癌症上升的报道都使人们有理由怀疑。不管从商业或环境角度来考虑对核能是支持还是反对，很显然没有令人信服的证据证明核燃料生产或后处理工厂的活动提高了当地癌症的发生率，至少在近期是这样。监控到的核辐射释放水平低于那些自然存在于我们环境中的放射物质。这些工厂中有一两个周围确实存在白血病发病群，但有着其他的解释。我的一个同事，瑞·卡特莱特（Ray Cartwright），有一幅地图，上面显示英国位于被简单标注为"军事机构"的地点周围可能存在的白血病发病群。前者结果被证明是废弃的中世纪堡垒，表面的联系是被偶然性勾出的幻觉。其他的发病群，例如位于英国塞拉菲尔德的核燃料后处理厂附近的锡斯凯尔村庄的白血病发病群，是真实的，但是流行病学家里奥·金伦（Leo Kinlen）做出了更为可信的解释，认为这反映了不寻常的人口学特征，感染促使儿童白血病发生。[9] 我并不是说核工厂不会造成癌症的危险。显然，可能性是存在的，但是实际是有限的，我们的信心有赖于有效的安全立法、保险装置和监控。

当然，受人为过失的激化，灾难有时的确会发生，尽管可能性很小。切尔诺贝利是个明证。爆炸向空气中释放了大量放射性铯和碘，含有这些放射性物质微粒的云层顺风飘向欧洲大陆和斯堪的纳维亚半岛的大部分地区。然而，对癌症发生率的影响不是你根据有关放射的民间传说所推测到的那样。确实没有证据证明在大部分受灾地区儿童白血病的发病率有任何提高，尽管大众媒体报道正相反。那些甲状腺有吸入性放射碘聚结的年轻个体，甲状腺癌的发病率显著上升。没有其他异常高发的儿童或成人癌症被报道，被释放的放射性物质的性质和剂量也不支持这一点。很难相信我是"绿色和平"组织的坚定会员，是不是？

但是，不要让俄罗斯人逃避惩罚。在写这本书时，从原来苏联一些南部共和国的部分地区传来了新的报道，在那里核炸弹爆炸实验也许留下了灾难性的后果，导致环境严重污染，癌症发生率上升。无疑我们还会听到更多的此类消息。旧苏联工业政体的无能或疏忽还造成了其他类似的灾难。切尔诺贝利不是唯一的核能工厂事故。1957 年南乌拉尔地区车里雅宾斯克的马雅克核设施的一次爆炸导致周围地区的辐射污染，包括当地的泰察河——就是这同一条河在事故发生前几年就被蓄意作为高度放射性废物的倾倒处和泄漏物质的储存地。沿河及爆炸释放的放射性微粒飞行路径中的数以千计的村庄居住者被迁移，但是他们也许已经背上了突变和癌症风险的包袱。一个分析提示那些人口的吸收量可能高达 4 格雷，该地区白血病发病率明显升高，这可以从日本原子弹爆炸的后果推测出。现在马雅克联合企业似乎是地球上最大的放射性污染源。周围的河流、湖泊和乡村接收的泄漏物比 500 次大气核试验、切尔诺贝利事故和塞拉菲尔德核工厂的泄漏物总量还高 5 倍。

附录：动物患者

"动物会不会患类似于人类癌症的疾病？……确定了这个问题之后，我们也许可以调查主要哪一类的动物易患癌症，野生的还是家养的……这个调查也许会带来很多哲学意义上的乐趣和有用的信息。特别是它将让我们知道癌症的流行或频发在多大程度上归咎于生活方式和习惯。"

（癌症研究学会下属癌症性质调查和癌症治疗学会 1806 年的研究计划表上的 13 个问题中的第 10 个。）

癌症的可能性是多细胞生物的基因图谱中所固有的，它在现代智人中高发是我们的"成功"和奇特的社会结构的副产品，如果这一点成立的话，那么其他物种中的癌症又是怎样的情况？

大部分动物，不管是脊椎还是无脊椎动物，都会患良性肿瘤，也有的是浸润性癌症。即使是植物也会患细菌诱发的肿瘤。我们可以有把握地推测这些肿瘤早在智人在地球上直立行走之前就长期存在。尽管人们也许可推测小型的、生存期短的动物会有较低的风险，但精确估算发病率特别是猛兽中的发病率并不可行的，动物园中圈养的哺乳动物中大部分物种都曾有过癌症记录，然而即使是年老的灵长类动物，与人类中相似癌症类型相比，发病率也似乎低得多。[10] 接着考虑那些癌症高发动物的生存环境就很有趣。这里有一些例子——所有都归咎于人类对另一个物种的生物学的干预或社会改造。

1. 基因上同系交配的和家养的狗患多种类型的癌症，特别是母狗会患乳腺癌。

2. 在圈养的被喂食口服避孕药（孕酮）的野生猫科动物（虎、狮等）中乳腺及子宫内膜或子宫癌的发生率很高。

3. "被同化"的、家养的或人工群养或同系交配的牛、猫和鸡都有可能患上病毒导致的白血病。在这方面牛的白血病特别引人关注。这种病毒诱导的癌症在牛中流行，但发现与兽医的治疗活动和管理方法密切相关，特别是与冬天牛棚内牛的密度过高有关。经发现，至少在过去兽医们重复使用注射器，无意中传播了相关的牛病毒——人类艾滋病灾难的先驱。

4. 在贫瘠但是蕨类植物丛生的土壤牧牛易使牛患上食道癌。

5. 用人工光照射的养鸡场的母鸡卵巢肿瘤高发。

6. 与中国饲养者习惯饮食相同的鸡患类似的食道癌的比例很高。霉菌污染和饮食中维生素和矿物质的缺乏也许是部分原因。

7. 选种繁育的白马易患黑色素瘤。

8. 用被黄曲霉素污染了的储存食物喂养的孵化场养殖的鱼肝癌高发。

9. 生活在高度污染和充满诱变物质的环境中的水生动物。例如，在污染的河水中的软体动物的肿瘤发生率很高。

欢迎来到我们的世界。

第二十三章

终曲：原因，复杂性和进化摩擦

生物学家和物理学家在解释现实世界中存在的任何现象时都必须考虑到历史遗产。

乔治·威廉斯（George Williams），1985 年

癌症风险由多种因素组成，又有不确定性，再加上癌症演化发展需要较长的时间跨度，这些都使得公众和专业人士理解致癌机制时存在困难。每一类型癌症的风险因素的组成成分和模式各不相同，而且即使对于单个类型的癌症，各种风险因素的分量或重要性也不尽相同。鉴于过去对于疾病成因的错误推断，要揭示致癌因素不是凭直觉那样容易。常常有一个默认的推断，就是癌症的成因不仅可以也应该毫无争议地被认识，且单个因素肯定存在，这些因素对疾病的发生既是必要条件也是充分条件。这种观点过分简单化，肯定是错误的。

致病机制可以被推断为"最可能的解释"，但是要毫无争议地证明其罪责，就算有可能，也难于上青天。另外，既然所有癌症在根

本上是由多种因素造成的，可以通过不同的致癌机制发生，必要和充足的标准对于癌症是完全不合适的——我们大部分疾病的成因都是如此。谈到癌症时，特定的原因和后果之间没有一个涵盖一切和唯一的关联。就拿最清楚的例子来说：吸烟是肺癌的一个主要因素，但是它不是致癌过程中的唯一因素，显然在特殊情况下肺癌可以由于不涉及香烟焦油的其他侵害而发生。癌症没有单一的因素，就如同它没有也不太可能有单一的治疗方法。

癌症牵涉若干致病通路或网络，这当中风险永远是影响细胞繁殖、细胞死亡和突变的正面和反面因素相互作用的最终产物。疾病的多样性、风险因素的多重性、时限性以及偶然性无处不在的影响，这些因素加在一起，以至于为了得出一个一致的或明确的结论，流行病学家常常是举步维艰，这实在不足为奇。我们实在很幸运，可以从这项研究中合理地作出这么多推断。所有有关癌症的叙述都充斥着偶然性和不确定性，认识到这一点让我们极不舒服。如在疯牛病及其他当代严重健康问题的背景下所讲的，我们用科学的不确定性替代了宗教的确定性，这就带来了麻烦。

然而，现在，将这种生物复杂性提炼为一幅致癌机制的宏观图是可能的，图中我们的生活方式、环境或"内部"有害暴露、我们变异的基因以及偶然性交织在一起组成风险因素。这给我们提供了一个框架，其中单个癌症的特性可以被理解。用这种框架来看致癌机制例如乳腺癌的机制，仍然是复杂的，但是不再是一个神秘的、晦涩难懂或不可理解的过程。图23.1是阐释这样一个框架的一个尝试。有害暴露导致DNA损伤增加，这可能诱发一个癌细胞克隆，也可能促使癌细胞克隆演化过程中一连串步骤的发生。例如烟草致癌物可能会同时导致这两点。有害暴露可以是外源的（如病毒）或内源的（如激素），但是不会直接作用于DNA。他们受多个调控因

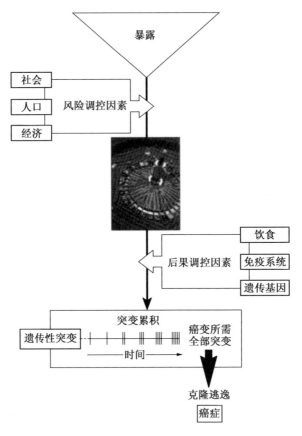

图 23.1   癌症的风险因素组成。（本图中的轮盘形象由
凯利设计工作室设计提供）

素的监控，这些调控因子在暴露自身的层面或者在下游接近暴露对
DNA 完整性产生直接或间接影响的区域进行操作。调控因素包括常
常被称为"生活方式"的那些因素，但这些因素需要在它们特定的
历史和社会背景之下加以考虑，而不仅仅是个人习性。

　　特定的暴露模式和调控因素也许是占主导地位的致癌因素，但
并非是唯一的。所有的因素最终都指向同一个生物机制。涉及的有
害暴露和"靶"组织、细胞和基因各异，造成的癌症类型不同，但

原则上每一个例子中都有一个由各种风险因素和调控因子组成的等效的网络在运作。作为偶然产物,癌细胞克隆本身与进化遵循着同一个达尔文基本规则,经过长期的累积而最终出现。改变形势的还是偶然性——癌症和进化的任何层面无处不在的随机性。

当我们在这个框架内提出一个关键性问题,即"为什么癌症在人类社会这么普遍,尽管不同地方不同时间有不同的形式?",进化和历史观就显现了。癌症最可能的机制,突变或基因重组和克隆细胞选择是比人类社会出现早 10 亿年的生物系统的内在设计特征。这些属性被进化过程加以控制和利用,提供了多样性和恢复力,不断改变的环境带来的选择力量就是靠此来改造简单和复杂的机体以取得生存和繁殖的成功。但是这种交易必然是导致克隆释放和癌症突变的内在风险因素。只要这仅表现为生育后期威胁生命的慢性疾病,就不会存在负向选择压力。

对于数千年经受达尔文适者生存的自然选择的新生人类物种来说,许多致癌机制中相关暴露和负向调控因子原本是个有利的属性。这些属性包括选择了激素驱动成熟,乳房、卵巢、子宫和前列腺时刻作好准备;某种程度的滥交(至少是男性);北部人口的白色肤色(不管是什么原因);喜欢周期性地狂饮作乐和以脂肪形式储存能量;以及长寿。最后同样重要的是,难以满足的好奇心、冒险、折腾和创业个性。这些都是保证生存的适应性——在特定的生态和社会条件下的生殖和殖民优势。如同进化中永恒的现象,胜利之手总是由当时占主导地位的局部环境所控制,无视未来;现时环境就是一切。

但是环境是会变化的。而且,我们对生活环境和行为的操纵和改变远远超过其他任何物种。引发选择性优势的社会和环境境况已经被改造得面目全非。另一方面,深入到基因,几乎一成不变。首先,光荣的智人只在地球上生存了大约 1 万代,自大约 1 万年前关键的新石器时代农业和社会变革以来仅有 400 代。对于进化来说这只是弹指一瞬。我们现在许多想当然的行为习惯只是在 20 世纪期间才扎根或被广泛传播。

在过去的数千年中肯定有通过基因变异进行的选择。这包括对新领地殖民者（后裔人口的祖先）适应性的自然选择。自然选择将淘汰那些继承了会在早年发作的致命性疾病的个体，而选择那些免疫系统功能强大得足以对抗瘟疫的个体。遗传学家和博学家约翰·波顿·桑德森·霍尔丹提出感染是作用于人类的最强大的"自然"选择压力，这个观点无疑很正确。其他的选择压力也许起着影响基因变异频率的作用。例如，那些解除天然植物毒素能力最强的个体生存机会会增加，从而获得繁殖优势。自然选择会起作用，间接降低生命后期患癌的风险，例如，当相关致癌物质对发育中的胚胎也具有毒性时。但是，总体说来，面对改变了的或在某些情况下变得奇特的生活方式以及有害暴露，这些自然选择带来的变化几乎不能改变我们的遗传适应性。

你也许猜想假若我们的组织和细胞未进化具有防癌的超强能力，或者假若癌症本身对健康的侵害更加急剧、强大和快速，那么这个问题也许已经被达尔文选择解决了。但是这里有个难题：进化基本上照顾到了这个问题。为了繁殖胜利的最终利益，克隆扩张的有益属性被利用和调控到极致，内在的交易或后遗症是一系列慢性疾病，这是一个改变了游戏规则、很不寻常的物种唯一需要真正忧虑的事情。

上百万年来，由于自然的设定，我们的细胞和组织在面临侵害时具有自我修复的能力——事实上是预料侵害的到来。尽管如此，在受到数十年的慢性挑战之后，内在系统的设计局限会逐步占据主导地位，一个优势克隆也许会从它古老的藏身之处探出头。矛盾的是，就是那些使我们的组织具有修复力和适应性的属性，在被突变颠覆了之后生成了能够摧毁躯体的逃逸克隆；这成了癌症的"第二十二条军规"（美国俚语，源自约瑟夫·海勒所著的《二十二条军规》，用来形容任何自相矛盾、不合逻辑的规定或条件所造成的无法脱身或左右为难的困境）。而且，幸运或不幸运的是，无论你怎样注意，患癌的灾难通常发生在我们完成了首要的生物功能（生殖）之后。但是我们还活在这个世上，提供了足够的时间使本不太可能的事情得以发生。现在自然选择完全无视我们的生物学这种迟来的惩罚。从自然的角度看，我们的癌症基本算不上一个议题。

现在显然不仅有一个"引起"癌症发生的致癌因素网络，而且这个网络的基本特征从历史角度和运行角度看都是多层的。经过数十年到几百万年的进化和社会历史间隔，它们被组合，拆分，加以分层，成为它指认的胜利者的深层遗产，再在进化过程中被组合起来，加以维持，然后再周期性地在适应性策略的掩盖下逐步进化，历经单细胞探索者、多细胞动物、哺乳动物、人猿、旧石器时代能生火的人、距今千年左右的裸人到走街串巷的修补匠和赌徒的各个阶段。现在呢？形成了人这个杂合的怪物——工程师、肥胖的学究和了不起的飞行员等，是能够克隆他或她的基因但还要向他们奇特无常的行为屈服的怪物。

运用进化的观点来看，癌症也许是一种特别古老和复杂的疾病，但是类似的主题也普遍适用于我们大部分的疾病。人类难以满足的好奇心、迁移探索和饮食尝试总是在无意之中帮助形成了他本身疾病的生态。从这个角度来说，我们所有的疾病特别是"现代"慢性疾病都是设计缺陷、延后的交易以及遗传与环境不相匹配的反映。它们是事物自然设计的一部分，即便我们更愿相信我们被塑造的很完美。直到最近这个进化焦点才被用来解释一些现代社会的主要顽疾——心血管疾病、糖尿病、肥胖、神经退行性疾病以及新生或再发感染性疾病。

兰道夫·内瑟，一位有远见的医生，和乔治·威廉斯，一位杰出的进化生物学家，首先提出了这种观点并大力宣扬，他们为这种健康和疾病的观点创造了"进化医学"或"达尔文医学"这个新名词。从这个角度看，西方社会的主要癌症（特别是皮肤癌、结肠癌、前列腺癌、乳腺癌和肺癌）是慢性的、发展缓慢的退行性疾病模式的一部分，这些疾病大多在生育期过后出现病理表现，它们现在的流行很大程度上归咎于后工业时代的"现代"生活方式与遗传设定之间的冲突，我们受遗传决定的生物学和行为适应于1万多年前的主要环境条件。用人类学家博伊德·伊顿生动的话语来说，我们是享受着令人眼花缭乱的现代生活的石器时代的人。

当然，20世纪是飞速发展的时代。此外，在原住民被游说而模仿或采用了我们的"现代"生活方式之后，社会历程及其恶性后果再次重演。原住民的"现代化"当然会带来一些好处，但是也因此遗留下问题，如非洲黑人、加拿大因纽特人及其他人的肺癌、结直肠癌和乳腺癌发生率上升。

尽管这种癌症造成巨大损失，但是将它看作当代富裕的西方社会独特的产物还是有些狭隘和短视。显然我们身陷行为与生物学之间的冲突已经有数百年甚至几千年的时间了。这种冲突的具体表现形式就是饮食试验，食道癌和胃癌的悠久历史可以证明这一点。其他一些癌症（那些源于病毒或细菌的癌症）反映了我们自身与微生物之间长期的冲突——最终结果很大程度上受到人群结构和流动性的影响。现代流行的癌症中只有一小部分是二十世纪技术特有的衍生物。

总体来说，今天在西方或发达国家肆虐横行的癌症以这样或那样的形式已伴随了我们几个世纪。伴随现代化而来的商业化和社会化使人口中的癌症风险急剧上升，而另一方面人们又在享受着长寿，这就加剧了由来已久的不协调。而且，在我们飞速前进的途中，会有出乎预料的惩罚。这是我们必须要付出的代价。但是这个代价并没有一个固定的模式和轻重程度。癌症亚型的发生率和结局是变化的，和贫穷与富裕的程度有关。从好的方面说，如果我们决意努力应对的话，90%的债可以被豁免或宽限。

到现在为止我希望读者们会同意我们对癌症的成因有了非常可信的解释。不一定就是苏珊·桑塔格所期待的那种简单的解释，但不管怎样是个统一的解释。因此，并不是你的工作、你紧张的生活方式、你的基因、你的饮食、仅仅坏运气或者天灾应该受到责备，而是牵涉到一个多层面的有害暴露和调控网络。而且，总体上，这个网络是由进化选择、人类历史和社会工程很长时期的共同运作而形成——近几个世纪和近几十年来又受到商业和政治需求的严重修饰，偶然性也无所不在。

又 是 点 火

那么你对患癌风险和癌症的发生是很多因素共同作用的结果这个观点认同的程度如何呢？也许它有违直觉，荒谬，背离实际生活经验或与你在电影中看到的相反。但是它真的就这么不合理吗？工程师和事故调查员很熟悉那些杂乱的有时甚至是非常夸张的后果，它们由各种情况碰撞产生——历史设计缺陷，阀门卡住，人为过失和纯粹偶然。他们熟悉复杂系统中非线性的有时是曲折的因果关联。那么如果你愿意，作为对照可以考虑一下某种我们熟悉的与医学无关的事件的"起因"。火灾事故是个贴切的比喻。

自从有森林起，零星的森林火灾就从未中断过。燃烧后的地表甚至为植被的恢复带来益处，一些植物特别是桉属植物尤为擅长利用这一点。但是人类在热力学方面的才能可以改变火灾成因和风险大小。引起森林火灾的有效因素可以是一个被随意丢弃的烟头，不过其他可以点火的物件，不管是自然的还是人造的，显然也有可能。局部热源带来的后果受到很多因素的影响，例如它恰巧所处的植被类型或物种、季节、近期是否有降雨、风向、存在或不存在阻止火势蔓延的阻燃屏障（如溪流）以及早期发现和干预的可能性。大体来说，肆虐的烈火这种罕见的结果是一连串事件恰巧碰在一起的结果，其中最近的因素掩盖了涉及的多个且往往是遥远的历史偶然性因素。

你也许觉得这种关于因果的多面解释很烦人，但是不可否认它是对现实的合理描述。从这个角度理解，至少对于火灾事故，可以找到限制它们发生或减少它们影响的有效策略。与此类似的是，一旦我们理解了细胞和基因的活动是如何被进化选择所改造的，那么导致癌症危险的组成多样性和发生的概率性就是我们完全可以预料到的了。

然而这些变量的确包括一些可识别的、关键的组成成分，在与常规分子和细胞事件的共同作用下，通过自然选择驱动癌症的演化。因此有一个统一的非常合理的机制在起作用。破解癌症发生过程的挑战是要承认其复杂性，但是对每一种主要癌症亚型中的关键因素或调控因素应给予一些特别的关注，然后找出在致癌动态过程中在哪些节点进行干预最可能取得显著效果。现实世界的实际面——社会接受度、既定权利、政治需要和成本效益都会起作用。我会在本书最后一个部分讨论一些这样的选择，但是改变我们的某些社会习惯和结构显然比修补一个人的基因更有效。

第四部分

智胜克隆

癌症不仅现在无药可医，而且永远无法治愈，但世人却都甘愿受骗。

［盖伊·帕丁（Gui Patin），
巴黎医学院院长，1665 年］

实际上大量艰辛的（癌症研究）工作已在进行……但是应该还会有更加睿智的见解。

（鲁道夫·菲尔绍，1896 年）

我的结论是，就如我 7 年前所提出的，我们数十年的对癌作战是个不折不扣的失败。谢谢。

［JC 拜拉二世（JC Bailar Ⅱ）在副总统主持
召开的癌症专家小组会议上的发言，1993 年］

我认定大局上我们正在走向对癌作战的胜利。

（理查德·多尔爵士，1990 年）

第二十四章

治疗：蒙着双眼的射手

人类社会的悠久历史中充斥着各种各样有关癌症的奇异的或离奇的治疗方法、江湖骗术和大无畏的失败。外科医生激进的手术干预与传统医药采用的较温和但效果欠佳的治疗方法之争持续了数百年。在所有治疗方法都做了无用功之后，人们甚至求助于一些荒诞的治疗方法：

> 有一个例子。一个妇女患有乳腺癌，程度已经非常严重，出现8处溃烂，她采用了下面的应急之计得以康复：她用棉布袋装着8只青蛙放在乳房上，它们立即如水蛭一般地紧紧地吸附在上面。在吮吸到鼓胀后，它们尚未感觉到吮吮带来的痛苦就已在剧烈的痉挛中掉落到地上。就这样重复进行着，直到用了20只青蛙，这些青蛙自始至终在吮吮，直到死亡。现在乳房不仅被治愈，而且还恢复到原先正常的大小。
>
> ［摘自 *Kook-Koek en Recepte Boek*
> （迪吉克曼著），开普殖民地，1905 年］

距今更近一些的 20 世纪的癌症治疗史也不乏从神奇的治疗方法到彻头彻尾的骗术等各种传奇故事。这既体现了人类勇于探索和尝试的精神，但同时也暴露了人类轻信的弱点。这些骗术多发生在美国绝不是偶然。那些信誓旦旦保证疗效的无耻鬼话，或者充其量就是些小道传闻，使得那些脆弱的往往是绝望无助的癌症患者上当受骗，心甘情愿地掏出几百万美元。美国宪法保护个人自由选择的权利，同样也保护新闻媒体对癌症故事的舆论导向的权利。美国食品与药品管理局（FDA）关于疗效验证的法律规定像一把达摩克利斯剑高高悬挂在实施者的头上，他们会因无效或危险的治疗方法受到起诉——但是总有变通或者逃避制裁的方法，就是躲到其他国家。臭名昭著的例子包括威廉·科赫（William F. Koch）医生在 20 世纪四五十年代进行的癌症治疗：300 美元注射一针纯蒸馏水。科克逃避了审讯的惩罚，退休移居到巴西。一个更加离奇但同样是丑闻的骗术是 20 世纪 50 年代亨利·胡克斯（Henry Hoxsey）做的坏事。他在《你不必死》一书中声称，他的滋补草药秘方是他曾祖父在 1840 年发现的，当时他曾祖父的马在吃了一处杂草后，腿部的肿瘤就消失了。带刺的岑树皮、红色首蓿花、伏牛花根、甘草根、美洲商陆、紫花首蓿、鼠李科植物的皮和牛蒡属根等所有这些成分都溶解在常见轻泻药中，鸡尾酒就这样调制，味道不错。FDA 最后禁止胡克斯诊所在美国执业，但是到那时为止估计癌症患者已为此支付了 5 千万美元。其他臭名昭著的例子还有 20 世纪 60 年代的神奇抗癌药剂克力生物素（Krebiozen）。它的实际成分为矿物油和苦杏仁苷（一种含氰的杏仁提取物）。

具有讽刺意味的是，在这些以及许多其他例子中，那些无效治疗的实施者常常是受到患者坚定不移的支持从而得以继续行骗。最近发生在意大利的事件可以和这些历史事例相呼应。路易吉·迪贝拉（Luigi Di Bella）的鸡尾酒癌症疗法使政客们、媒体、医生和患者为之疯狂。据小道传闻，它的治愈数达到数千例，它的拥趸们都这么宣传，激起了巨大的社会需求，数百万美元砸向临床治疗，现在被禁止了，但是没有任何关于疗效的可靠证据出现。迪贝拉声称正在准备起诉他的批评者。

并非所有这些声称有效的鸡尾酒治疗法一定是欺诈性的，从对生活质量的影响来说也不是所有都是有害的或者无用的。它们发出的信息是：只要人们感到常规医学无能为力，其他治疗方法就会长期有市场，而且有利可图。但是，是这样吗？常规医学就只能束手无策了吗？我们当然期待更多的医学成就，并且也已经获得了许多成就，但是接收到的信号却有些混乱，令人迷惑：一只耳朵听到的是治疗徒劳无功，另一只耳朵听到的却是治疗取得了惊人的突破。到底发生了什么呢，癌症的进化观有什么有用之处可以帮助解决争议吗？

当今社会癌症高发的现象并不能归咎于缺乏坚持不懈的消灭它的尝试（这有时需要勇气）——肿瘤学家和他们的患者实际一直在努力。在美国，从20世纪70年代以来已花费数十亿美元用于攻克癌症的各种尝试。这项努力被正式确立，受到总统乐观激昂的鼓舞。抗癌计划与曼哈顿原子弹计划、登月计划相提并论，地位相当，甚至被比作"医学领域的越战"。不幸的是，当时缺乏最基本的前提，知识水平也有限，结果提出了不切实际的期望，不可避免地导致了失望和怀疑。前面引用的拜拉（现在麦吉尔大学工作）的话反映了一个尽管不普遍却很常见的观点：15年的艰苦努力和巨大花费所换来的成就是微乎其微的。美国人不会心甘情愿地接受这类消息。但是事实是怎样呢？在治疗和治愈率方面就没有取得什么进展吗？

某种程度上，这种困惑源自临床治疗结果的表现方式。最终的死亡率数据也许并不是如你认为的那样简单明了、毫无争议。癌症患者死亡还是生存的预后情况取决于接受的治疗的有效性，但是总体而言，生存的比例和诊断后生存的年数会受到诊断变量的影响，包括可以发现早期癌症的筛查项目。总的死亡数据也会受到实际发生水平（排除诊断变量）变化的影响，或上或下，与治疗无关。这些因素会对治疗成功或失败的认识带来误导。最重要的事实是一些恶性癌症的实际发生率上升了，一些则下降了。发生率数据因为筛查的普及而感觉有所增加，但是早期干预可以改善生存预后。最后要说的是，高度进展和转移的癌症的治疗只在几个经过选择的可能在生物学上具有特殊性的病例中取得过明确的成功。

诚然，如拜拉所坚持认为的那样，在减少整体死亡率方面的进步到目前为止几乎是微乎其微的，但是如理查德·多尔爵士令人信服地论证的那样，总体数据存在误导性，不仅仅是因为上面提到的复杂性。多尔的分析揭示了当仔细研究具体的癌症类型时，特别是在年轻患者中——我们也许希望一些可喜的现象首先出现在这个群体——呈现的是一个更加鼓舞人心的画面。1986—1987 年与1951—1954 年相比（在欧洲和美国），大约 14 种癌症中，死亡率下降了 10% 或更多（在 20～44 岁的男性或女性中）。在世纪之交，来自英国的数据表明化疗包括三苯氧胺可以显著提升乳腺癌的生存率。

隐藏在这些稍稍鼓舞人心的平均数据背后的一些原因值得思考。控制或根除主要癌症的成功率在西方国家之间和各国国内有着巨大差异。为什么苏格兰乳腺癌患者的临床进展状况比科隆或芝加哥的患者的要糟糕？为什么美国的美洲原住民是位于癌症生存率榜尾的种族？有许多可能的解释，但是似乎筛查、转诊、诊断和治疗措施在普及程度及有效性上的确存在差异。更好地加以组织，对专科疾病中心赋予更多的重视，可以也应该会给癌症治疗带来进一步的改进。癌症以及其他严重疾病患者要得到最好的治疗，不应取决于所处地理位置或社会地位，穷人、社会中受教育较少的阶层在这方面是主要的受害者。[1]

　　其他癌症没有显示好的变化，在同一年轻群体中某些癌症的发生率和死亡率甚至显示出实际上升的趋势。这些癌症包括胰腺癌、食道癌、膀胱癌和黑色素瘤。这儿也有矛盾之处。在美国，较前有更多的人死于黑色素瘤，但是早期诊断和手术根除率确实是提高了。在 20 世纪 50 年代，只有 50% 的早期黑色素瘤患者能够存活，今天则高达 90% 以上。那为什么死亡病例反而更多了呢？这是因为黑色素瘤的发生率比 50 年前高了 5 倍。我们的治疗手段未能跟上这个上升的势头。

　　一些癌症死亡率下降的原因也很复杂。成功只在部分程度上归功于采用了更为有效的化疗——主要是对绒毛膜癌、睾丸癌、儿童白血病、霍奇金氏病和儿童肾癌有效。在这些病例中，成功可能要归功于特殊的在某种程度上纯属偶然的生物学因素，我会在后面谈到这一点。青年男性的肺癌死亡率及欧洲和美国的胃癌死亡率显著下降，功劳不在于临床治疗，而是患这些癌症的人比以前少了。

　　男性吸烟人数的减少显然是肺癌发生率显著下降的主要原因。食物准备和储存方式的变化，也许还加上其他饮食方面的改善，至少是胃癌，也许还有结直肠癌发生率降低的部分原因。婴儿期卫生和感染模式的改变也许也对胃癌发生率的降低发挥了作用。自 20 世纪 60 年代以来美国和西欧宫颈癌的死亡率已经降低了 50%，但是同期发生率实际是上升的。这种互相矛盾的答案具有启示意义，塑造了一个重要的先例。我们并没有比过去更善于治疗扩散的恶性宫颈癌，但是通过社区普及性筛查（巴氏阴道细胞涂片）检验，就可能在癌细胞克隆向恶性癌症转变的途中就将其截获，在它们变成难以对付的侵略者之前就除掉它们。

这种分析为我们的进步提供了一个更加客观的评价，特别是在和其他领域非常突出的进步相提并论时，如早期诊断、肿瘤影像学、立体定向放疗、重建外科、支持治疗、姑息治疗（包括止痛）和咨询。在病人的治疗、保健和管理方面的进步远远超过战胜癌克隆的尝试。诊断出癌症仍然是个忌讳的消息，但是至少在富裕的国家，不再像过去任何时候那样糟糕。但是，实事求是地讲，我们在成人主要癌症的疾病控制和根除方面的进步充其量是不太大的，那些数据，不管它们是怎样获得的，对于患者个人而言最多只能聊以自慰。就各方面而言，我们还有很长的路要走。

躲避利斧的砍杀：自然选择带来的难题

让我们更仔细地从生物学角度看一下为什么癌细胞似乎比肿瘤学家的重型武器装备更棋高一着，可以逃避这个关键的瓶颈。这是个有益的教训，处处渗透着达尔文主义的逻辑。

各种手段被用于癌症治疗，包括手术、放疗、化疗，或者用愤世嫉俗者的话来说，就是割、烧和毒。手段非常原始。如果肿瘤较小，可以识别，位置合适，那么外科医生可以摘除它，就像莱昂尼德斯·亚历山大（Leonides of Alexandria）曾经进行的乳房切除术（公元180年）。毫无疑问，单单切除可以根治一些病例，但是显然它可能会失败，而且确实失败了。失败归咎于一个现在看来很明显的问题：无论是高悬着手术刀的外科医师还是在显微镜下探查的组织病理学家，看到的肿瘤都没有连续有形的边界，这个事实表明治疗能够带来的只能是虚幻的安慰。单个癌细胞可以毫无察觉地越过这些边界，迁移到局部的更遥远的领地。在它们刚刚踏上这个旅途时，传统的观察方法不能发现它们，甚至是较先进的全身扫描也可能被它们躲过。后者的分辨率可以精确到几个立方毫米，但是这需要一个转移的细胞在一个地点生成一百万或更多的后代后才能被发现。独自游荡乱窜的癌细胞或只生成很小数目后代的癌细胞只能被更先进的分子技术识别出来，利用它们的突变作为身份标识。这些可以深入组织或可以筛查生物体液（唾液、血液和尿液）的更加锋利的武器尚未在临床应用。癌症治疗中的实际问题在于疾病在整个组织内部及组织间的扩散，常常十分隐蔽，没有症状表现，因此在患者或医生发现之前就发生了。

一旦癌细胞克隆进化到领土开拓这一步，手术就是多余的了，电离放疗、化疗加药物组合这些火力更猛的武器就会增派到战场上。这些治疗手段的操作原理是杀死任何代谢活跃、快速分裂的细胞。你不必获得生物学博士学位就可以想到这种方法缺乏对癌细胞的特异性，而且还具有内在毒性。然而，很重要的是请你回想一下，就在不久之前癌症还几乎被普遍悲观地认为是无法治愈的，但是喉癌的治疗，用铂的衍生物治疗卵巢癌和睾丸癌以及应用联合化疗治疗几种儿童癌症扭转了这种悲观的看法。有一些成功的例证就代表了现代医学的胜利，值得重视，但是我们真正需要的是一个解释。为什么一些扩散的癌症对治疗非常敏感，束手就擒，而其他一些——不幸的是大多数——仍在负隅顽抗？为什么儿童癌症比成人癌症更易治愈？答案在于疾病的遗传学和生物学，这直到最近才逐步被了解。

正如我们现在所了解的，随着时间的推移，癌细胞克隆可以生成大量的细胞。这些细胞常常表现为基因不稳定，DNA 修复存在缺陷，细胞凋亡通路也许受到损害。而且，最引人注目的是，癌细胞克隆极具多样性，适应能力极具弹性，因此要消灭它们显得非常困难。由此推断，癌克隆演化的后果就是一旦进入转移的阶段，出现的克隆内至少会有几个细胞成功逃脱治疗的攻击，重新获得克隆优势。它们是如何做到的已不再是个谜，至少现在它们的伎俩已经暴露了。

在处置背叛的癌细胞之前，我们需要承认一两个关于癌症治疗的错误的基本假设。一个常见的假设就是癌细胞要比正常细胞生长得快。不一定是这样。不幸的是，错误的认识构成了主流疗法的基础，即通过化疗和放疗优先杀死快速分裂的细胞。其实，一些癌细胞实际分裂速度非常缓慢——但是坚持不懈！不事声张，暗中行动，最终夺取统治权。例如，前列腺癌以及许多其他癌症包括一些淋巴瘤和乳腺癌就是这样。癌细胞可以伪装出表面的温顺，甚至休眠，以此逃避常规疗法。这可能是这些突变细胞发展过程中的一次事故，但更可能是适应性的达尔文策略，获得自然选择的认可，虽然缓慢却肯定能笑到最后。我们先前的认识是错误的。

我们还受到哄骗，认为或者至少希望根据恶性程度分阶段或分级的特定类型的癌症在临床上可以把它们当作单个的或者同种的疾病进行治疗。我们现在可以认识到隐藏在表面下的是异常突出的分子多样性。此外，根据临床研究特别是白血病及乳腺癌研究，现在已经很清楚，一个或多个主要的分子异常可以深远地影响癌细胞对特定鸡尾酒治疗的反应。因而，"分子盲"的治疗方法的结局只能是阴晴不定，好坏难以预测，大多会令人失望。

接下来再看一看非手术治疗的行动方案。大部分用来治疗癌症的化疗药物和电离辐射并非如长久以来所认为的是细胞杀手，用毒药或炸药杀死细胞。相反它们损伤 DNA，引起细胞的应激反应，从而激活它的程序性自杀死亡通路。细胞不是被谋杀而是自杀，尽管是由被攻击引起的。但是正如我们已看到的，这正是已被许多突变中止的同一个细胞死亡程序，这些突变对疾病的发展从一开始就起到至关重要的促进作用，于是治疗就有可能遭遇失败。当然，如果你给予足够高的药物或放射剂量，所有的癌细胞都会死亡——但是病人自身也会死亡。

那么那些化疗加放疗或单单纯化疗就能治愈的癌症是怎样的呢？在我看来，仅有的几个癌症治疗成功的例子，特别是儿童白血病、儿童肾母细胞瘤、霍奇金氏病、睾丸畸胎瘤和绒毛膜癌，其中大部分实际是一些特例，它们可能或已确定来源于某些特殊的干细胞，这些干细胞的进化轨迹缩短，一下子就到达癌症可明确诊断的程度。这些特殊的细胞，由于发育和生理的合理需要，机动性强，繁殖活跃，不太受组织结构的限制，但是对凋亡和分化衰亡很敏感。它们也许因此发展为弥散的状态，从而在它们发生演变的较早阶段，只获得几个突变（为了便于讨论，假定两个）且不存在遗传不稳定性的共同作用的情况下就表现出临床症状，易于诊断，因而也能及早得到治疗。在我看来，它们也许甚至不需要那些可以破坏细胞增殖调控机制或凋亡的突变的协助就能以弥散的癌细胞克隆的形式逃逸，与已成为癌症生物学典范的模式不同。只要诊断不是太迟的话，这些特定的癌症先天对药物治疗和放疗非常敏感。如果给予机会，这些癌细胞也会穿越愈来愈具选择性的层层景观，通过突变获得进一步的多样性，最终变成负隅顽抗的类型。治疗成功与否完全在于治疗的时机。

这对于一些类型的癌症是个好消息，是意外之喜，然而公正地说，治疗成功并不像我暗示的那样简单。对可治愈特例的解释可以得出一个重要的推论：对为什么我们在对付大部分主要的成人上皮细胞癌时感到很棘手这个问题提供可能的解释。后者在一个组织构造内进化的时间要长得多，组织构造对它施加了强大的约束。突破这个瓶颈进行扩张和转移，也许需要有更多的多样性和突变基因的协助才能生存，这使得极少数成功的逃脱者不仅开始在其他地方安营扎寨，而且作为意外收获，还可以抵抗治疗。

但是在大部分成人转移性癌症中，自然死亡程序被直接阻断不是治疗方面碰到的唯一难题。癌细胞在发现和修复 DNA 损伤方面存在缺陷（进化加速器），则更可能或者几乎毫无例外地更能耐受那些通过损伤 DNA 诱导细胞死亡的治疗方法。高达 50% 的晚期和转移性癌症存在缺失或突变，导致 *p53* 基因（发现我们 DNA 损伤的关键侦探及启动细胞死亡程序的总指挥）的正常功能丢失。治疗可能助了沉默的 *p53* 突变体一臂之力，恰恰给它提供了它所需要的选择性机会，使得它可以在竞争者被大批屠杀后得以作为优势亚克隆出现。这解释了为什么肿瘤中 *p53* 正常功能的缺失往往预示着恶化和治疗结果不理想。从这个意义上讲治疗也许甚至会将事情搞得更糟，诱导细胞发生进一步突变，使其不受损伤的影响，因此也不会激活死亡这个自动保险装置。与此形成鲜明对比的是，上面提到的那些对治疗敏感、可治愈的癌症很少存在 *p53* 突变，也许是因为它们没有经受同样的选择压力，促进这种突变体的产生。

非自然的选择

自然选择带来的难题似乎还不是全部问题所在，此外还存在"经典"的耐药现象，长期以来耐药现象被癌症药物学家认为是唯一的或主要的治疗障碍。这里我们确实领教了达尔文选择的威力，尽管这种情况下它并非"自然"发生的，而是治疗干预带来的人工产物——但不管怎样，它是一种强大的选择压力。转移性癌症中细胞越多（例如 10^{12} 个或者 1 千克的重量），基因重排或多样性就越多，则越有可能在治疗前就存在沉默的耐药突变体。许多治疗癌症的药物是自然物质或外源生物素的合成或半合成复制品，来源于细菌、真菌和其他植物，换句话说，是自然存在的有毒物质。很自然地，动物细胞包括我们的细胞早就采取了相应的策略——拉拢那些可以中和、酶促降解或去除这些微生物或动物区系入侵者的毒性的分子。

　　抗癌药物要起到作用就必须要攻破细胞内这些分子的防御。假若癌细胞数量足够多，遗传多样性的特征显著（这是转移性癌细胞的标准），那么从概率上来讲这些细胞中有可能有一个或多个会由于突变而增强抗毒素防御能力。现在，治疗给这些原本毫不相关的突变体带来了机会和选择压力，使它们得以在扼杀它们同胞的治疗瓶颈中幸存下来，作为新生优势亚克隆出现。

　　这个达尔文式的进化过程基本和害虫耐杀虫剂抗性的快速进化相一致，并且一致的程度相当高，甚至达到采用同一个突变招数（例如，编码解毒酶的基因拷贝数增加）来逃避毒害。这个机制解释了大部分单个化疗药物耐药性产生的原因。它也适用于乳腺癌或前列腺癌治疗方法中的抗雌激素或抗雄激素疗法，有助于解释这些癌细胞可能因其增殖变得不再依赖于性激素从而得以逃脱。

　　为了避免由突变引起的耐药性，通常的做法是序贯用药，如序贯使用抗生素，或者联合用药。晚期癌症如果治疗成功的话通常是因为使用了联合化疗。多种不同药物经不同途径大量渗入细胞死亡终末通路上，一个突变细胞或克隆似乎不太可能经受轮番刺杀而存活。但是接着进化难题又来了。几乎所有的抗癌药物一旦进入血液，必须依赖早已形成的正常细胞膜上的化学泵才能进出细胞：流出和流入。我们的细胞利用进化保守机制包括蛋白泵和孔隙促进这些物质排出。那些有着截然不同的化学结构的药物也许会被识别出来，并通过相同的通道运送。这些进化过程中由来已久的设置允许细胞可以有效控制与有毒微环境发生对话，而且在此方面一个并不比水闸高级多少的泥沙俱下的排放策略将癌症化疗药物分子感知为有害的自然界物质的一部分。不幸的是，这给突变细胞提供了机会，一下就可以对几个不同药物产生耐药。如果负责排出泵的基因制造出更多泵蛋白的拷贝，它就可以做到这一点。若流出量快速增加，细胞和它的克隆后代会对多重药物产生耐药性。

在所有这些"逃逸之道"中，抗性强的突变细胞受益于周围进行的大规模清除和生态杀戮，获得进一步的优势。空间和再生资源会被机会性地加以利用——类似环境灾难（森林火灾、洪水、行星撞击等）发生后的情况。

除了基因突变或扩增之外，其他自然机制也许也在解除药物毒性从而导致耐药方面起着重要的作用。药物排出泵的表达在身体的不同细胞之间存在普遍差异。例如，中枢神经系统内的血管细胞在这方面就被赋予特别高的表达，这也许反映了它们作为血脑屏障的前卫的功能阻止有毒物质进入我们最重要的器官。保护睾丸生殖细胞免受血液中有毒物质毒害的支持细胞（Sertoli 细胞）的物理屏障也是基于同样的机制。肾脏、肾上腺皮质、胰腺细胞和血液干细胞也被泵蛋白很好地武装起来。这也许可以解释为什么源于这些细胞类型的癌症经常在初期就具有内在耐药性（也就是说，不是仅有个别的突变体悄悄逃脱，而是化疗彻底失败）。

你还能找出更多的理由吗？为什么药物和放射疗法经常遭受挫败还有一个其他的解释，和药物或射线的局部输送有关。放射要有效地杀死癌细胞，周围必须要有氧气。药物要足量传输到所有癌细胞中需要从癌组织附近血管开始局部扩散。我已经讲到癌组织演化中的一个特征就是在超过一定大小后需要寻求新生血管来改善它们的血管行程以及营养和氧气供应。现在已有可能直观地观察到生长中的肿瘤，当它们转移到第二个地点时，周围常密布新生血管网络，而且这些血管还渗入癌组织内部。新方法包括超声微泡和分形图像分析揭示一切都不是我们原先预想的。新生的血管并未形成对称的精密血管网，而是以一种明显随意的方式生长，远离癌组织。这些被孤立的癌组织会因缺氧而导致细胞大面积死亡，但是恰恰矛盾的是，在这样的区域内存在着更强的选择压力，使细胞发生进一步突变出现，从而削弱治疗的攻击威力。这很不合理，不是吗？

显然，随着癌细胞克隆的演化和扩张，达尔文选择确实不利于治疗成功。形势比我们发现突变基因和克隆逃逸途径之前所意识到的更严峻。确实毫不奇怪，现在我们对癌细胞的遗传和演化策略看得更清楚了，化疗对于大部分转移癌之所以失败是因为一些突变细胞躲避了攻击，从而得以从最狭窄的瓶颈处逃脱。它们没有恶意，只是遵循适者生存的原则——这里是细胞的生存。

从这个故事中肯定可以推断出一些重要而有益的教训。但究竟是什么教训呢？一些肿瘤学家相信答案就是需要更高强度的鸡尾酒式化疗。或者，如保罗·奥利克在大约一个世纪之前针对微生物感染所提倡的——对它们给予"尽早尽强"的打击。用现代美国流行的说法，这是"早期、高剂量"的治疗。那么任何癌细胞都无处可逃，无论它赖以逃避的突变机制是什么。这种治疗策略加上某些异常昂贵的辅助疗法，包括血液干细胞移植，带来了渺茫的希望。这些策略包括基因治疗，使植入的干细胞耐受高剂量的化疗，以及用改变的"多利羊"克隆方法从患者自体组织中（例如皮肤细胞核）"生产"出新的血液干细胞。但是这些在技术层面上很高超的细胞和分子工程技术同样不会带来新的治疗方法。它们只是通过置换掉那些不可避免地要被化疗摧毁掉的对人体必不可少的血液干细胞，来挽救患者以免他们可能死于高强度的"老式"的化疗。

那么，即使加大化疗剂量和进行骨髓移植治疗白血病取得了一些成功，即使这些治疗也许对其他一些癌症也起到一定作用，这些措施还是铤而走险。这些从根本上来说很粗暴地试图消灭恶性克隆的方法所导致的创伤和间接损害是相当大的，没有令人信服的理由相信这些冒险的治疗方法会最终实现目标。我的一些同行认为我们蒙着双眼已经在错误的道路上走得太远了，这不应作为一个关键的策略而继续下去。当然，假如我现在是一个癌症患者，我会希望能够接受符合最大整体利益和生存前景的治疗，即使是有毒的或令人痛苦的，但与其他潜在的而不是真正的癌症患者一样，我也期望有更好的选择——也许可从根本上得到改善。现在普遍认可的替代目标是采用一种更基于生物学的治疗方法，根据我们对癌细胞策略的理解来制定治疗策略。或者，最好是在癌细胞苏醒过来开始奔跑之前就阻止它。

第二十五章

21 世纪的癌症

> 如果造成这种（癌症的发生率）差异的原因能够被发现，再加以控制的话，我们可以减少 80%～90% 的年龄别癌症发病率。其中一半应用现有的知识就能做到。
>
> （理查德·多尔爵士，1996 年）

我所试图描绘的进化和历史进程也许会助长听天由命和无法逃脱的宿命论。我希望不会这样，因为这并不是我，我相信也不是大部分癌症研究者（公认的乐天派）在看待这个问题时所持的观点。在某种意义上癌症的发生具有必然性，在某种程度上的确是这样。然而对于不同癌症这个程度的高低是个社会变量。理解了癌细胞克隆策略性的运作机制就等于赢得了一半的胜利。我们可以更机智地对付克隆，或者我们可以和加速风险的社会棘轮相对抗，甚至我们可以在两方面都做努力。毫无疑问，两方面都必须做到，但是可以有所选择和优先考虑。不会有什么"魔弹"可以适用于所有癌症，不管这个药是多么先进。政治领袖和他们的顾问现在应该认识到这个问题并不能和建造第一个原子弹的任务及登月计划等归为一类。这里面涉及几百万年的进化生物学的复杂性，其中还一直夹杂着人类的多样性和行为，形成相互冲突。

美 好 前 景

那么我们怎样对新获得的生物学知识加以利用呢？有几个诱人的可能性，一些已进展到早期临床试验。许多人乐观地相信一些新的分子策略会被证明有效。企业主和生物技术公司似乎看到了闪闪发光的美元符号在向他们招手。这不是一件坏事，只要最终的产品价格在可承受范围内。

但是生产出的产品能够不负众望吗？乐文宁、凯恩斯及其他癌症治疗分子生物企业的怀疑者对过高的期望值提出警告。媒体或癌症分子治疗和基因治疗的既得利益者的大肆炒作可以轻易地催生听天由命或愤世嫉俗的悲观主义。我们前面也听到过所有这些吧？由于关乎众多利益，为了抬高股票价格，捧高个人或企业的声誉，草率或者夸张地肯定疗效的做法是不可避免的。我们是想听到好消息，但是哄骗癌症患者告诉他们答案而且是个简单的答案即将揭晓，这是荒谬之极的。在某些方面，现在的骗术可能会更糟，因为它可以披着炫目的但很大程度上晦涩难懂的遗传学和分子生物学外衣。

另一方面，企业主破点财有谁会在乎呢？不容置疑，投资会催化非凡的技术进步，至少可以使某些形式的分子治疗成为可能，其中有一两个可能成为最终的胜利者。政府和医学慈善机构不可能独自冒这么大的风险，只有世界范围内一些拥有强大的技术实力和充裕的投资资金的学术性癌症研究中心可以有力地接受这项挑战。与此同时，普通大众对此又能理解多少呢？因而，对分子治疗的前景和存在问题的客观评估是少之又少。前景确实是有的，但问题也是实际存在的。本书的目的不是对这个重要的问题做出深入评价，但是接下来的概括性介绍会令人感受到可能面临的一些挑战，思考一下癌细胞克隆具备的达尔文进化资历就能领会到这些。

医学占星术：分子筛查

对于那些遗传性癌基因，高灵敏度且具特异性的筛查方法即将诞生，可以对高危人群（例如家族性乳腺癌、结肠癌和前列腺癌）进行筛查。了解你是否携带问题基因很重要，而且在我们获得实施犯罪的突变基因的完整目录后将会更有帮助。但是如果你是携带者，那么早期发现、手术加上饮食建议和激素预防（乳腺癌病例中）带来的机会就好得多，可以阻止病情进一步恶化。那些患有基因上确证的家族性癌症的个体也许非常希望避免将他们可能有害的突变基因遗传下去，选择不要自己的亲生后代，或者采用体外受精和分子筛查的方法来获得未携带突变基因的胚胎。当然，与其他许多可能会在将来造成死亡后果的遗传基因的情况一样，还有其他重要的问题需要考虑，尤其是合理的筛查本身的组织工作、风险评估和咨询，治疗选择和人寿保险范围。有迹象表明一些生物技术公司在必要的附加措施到位之前就迫不及待地将可能利润丰厚的基因筛查试验投入市场，这是有点令人担忧的。

对于大部分未涉及作用强大的遗传性癌基因的成人癌症，高危个体也许还是可以被确认的，例如通过与致癌物质代谢、激素信号传导或者免疫反应相关的基因变异来识别。但是这种意义上的遗传学对风险的调控作用是有限的，或者是很多基因的综合效应。这给筛查策略带来了相当大的困难，而且可能的好处也许很小。

更加实际的做法是，通过识别提示癌症恶化的突变基因并引入能在早期病变中发现这些基因的有效技术手段，采用常规化和系统化的筛查方法，能极大提高癌症早期发现的功效和可靠性。基于微阵列的敏感且全面的分子筛查技术在开发之中，可被用来侦测很小体积的活检组织提取物中的突变印迹。我们有理由期待对分子异常的全面探查应该能够对癌细胞克隆的演化状况做出更加可靠的评估。然而，由于癌细胞演化轨迹的不可预测性，这也不是万无一失的，但是这些情况下的早期发现应该可以改善临床预后，增加根除的机会。

癌细胞的隐蔽扩散也许会耽误系统的药物治疗，因此应用适用于局部淋巴结、血液或者可获得的体液的分子诊断学也许会有助于我们发现需要全身及局部治疗的患者。宫颈癌的经验证明通过筛查可以降低浸润性癌症的死亡负荷，在这方面还可以做得更多。采取的策略就是在肿瘤细胞发展成羽翼丰满的恶性肿瘤前就将它们捕获。存在的挑战是要使筛查更加智能化而不是草率粗糙，要做到精确、普及性强，然后鼓励合适的风险人群接受筛查。毫不夸张地说，技术创新、资源普及以及公众教育意义重大。

对乳腺癌和前列腺癌的筛查也许是这项策略最具争议之处。乳腺癌和其他成人癌症一样都是慢性疾病，尽管这种疾病可以从基本静止状态中突然露出狰狞面目带来急性的后果。因此，建立监控和侦测技术是可行的，这样就能早在集齐"满堂红"的突变进行转移性自由扩散之前就察觉出问题迹象。乳腺 X 线摄像技术在这方面挽救了若干生命，但是从整体来说作用也不是很大的。[2] 筛查方法完全没有达到高智能化。这有待于扫描技术的进一步改进以提供含有更多肿瘤信息的图像。

前列腺癌的筛查也存在类似的争议。美国对这种方法的推崇度要比欧洲高，常规筛查发现了许多高危男性，但是这个风险迄今未能精确计量，许多本来也许不会患上致命恶性肿瘤的男性失去了他们的前列腺，带来一些相当严重的后果。如果所提供的早期癌症的检测服务能够与发现突变基因型的分子表达谱以及预后的预测联系起来，从而指导治疗干预，使之更加理性化，那么会带来很多福祉。

在这方面还有其他鼓舞人心的进展。我不会很另类地喜欢将内窥镜插到我的直肠里进行定期检查，但是有明确的证据表明放大内窥镜可以有效地探查直肠和结肠，发现有可能需要活检或切除的可疑病变。超过一厘米大小的结肠息肉进展为高度恶性的癌症的可能性很大，现在有可信的证据表明早期发现这些息肉并通过结肠镜予以摘除，可以使癌症的发生率减少90%。这样一个"服务"是否会作为健康保健的一部分被广泛推广也许是有争议的。

用"设计"药物来对付克隆

但是，仅做到对固体肿瘤肿块的预测、精确的早期诊断和切除还是不太够的。我们还迫切需要针对转移性癌症的更为有效且毒性更低的治疗方法。不可避免地还是会有病人在癌细胞克隆扩散之后才被诊断出来。可能还需要许多尖端的技术来战胜羽翼丰满的癌细胞克隆。我们可以诱导它们死亡吗？癌细胞可能会通过进一步的突变来阻断死亡通道，但是它们只是处于静止的状态，难以接近，而并非永久消失了。因此避开细胞信号传导路径的正常入口，直接发出凋亡信号重启这个过程是有可能的，或者，抑制细胞死亡途径的突变蛋白本身也可能受到抑制。

尽管这些可能性很有趣，但它们提出了一个显而易见的问题：

如何设计出对癌细胞具有选择性和非毒性药物？在某种意义上这是对一个世纪以来的癌症研究的严峻考验：有没有可能瞄准癌细胞的致命弱点来控制它们，如针对它们的突变基因或者这些基因所编码的功能调控异常的蛋白？实验室研究和一些动物实验提示也许是有可能的，但是这也有赖于更多高超技术的诞生。数十亿英镑和美元现在被押在这个赌注上，以期它会开创新一代无毒性的"设计"药物和肿瘤分子治疗的新时代。

很抱歉，我这么令人扫兴，但是这里的确有个实际问题，也是癌症分子生物学家常常忽视的一个问题——老生常谈的癌细胞特异性的问题。大约一个世纪之前，保罗·埃尔利希（Paul Ehrlich）的砷凡纳明是第一个"魔弹"。它的成功很大程度上是依赖梅毒螺旋菌这头野兽与我们自己的细胞迥异这个事实，杀死病菌和细胞的功效差异显著，从而获得很高的治愈率。突变基因也许具有癌细胞特异性，它们编码的蛋白也可能如此，但是被严重破坏的信号通路不具癌细胞特性。癌细胞的特殊之处就是它们在时间和空间上的紊乱。将激活的细胞增殖通路作为分子标靶，例如应用高度特异性的肽抑制剂来抑制信号级联中的某一步（图 8.4），也许不会比过时的针对分裂细胞的药物的特异性更强。经过精心设计，治疗药物也许具有敏锐的分子特异性，但是缺乏关键的细胞选择性，这正是癌症治疗所需要的。将分子靶向或个体化疗法引向这个充满争议的领域在我看来是勉为其难。然而还是有许多关于信号网络的复杂性我们要去认识，会有一些意外收获。如果我被证明是错的，我会很高兴。一些科技界同事很肯定我是错的，我们只能等着瞧。

从理想的角度来说，我们应该针对突变基因或其主要的蛋白产物，因为只有它们才可能具有真正特异性。要做到这一点，药物必须具有非凡的应变能力，但是还是有一些鼓舞人心的迹象。在这个方面最有希望的潜在分子靶标是 p53。这一蛋白在大约 50% 的成人癌症中缺失或功能异常。缺少 p53 功能是恶性癌细胞和正常细胞之间最常见的生化差异。最近的研究表明改装一个常见病毒（腺病毒）来选择性地只杀死缺乏 p53 蛋白功能缺失的细胞是有可能的。对这种被称为"智能炸弹"（而不是"魔弹"）的新型事物的初步尝试是鼓舞人心的。研究表明通过将小肽分子结合在突变 p53 蛋白的异常表面，可以将 p53 蛋白的突变形式重建成正常构象。我们也许可以期望用这种肽进行治疗能够使癌细胞对基因毒性的化疗更加敏感。我能够想出这些新式武器可能也会受挫的一两个原因，但我不想讲出来。它们如此智能化，应该得到乐观的评价。我们很快就会知道。

癌症治疗领域还有许多其他分子策略正在尝试性开展，具有一定的独到之处和技术含量。这些方法包括试图激活免疫系统来识别癌细胞中的突变蛋白——这是新瓶装旧药，重复早已上演的癌症疫苗传奇。另一个新的想法是用一种"前药"的形式来标记常规细胞毒性药物，使它们只能在例如前列腺特异基因出现时才被激活。也许有可能利用许多肿瘤生长时所处的特殊的低氧环境，使用低氧条件才能激活的药物。还有有趣的想法，就是通过抑制癌细胞克隆的分子拯救手段——端粒酶——来阻止它无休止的增殖。

那么分子"智能炸弹"是否能够真正起到作用——或者说，我们会不会做更多的无用功？许多想法是难以实现的，在虚张声势之中我看不到什么实质要点。一些癌细胞总是躲在无法接近的地方：无论一种新型药物如何神奇或智能化，要将其有效地输送到肿瘤中是很困难的。此外，目标一直在变动。一旦演化全速前进，癌细胞数量众多，遗传不稳定，一些突变细胞完全有可能逃脱利斧的砍杀，尽管这个斧头是分子"智能化"的。

达尔文式的迂回策略？

　　理想的情况是，我们能够寻找到一种治疗策略，能够废止或限制癌细胞的演化机会但同时又不会给它们提供选择压力促进其中产生对抗性突变。对于任何直接瞄准癌细胞的治疗方法，特别是一旦癌细胞已站稳脚跟、具备遗传多样化，为逃跑作好了准备，治疗的目标都难以实现，冲突几乎不可调和。但是这个问题可能有个迂回的解决方法。一旦我们对其中的关键生物机制——组织屏障被突破，细胞黏附，此外特别是新生血管形成——有了更多的认识，通过对阻止或限制肿瘤或癌前病变向浸润性癌症发展甚至是转移性扩张的干预，也许是有可能的。这里有一个可能的干预方法，也许可以在癌症中广泛应用——阻止成人中新生血管形成，没有了这些血管就不会有癌细胞克隆的演化：压缩瓶颈，使肿瘤窒息。

　　这种方法有着有趣的生物机理。设计任何癌细胞治疗药物，不管是神奇的还是其他的，主要的问题是这些癌细胞在遭遇治疗的强大选择压力时，它们的遗传多样性给它们提供了抵抗和克隆逃逸的途径。将血管作为打击目标不会面临这种达尔文式的局限，因为这些细胞是癌细胞克隆的遗传稳定的从属物。这个观点就是：针对或者控制癌细胞的逃跑通道而不仅仅是对付克隆本身。

　　这种方法是否会有足够的有效性和选择性？新生血管从物理角度讲是可被瞄准和直接作用的——这是个好的起点。但是完全正面抑制血管会不会招致一些惩罚呢？我们需要生成新的毛细血管的能力，主要是为了形成正常的胚胎、胎儿和婴儿，但是为什么我们作为成人也需要这种能力呢？是这样，生育期女性需要这种能力来维持卵巢的周期功能，并在怀孕时形成胎盘，而且它在伤口愈合和炎症中也很重要，但是在其他方面它非常招人厌恶，不仅仅是对癌症，而且对糖尿病视网膜炎、失明和关节炎也是不利因素。抑制新生血管也许是有益的，而不会导致大部分癌症治疗方法带来的严重间接伤害。

在波士顿的胡大·福克曼（Judah Folkman）及其研究小组的开拓性研究之后，许多可以阻断新生血管的自然物质被发现，包括鲨鱼的软骨和绿茶。这些物质中有一些可能具有治疗潜力，在写这段话时至少有 10 种产品已进入一期和二期临床试验，还有些在开发之中。一些十分有希望的候选药物（如内皮抑素）在癌症动物模型中效果也很显著。有趣的是，沙利度胺被证明是最具威力的抗血管生成的化学物。如果这个药有一些有用的应用，那么这倒是个异乎寻常的翻身。

然而困难也是存在的。沙利度胺一类药物的作用机制是干扰特定的化学信号——特别是转化生长因子 -α（TGF-α），但是这些分子不仅对血管形成很重要，而且对其他重要功能包括免疫反应也起着关键作用。我们当然有强大的动力要找到一个血管特异性的化合物，这也许是可能的。这种新型治疗方法或许是我们应该打出的最佳的牌。

这些顾虑可能会打击乐观情绪，但是不必彻底失望。甚至，到本书发表之时或你读到这一页时，已获得更多的深刻见解，通过生物路径很可能带来一些非常实用的利益，如早期干预，限制肿瘤扩增，或者某些情况下永久或至少有效地缩小癌症转移范围。毫不夸张，这里有一些非常智慧的癌症科学在里面。

与此同时，也许还有更简单的选择。现在有令人信服但尚不充分的证据表明非甾体抗炎药可以降低结肠癌癌前病变的发生率，从而将结肠癌的发生率减少50%。同样的药物也可以在啮齿动物体内发挥类似作用，抑制这些动物的肠内异常克隆赘生物的形成。那么这些吸引人的药物是什么呢？一个是两千多年来被用为镇痛药的天然植物抽提物的衍生物。希波克拉底向女性推荐使用这种由杨柳树提取物泡制的草药，来缓解分娩的疼痛。它的生产已有一百多年的历史，而且很便宜。它就是阿司匹林。它不仅会保护你的结肠，去除你的头痛，而且它对那些具有心脏病或中风风险的人有明确的益处。

　　阿司匹林的这种多面手的特点源于它能够抑制参与细胞分裂和死亡的信号网络调控的前列腺素。单纯阿司匹林对肠内细胞的影响是：分裂下降，死亡上升。现在，如果任何具备这些优点的新型抗癌药物被发明出来，受到专利保护，你不认为它会受到大肆宣传吗？你不打赌药的价格会很高吗？阿司匹林绝不是魔弹，而且它也有一些有害的副作用，但是它还是远远优于大部分其他候选药物。

制　约　棘　轮

　　单单是高超的分子生物技术还不足以解决癌症问题。按照常识，预防应该受到更多的重视，而且从实效角度来说，也许最终会证明预防是抗击癌症的社会共同努力的一个非常必要和主要的组成。它也并不很容易，但是潜在的影响是巨大的。我猜想当谈到癌症控制的时候，历史会重演。就是说，就如同二十世纪初对传染性疾病的控制，这场战役只能在科学高度发展的基础上，更大程度上是在治疗与生活条件、社会与经济结构及生活方式的改变相结合的情况下才能取得局部的胜利。基于同样的原因，普遍认识到世界范围内我们对健康事业做出的最大贡献是净化水源。没有人会提倡回归到石器时代的生活方式。

与此对立的观点认为普遍形成的享乐习惯特别是带上了商业利润和税收色彩的习惯是不太可能改变的，即使能改，需要的时间也太长了。这是个很危险的失败论。还有一些人憎恨我们的行为模式或生活方式是癌症风险的主要作用因素这一观点。他们断言这是在责备受害者，但是就究竟是个人还是社会应受责备，他们并没有一个总的观点。这种颇有历史的中庸观太轻率，反而起不到作用。一些个人决定或生活方式的选择是相关因素，这一点不容置疑，但绝不是像选择一个发型、汽车型号或时尚饰品那样微不足道或影响短暂。我们未必能够完全控制相关行为属性，它们深深地打上了我们生活和工作所处的社会和经济体制的烙印。我们在烟草业中也许有一个戴着黑帽的恶棍，但是枉然地试图寻找一个单一的致癌因素，一个简单的线性因果联系，只会枉费心机。在大多数情况下我们是和一个复杂的致癌网络在打交道，网络中交织着生物、历史、社会和经济等众多因素，从中出现了癌症这个令人烦恼之物。

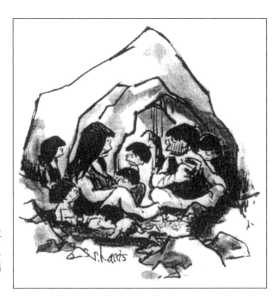

图 25.1 "怎样才能不再生了呢？都不知道怎么就怀上了。"（承蒙哈瑞斯惠允）

但是，任何宿命论者于是可以方便地以消极的行为表现来掩饰自己。既然我们最终都无法逃脱死亡的结局，为什么不投入那些带给我们欢愉的企业的怀抱、充分地享受生活呢，就算冒着患癌的风险？确实是为什么不呢？问题是癌症平均可以减15年的寿，它可能会发展到让人十分痛苦的程度，而且总的来说，还是有知情选择更好。我们对肿瘤学家、外科和内科医生治愈癌症的期望应该更加合理一点，将更多的重点放在我们文化决定的风险因素上。当我们获知总的来说80%～90%的癌症可以避免时，我们当然都会觉得惊诧。当我们开始认识到社会结构的某些特定方面及所谓生活方式给个体带来的风险时，问题来了——牵涉到接受风险、权衡风险，以及采取实用的措施干预风险等诸多方面的问题。

与吸烟有关的癌症与生活方式直接相关，是最值得宣传教育的例子。忘了所有的细节和告诫吧，下面我用很通俗但是很实际的说法来说明风险：每1 000个终身吸烟的年轻男性中，平均下来，会有1人被谋杀，6人死于交通事故，250人死于烟草相关疾病包括肺癌。如果这是一个抽奖活动，我们大部分人会认识到基本有25%的中大奖的概率——即使我们为这个奖等待了很长时间。经计算，停止吸烟最终会将成人癌症的风险几乎减少三分之一，当然也会减少吸烟引起的其他严重疾病。西方的肺癌发病率在逐步降低，至少在男性中是这样。与此同时，女烟民现在正品尝着解放和效仿男性带来的苦果；而在东欧、非洲和中国，由于香烟生产商们大肆的或者应该说是恶性的生产、宣传和销售活动，这些地区的人口将遭遇可怕的流行病。接受这种状况真是愚蠢的行为，西方国家的政府纯粹是惺惺作态，一方面宣布认识到健康风险，另一方面又为烟草企业提供税收优惠政策，对种植烟草的农民给予补贴，还允许广告宣传。

还有一些付出过代价知道吸烟危害的人至今还在支持香烟的商

业化，给它披上体面的面纱。英国王室就是其中之一。某些香烟品牌一百多年来一直享受着皇家御用保证或国王或女王陛下御用品的美誉。无疑，它们是提供了某种服务：现任女王的父亲死于肺癌，他的父亲和祖父均死于烟草诱发的肺部疾病，与资助斧头—史密斯（axe-smiths）公司的查尔斯一世国王的后代的情况类似。最后，在世纪之交，女王的准尉撤回了他们对本森海吉斯（Benson & Hedges）品牌的支持。然而，让人想不通的是，英国王太后（她的岁数超过了御用保证的历史）曾继续向 John Player 旗下品牌提供皇家御用保证。

那些严厉谴责烟草生产商和吸烟习惯的人很可能会被描述为伪君子，妨碍了商业自由和个人选择。吸烟当然有心理学方面的解释，受到尼古丁的药物驱使，这是事实，不过对于许多吸烟者来说主要还是受习惯的支配。不用说，这个习惯会带来享乐，接受风险就变得没什么大不了的。如果以"是有风险，但不会是我倒霉"或"就算是我倒霉，肺癌也只是年老时另一张通往天国的车票"这些掩饰的想法来给自己带来虚幻的安慰，对风险的接受就会更加坦然。归根结底，还是需要给在一个充满各种诱惑、社会和商业压力巨大的世界成长起来的青年人提供相关信息和知情选择。

在某种意义上，目前至少西方国家发布的信息很明了：吸烟会迅速导致药物成瘾；它是非常危险的药物；它也许会以这种或那种方式杀死你；而且，平均来说，你可以预期折 15 年的寿，在极其悲惨的境况中走向终点。顺便说一下，它会让你的呼吸带上讨厌的异味，还会让你荷包干瘪。幸运的是，因为癌症克隆演化在以断断续续的方式慢慢悠悠地前进着，即使是对于那些过了鼎盛之年的人来说，年龄较大时戒烟还是可以显著降低优势克隆突破临界点的概率。

其他主要的癌症从原则上来说也是可以预防的。如我们已经看到的，一些癌症涉及病毒，包括与宫颈癌关系密切的乳头瘤状病毒，肝癌中的乙肝和丙肝病毒，鼻咽癌以及一些淋巴瘤中的 EB 病毒。这些癌症在欠发达的国家包括东南亚、印度和非洲更加流行。对于这些癌症，至少从原则上说疫苗肯定是首选的预防措施，尽管鼓励使用避孕套也许可以很好地"治理"宫颈癌（同时还有其他一些问题）。21 世纪之初，用疫苗预防癌症的尝试在所有这些病毒性癌症中都取得了进展，显示的初步结果鼓舞人心——例如台湾对肝癌的预防效果。

对抗癌症的预防性疫苗的确有一个令人鼓舞的重要先例，它有效地消灭了鸡身上所患的一种由疱疹病毒引起的癌症——马立克氏病。在马立克氏病病毒疫苗被引入之前，这种癌症给美国的家禽业所带来的损失预计（在 20 世纪 60 年代）每年大约高达 2 亿美元。如果我们可以为鸡做到这一点，为什么就不能在另一个不能飞的两足物种中进行尝试呢？对于一些传播路径比较清楚的病毒，可以证明防止暴露能够减少或消灭相关癌症。例如，日本和加勒比海地区发生的一种凶险的成人白血病是由人类 T 淋巴细胞白血病病毒 HTLV-1 感染所致，它主要是通过人的体液（母乳、血液和精液）中感染的细胞传播（与 HIV 类似）。对这些途径进行控制是有可能的，正如日本人实际已在实施的，他们对所有捐献的血液进行筛选，并建议所有检测出病毒阳性的怀孕母亲不要进行母乳喂养。

一些会显著增加病毒性癌症发生风险的共同作用因素（如肝癌中被黄曲霉素污染的食物）也应该受到控制。综上所述，现在对病毒感染引起的癌症进行有效干预的时机和条件已经成熟。基于同样的思路，运用抗生素联合治疗来消灭常见的胃幽门螺杆菌经证明可以缓解并可能治愈胃淋巴瘤，对治疗胃炎，胃溃疡，可能还有胃癌都有着美好的前景。

　　水源净化可以很好地预防与血吸虫感染相关的膀胱癌——特别是在埃及。更加洁净的水应该会减少水源受致癌化学物污染地区的膀胱癌发生风险。事实上，由于水的稀释和冲洗功能，单单饮用更多的水也许就可以减少尿液中含有的任何可致膀胱癌分子的影响。[3]如果你有膀胱方面的问题，不要吸烟也是有好处的。

　　对于皮肤癌包括潜在恶性的黑色素瘤，我们已逐渐认识到谨慎地减少对高强度紫外线特别是达到灼伤程度的紫外线的间歇暴露，会显著降低风险。年轻人更是如此。此外，我们还有个优势，就是这些癌症在转为恶性前就易于探查、发现和治疗。这越来越关键，因为黑色素瘤在过去的20年中发生率飞速上升，现已成为20多岁女性最常见的癌症。目前大约20%的黑色素瘤被证明是致命的，然而所有的黑色素瘤都有可能通过手术切除治愈。没有人会无助地死于皮肤癌。在美国、欧洲、澳大利亚和新西兰，监控项目和进行预防或干预的尝试以及在年轻人中进行针对性的教育或其他策略在逐步开展之中。这些措施有望带来好的效果，但是要确切地知道它们的整体效果还需要二三十年。与此同时，由于黑色素瘤发生率的上升还会持续十年，适当避免阳光照射还是需要的。一方面涂上厚厚的防晒霜，另一方面却又邀请阳光隐形的粒子来将你烤熟，这种情况下仅依靠防晒霜是绝不够的。[4]

　　将乳腺癌与现代生育模式、热量过剩却缺乏抗氧化剂的饮食以及缺乏锻炼这三大因素的共同作用联系在一起的证据也许还不充分，但是我们期待着流行病学研究能够提供更多的证据，而不仅仅是那些合乎逻辑的推论，特别是一些饮食因素也许还可以下调风险。总的来说证据是令人信服的，尽管它也许只是乳腺癌病原学全局中的一部分。回归到"原始夏娃"的社会和生育模式显然不现实，控制激素，减少其给乳腺组织带来的增生压力，也许是个更合理的选择。模仿怀孕初期的保护作用，为所有青春期后的女性生产出一种预防性药物，应该是有可能的。这个策略已被证明对给予促性腺激素或高剂量的雌二醇和孕酮的老鼠起作用。[5]

将他莫昔芬作为一种抗雌激素药物也是一个正确的方向。据一项大规模的北美调查研究报道，预防性使用该药（5 年）可以将高危女性的乳腺癌发生率减少 50%。但是它有副作用，包括会很矛盾地造成一些其他类型癌症的发生率上升。更加有效的新型抗雌激素药物还在研究之中。一个关键的问题是这些化合物（包括那些类似于雷洛昔芬可以维持较弱的雌激素活性的药物）对骨质疏松症和心脏或循环系统疾病有什么影响。[6] 从摘除卵巢这个不太理想的选择开始，通过雌激素调控来控制乳腺癌发生的观点数十年来一直在探讨之中。的确，我们需要对乳腺的正常激素生理学有更深的理解。在美国和欧洲这些研究已在进行之中，重点是乳腺癌研究。

接着是饮食。吃什么就相应表现为什么。在癌症风险中饮食无疑是个关键的作用因素。这方面的流行病学证据不是也永远不可能很确凿。植物性食物的化学组成异常复杂，特别是当它们和我们细胞曲折的代谢通路发生碰撞时。因而，想象我们可以提取几个"保护"分子或者用一个药丸来替代它们当然很天真。即使那些植物分子的确具有保护作用，例如抗氧化的类黄酮，它们不仅有着数以百计的不同味道或种类，而且矛盾的是在高剂量时还具有细胞毒性。但是预防措施不一定很复杂。日常摄入新鲜蔬菜和水果可以减少癌症风险，这方面的证据很有说服力。更加注重富含蔬菜、水果以及纤维的饮食，减少动物脂肪摄入，特别是降低总热量，这些会很有意义，带来其他健康方面的好处，特别是如果同时采用少坐多动的生活方式的话。

蛇棋：风险上升还是下降

这些生活方式方面的策略没有一个可以完全控制潜在癌细胞克隆中的突变。然而，它们可以做到的是在这概率化的过程中显著降低突变所需的全部筹码在允许的时间内被集齐的概率。如果你不抽烟，饮食平衡，摄入的热量适中，经常食用水果和蔬菜，定期锻炼，限制日光浴，那么终生的癌症风险会降低。如果有一个神奇的药丸可以将癌症的概率减少75%，你会愿意服用的，是吧？

这些为创建一个远离癌症的健康社会而开出的教育处方早就存在了，由国家癌症学会及其他关注健康问题的群体制定和分发。它们简单又直接——几乎到了乏味的程度。这也许也是问题的一部分。格拉斯哥和底特律的一般十几岁大的孩子会认为这些建议很"蹩脚"，例如很枯燥、不酷、古板、不性感，如果这些建议能被注意到的话。对于一个生活在纽约、从统计学上来说更多时候要面临艾滋病和凶杀等更现实的威胁的年轻人，癌症也许似乎是个遥远的未来。青年文化的独特性表明某种程度的投其所好、出奇制胜和树立榜样角色等策略当然是有必要的。

对于一个具有独特思考能力且自认聪明的智人物种来说，我们在考虑自己的行为可能造成的后果时可能会非常浑浑噩噩，行动迟钝，而且总体而言还不太会用大脑衡量日常风险。无疑这种思维状态有着复杂有趣的社会生物学方面的原因，其中一些带上了进化或达尔文主义逻辑的色彩。我们是一个爱冒险的物种，这一点毫无争议。归功于这个属性，巨大的利益和成就产生了。生活在一个没有风险的世界是没劲透顶的事情，既无法实现也不愿去实现。但是社会的游戏规则改变了。

在富裕的西方国家，我们大部分人正在享受着长寿、丰富的健康信息和充裕的财政资源的盛宴。现在对我们来说有必要更多关注一些可能会招致灾难性代价（即使是秋后再算账）的不必要的习惯性风险——在原则上与有先见之明地投资养老金和保险没什么不同。而且这不仅仅是取决于个人，而是应该做出严肃的政治决策，为健康保健服务提供适当的资源。癌症预防不应被视为一个孤立的议程，而应是一个整体上更为健康的社会的一部分；一个关乎生活质量的问题。

我们需要齐心协力，而且要尽早行动。随着西方老年人口数量的逐步上升，潜在的癌症负荷也在增加。此外，近期（2001 年）世界卫生组织还发出警告，肥胖人群日益增加而锻炼却在减少的不利局面会增加患癌风险。尽管面临这些人口统计学和生活方式方面的挑战，我还是对二十一世纪的预防措施、早期诊断和生物智能干预可能产生的影响持乐观态度。我猜测即使是对转移性癌症的控制方面的进步差强人意，西方社会最主要的癌症包括肺癌、乳腺癌、结肠癌和皮肤癌的死亡率也会显著下降。这需要时间，因为任何益处只有到几十年之后才能完全明朗（和疾病本身的正常进程时间框架一致）。所以，比方说，我会预想到了 2025 年预后会很好，到了 2050 年获得无可争议的证据。受社会及经济因素的影响，癌症的死亡率在将来会下降，正如癌症问题在过去是被这些因素所激化；这种好的迹象将首先在一些教育水平更高和更为富裕的群体中变得明朗——尽管乳腺癌和前列腺癌的控制也许还是需要一些药物辅助。

癌症负荷很可能会更加集中在发达国家及世界范围内相对弱势、不能对自己的生命负责的群体中。除上述二者之外的人群将会获得知情选择权，自己决定生活方式和由此带来的癌症风险。癌症的社会模式将会发生变化，或者是继续变化。一些主要癌症类型的发生率或影响会下降，如胃癌已是如此，但是我们应该要有思想准备，一些新的癌症类型会出现或变得更加突出。

20 世纪六七十年代的加工和建筑业的工人中石棉暴露引起的间皮瘤的死亡率至今还在上升，要到 2020 年才会达到高峰。在欧洲和美国以外的地区不加控制地使用石棉的现象现在还是很普遍。东南亚的一些国家是石棉主要的进口国，石棉主要来自南非的一些跨国公司，这些国家会在 21 世纪的某个时候遭遇间皮瘤流行。在某种程度上这会是一个持久的丑闻。

我们还需仔细研究医学和社会史上前列腺癌高居癌症发病率前列的那个时期。如果我的关于前列腺癌的推论经证明是正确的话，那么那些 50 岁以上的沉迷于"伟哥"的人会增加多少患前列腺癌的风险呢？随着吸烟人数在富裕社会的下降，其他消遣性的"带来生活享受"的药物会怎样呢？大麻也许有一些医学用途，但是它不是一个仁慈的或者无害的物质。它含有苯并芘和其他有害的化学致癌物质。此外，至少有一个报道揭示大麻和快克可卡因吸食者支气管上皮发生分子异常的概率会增加，与在吸烟者身上所观察到的现象一致。对于癌症风险可能会出现同样的问题——取决于你吸的量以及持续的时间。我们也可以设想到其他不太可能但并不是完全不合情理的场景。如果北半球大气中的臭氧缺失加剧，那么黑色素瘤发病的风险会显著上升。

与之前的 10～15 年相比，美国肝癌发生率在 20 世纪 90 年代几乎增加了一倍，而且似乎肯定还会持续上升一段时间。这种上升趋势在年轻男性中最显著，最可信的原因是 20 世纪 60 年代后期和 70 年代静脉注射毒品加上针头重复使用、输进未经筛查的血液和不安全的性行为导致的乙肝和丙肝病毒传播增加，与 HIV 的情况一样悲惨。近来病毒感染率已有所下降，所以癌症的发生率也会下降，尽管有些滞后。

最后要说的是，食道癌在西方特别是男性中的发生率有所上升，趋势令人担忧。从流行病学的角度看，这与喝酒尤其是喝酒又吸烟的习惯有着致病关联。早在 1926 年，就有报道称啤酒行业从业人员（酒馆老板、灌装酒的店员及管藏酒的店员）食道癌的死亡率超过平均水平。但关键因素也许不仅仅是灌入食管的酒精。正如癌症问题中所常见的情况，这还有待于进一步解释。

现实是我们一直以来都是与癌症相伴，而且永远都是如此。彻底消灭肿瘤和所有威胁生命的癌症是不太现实的，但是不同癌症的发病率模式会发生变化，而且总的来说，西方国家的死亡负荷很可能会下降，但历史会重演，肯定会有新的医学难题出现来纠缠一个富裕的老龄化社会。在这个变化万千的世界上没有一个因素会和世界范围内的吸烟模式分量一样重。

开头就注定的结局

具有讽刺意味的是，当我们谈到儿童癌症时情况就有点不同了。对于少数携带已知遗传基因的人，可进行亲代筛查或体外受精和早期胚胎筛查是具备可能性的，但大多数儿童癌症与遗传基因无关。许多儿童癌症也许是在我们复杂的发育过程中 DNA 自发出错引起的，因此也许是无法避免的。幸运的是这些癌症中有几种（尽管不幸的是并非所有癌症）目前的治疗还是有效的——尽管很遭罪。一些新型分子疗法也许在这里起了主要作用，例如对于脑瘤的治疗。

然而，对于主要类型的儿童癌症，急性白血病，有新的流行病学证据表明它高居发生率榜首也许和现代生活方式有关，但是并不像一些人所坚持认为的是人工辐射或杀虫剂造成的。我的观点是：我们根本性地改变了婴儿发生常见的或地方性的感染从而获得自然保护的方式。过去，至少在城市化的社会，婴儿常常在婴儿期就在与岁数大一点的伙伴、其他婴儿或母亲本人的密切的社会接触中受到一些感染，但是现在这些感染中的大部分要延后到幼儿期或学龄期才发生。这些变化与家庭规模变小，家庭趋向封闭，卫生程度提高，人口流动和来自五湖四海的人群汇聚增加有关。它们本身有助于围产期和婴儿传染病发生率和死亡率的下降，但是也许要付出一个意想不到的矛盾的代价，虽然这个代价不是当场就要付出，但是常见的一些微生物感染偶尔会引起严重的骨髓增生应激反应和白血病。

　　在发达国家，常见感染发生延后也许是许多其他"现代"疾病发病的根本机制，包括脊髓灰质炎（经典型）、传染性单核细胞增多症（腺热），也许还有年轻成人的霍奇金氏病（淋巴瘤的一种）、胰岛素依赖性糖尿病和硬化症。有观点认为类似的机制也适用于花粉热和过敏症。我们再一次看到，有一些适应性变化乍一看似乎是非常有益的（就是在生命早期减少感染的发生），但随后可能带来意想不到的后果，这是完全有可能的，因为这种现象是我们的内在生物属性和我们生活方式之间的不相适应造成的。

　　我们免疫系统的进化已为对付来自周围或出生后不久即遭遇的常见感染的挑战或侵害作好准备，尽管是母体和长时间哺乳产生的抗体起到保护作用。在城市化和人口密度提高的早期，那些受益于遗传基因拥有较强免疫系统、能够对感染性袭击做出快速有效反应的婴儿更能经受自然选择获得生存。有点像一个未被开发的大脑一样，免疫系统不仅期待而且需要早点与外界的微生物相对抗，作为一个学习经历来优化它的抗压结构，为以后的战斗作准备。在原始状态下还不具备对付外界侵袭的能力。

当前的研究正在探讨儿童白血病的发生机制是否的确牵涉到对常见感染的异常滞后反应。它的重要性在于我们也许能够预防这种引起悲惨共鸣的癌症，至少在发达国家是这样。你可能会问：那么为什么还要不厌其烦地让我听你说呢，你已经告诉过我们它可以被治愈，甚至还说了为什么能够被治愈？我的回答是那种治疗儿童白血病的方法不一定屡试不爽，而且就算它能起到作用，造成的伤害以及长期后果对于发育中的儿童来说都是影响巨大的。儿童的恢复力特别强，但是我们不应该由此认为治疗状况不能也不应该得到改善了。

第二十六章

21 世纪的新认识

癌症干细胞：癌症进化的驱动器

我在第七章讨论了干细胞这个关键的进化适应策略的正反属性。干细胞能够维持我们寿命较长的器官的活力，但同时其内在的"恶性"属性——潜在的永生性、克隆的自私性以及迁移扩张的能力——也会置我们于癌症风险之中。这些危险的属性通常处于严密监控之下，但是正如我们所认识到的，控制机制本身也并不是万无一失的。在过去的几年中，对干细胞在不同类型癌症发生机制中的作用已有了新的重要的认识。现在看来似乎大部分癌症确是源自干细胞或它们的直系后代，不过那些细胞仍属于未成熟的祖细胞，但它们再次获得了真正的干细胞自我（也是自私地）复制的能力从而转变成恶性细胞。也许更重要的是，据发现，癌细胞克隆一旦形成，它们自身的组织形式就类似于正常组织的结构，形成了具有各种发育属性的不同细胞层次的体系。重要的是，癌细胞克隆是受保留了永生的"干性"这一关键属性的少数细胞亚群的驱使，并靠它们维持，而它大部分的后裔细胞则发生凋亡和死亡。现在这些细胞亚群被称为癌症干细胞或癌症增殖细胞。这个新的发现改变了我们对癌细胞克隆发展以及靶向治疗涉及的进化动力学的认识。癌症干细胞群在一般进化意义上就等同于我们的生殖细胞（卵子和精子的细胞生成器）：只有在那些特定细胞中发生的突变才会影响对癌细胞克隆的自然选择，影响它向更高程度的恶性和耐药性的发展进程。干细胞池是整个过程的驱动器，癌症干细胞沿着遗传多样性和自然选择的达尔文进化轨迹前进。基于这个机制，癌症干细胞是治疗的"真正"目标。只有在这些细胞被杀死或强制进入稳定、静止的状态才有可能消灭或控制癌症。这将有助于解释为什么大多数肿瘤在治疗作用下会缩小但令人失望的是还会恢复。我们清除了地面上的野草，但是忽视了拥有再生力量的根。不仅如此，癌症干细胞模仿它们正常的同伴，似乎还拥有可以抵抗治疗的生存属性。这些属性包括内在的耐药性或耐放疗性以及潜伏于组织"小生境"或隐匿处表现为静止和不活跃的状态等策略。识别出各类癌症干细胞并研究它们的具体功能属性，再加以调控，是向前迈出的意义深远的一步，最终应该可以带来更为有效的治疗方法。最后同样重要的是，癌症干细胞这一概念有力地证明了癌症发展进程从根本上来说就是达尔文自然选择和进化过程。

进化难题——长寿和癌症

智人似乎受"改造"获得了一个较长的自然生存期，除非遭遇事故、气候灾难、战争或传染病等。甚至我们充满潜力的生殖活跃期也比以前长了数十年。这必然给过去的进化选择带来了难题：怎样才能最大限度地延长生殖活跃期同时又不增加患癌风险？对此现在已有了一些新的认识。一些适应性，例如那些对损伤 DNA 的氧化应激加以限制的策略也许有望延长我们的寿命，与此同时又可以限制致癌突变。然而，一些适应性产生的同时也具有相冲突的双重影响。随着对干细胞及它们的调控和生化信号网络有了更多的了解，DNA 受到损伤的干细胞似乎很可能在作为"看门人"的 *p53* 和 *INK4a* 等基因的作用下死亡或者进入静止的衰退期。这也许有它的意义——是一种自动保险装置。早前我们已知道对于其他一些寿命较长、有着重要功能的细胞（例如生殖细胞和淋巴细胞）来说确是如此。这种防癌保护措施的负面影响就是随着我们年龄增长干细胞数量也会逐年减少。事实上干细胞缓慢失去增殖能力本身也许就是衰老机制的一个关键组成部分。总体而言，通过进化，我们现在所获得的生存状态从进化的角度来说很可能是在最大化的生殖活跃期和最小的癌症风险之间达到的一种平衡，或是对二者加以权衡后的一种选择。不幸的是，现在我们的生殖活跃期后的寿命实在太长了，只能和癌症风险相伴了。是不是事故发生的机会更多，轮上不幸的概率也更大呢？

基因组学时代

近几年，人、动植物和细菌的全基因组测序使我们对基因组的认识有了巨大的突破，但也提出了新的挑战。谁能想到人类 50% 的基因是和香蕉共有的呢？获得超过 25 000 个基因的全部目录是项很了不起的成就，但是它也使我们认识到基因组本身并不是制造人类的设计图。它只不过是像一个混为一团的基因材料清单，目前看来还缺乏清楚的功能逻辑。我们现在可以更清楚地看到作为一个物种人类与其他物种有着怎样的关联，又有着怎样的不同。如果达尔文当时有这个神奇的工具箱，他会是多么的兴奋并以此来探究我们的过去啊。但是现在尚待破解的是：细胞中的遗传信息在时空上的动态调控是如何进行的？基因产物是如何运作而制造出你和我这两个不同的个体？如何让神经元细胞成为一个神经元而不是肌肉细胞？挑战就在这里。

在癌症领域，全基因组信息和它催生的技术已带来了很多突破。高通量测序技术发现了新的普遍存在的突变；一个生动的例子就是黑色素瘤和其他一些常见癌症中 B-RAF 激酶的激活突变。测序和高密度的 SNP（single nucleotide polymorphism，单核苷酸多态性）阵列进一步阐释了癌症中复杂的基因变异，揭示了单类癌症中的多重变异，即此前曾被认为是单一类型的癌症中的多样性，此外还发现了一系列的基因突变体，数量已经超过了本书初版时我所预言的我们基因组的 1%。显然，许多被高灵敏度的新技术发现的突变是功能上中性的或者是与癌症的发生没有功能关联的"乘客"突变，但是能够界定出各级有着重要功能的"司机"突变以及它们的相互组合，这对癌症的诊断、预后和创造出具有生物特异性的治疗方法有着巨大的意义。

高分辨率的 SNP 阵列也可以极大地增强我们探查全基因组以研究癌症遗传易感性的能力。据报道，在过去大约 1 年中，结肠癌、乳腺癌、前列腺癌和肺癌等领域已建立起重大的合作性的大规模（数千例病人）全基因组关联研究（genome-wide association studies, GWAS），这当中有一些细微发现非常惊人。我所在研究所的一位同事理查德·胡尔斯顿及其研究小组发现了一个特定基因中的遗传变异与慢性淋巴细胞白血病的发生风险有着强烈的关联。p 值（反映了偶然因素造成结果发生的概率），流行病学家偏爱的一个指标，达到了 10^{-27}，几乎是那种只有物理学家才经常与之打交道的看上去极不真实的数字！

特定基因（而不仅仅是基因区）以及 GWAS 研究中癌症涉及的大多数等位变异的功能相关性还有待进一步明确。然而，迄今为止最惊人的结论之一是：大部分癌症的遗传易感性受许多不同的基因突变的影响，许多增加风险的等位变异本身在筛查人群中较为常见。这就证实了常见疾病 / 常见突变假设，有着深远的进化意义。为什么增加癌症风险的基因会在我们的社会如此常见，肯定有个有趣的机理。最可能的解释，就如抵御疟疾的突变却会造成镰刀细胞贫血的机制一样，就是在我们过去的进化过程中，与癌症相关的等位基因的出现是基于它们遗赠给后代的完全不同的有正面作用的利益而做出的自然选择。

这样的等位基因也许是把双刃剑，或者它能够造成的影响极其依赖其所处环境，这样一个事实也许部分反映了已被深刻认识到的拮抗性多效这一进化原理：生命早期有益的基因和功能（例如促进生存和繁殖成功）会对生命后期施加惩罚。对常见的"疾病"基因突变体还可能有着其他一些进化解释（如奠基者效应），基因关联的历史逻辑可能是将来的研究重点。我期望这些遗传学研究在完全实现时会有力地证明达尔文进化观可以合理地解释人类对癌症的易感性。

顺便说一说，功能突变体似乎和肺癌有着最强的和持续的关联的基因之一是编码烟碱型乙酰胆碱受体的基因。三亿中国烟民请注意。这个常见的受体突变体原本进化的作用可能是促进更为有效的神经递质或大脑功能，但是现在我们奇异的生活方式与我们的遗传基因发生严重冲突，以至于原本肯定有益的基因反而变成了一个严重的祸害，导致烟瘾缠身。我们无法将进化的时钟往回拨转或彻底改变我们的遗传基因型，但我们的确拥有不吸烟和避免早逝的选择权。

那么：它会开创新局面吗？

所有这些基因信息的实际益处尚待实现。也许将来可以某种形式计算出内在遗传的易感性（如对乳腺癌或肺癌），计算结果也许可以鼓励行为和生活方式的改变。但是，正如大部分癌症发生机制所揭示的，往往有多重"不牢靠"的等位基因组合起来制造整体风险，计算风险不是件容易的事情。

揭示癌症中的突变，不管是遗传的还是后天获得的，都对诊断学、预后学也许还有治疗学水平的提高至关重要。现在治疗学方面已有了一些非常令人鼓舞的例子。其中一个是带来极高乳腺癌（女性和男性）以及卵巢癌和前列腺癌风险的遗传性 *BRCA2* 基因突变。研究发现 *BRCA2* 在 DNA 损伤的特定修复通道中起着重要作用，而它的突变体在这方面存在缺陷。这就使 *BRCA2* 突变体携带者极易获得进一步的致癌突变，但是正如在治疗学上已经智慧地实现了的，它同时也使 *BRCA2* 突变癌细胞对损伤 DNA 的药物异常敏感，如果唯一的一条 DNA 修复替代通道同时被阻断的话，这可以通过 PARP 的抑制剂来实施。这种治疗理念被称为"合成致死"，现已进入后期临床试验，并已取得好的结果。正是这样的智慧理念使科学变成了一种享受，鼓舞和激发癌症研究中的乐观精神。另一个不同凡响的例子是能特异性地抑制突变酶（ABL，KIT 以及其他）的小分子药物伊马替尼（或格列卫）。这个药物被证明对治疗慢性粒细胞白血病（CML）和胃肠道基质肿瘤（GIST）极其有效。但有一个问题：首先，CML 和 GIST 是少有的遗传学机制非常清楚的癌症，诊断时常仅涉及单个突变。大部分致命的癌症远比它们要复杂，并且由于癌细胞克隆的基因极其不稳定，治疗瞄准的目标常常移动，且更加难以识别。此外，如在使用伊马替尼治疗 CML 的过程中很清楚地认识到的，很容易（可预想到）有耐药的突变体生成，特别是当疾病负荷或克隆规模扩大的时候。无法逃避的达尔文原理再次发挥威力。我们只能期望能够通过对特异性药物的巧妙组合克服耐药（如同抗生素联合用药）从而使晚期癌症得到控制，或者期望基因复杂的癌症仍然只涉及单个突变癌基因。

许多其他靶向或具有生物学特异性的治疗药物现已进入后期临床试验，第一个癌症基因治疗的专利已在中国获得授权。社会普遍期望所有这些有着先进理念的科学治疗方法会最终取得胜利。也许会的，但是具有讽刺意味的是两个迄今最有效的治癌药物却是阿司匹林和砷剂，都是自然产物，它们潜在的药用价值已被发现了数百年。

为什么复杂?

对基因异常的新的更加全面的认识以及表观遗传学改变（例如通过甲基化使基因沉默）有力证明了每个病人的主要癌细胞克隆也许具有独特的不可预测的进化轨迹这个观点。现在既然我们对管理关键细胞功能的基因和蛋白质信号网络有了更清楚的认识（比第八章图 8.4 阐释的复杂性大大增加），所有一切都有了合理的意义。互不相同却又相互关联的信号网络通过信息流、增殖、凋亡（细胞死亡）、DNA 修复、衰老、分化和移动 / 迁移等设置起着调控作用。用图来阐释的话，蛋白质网络有着模块化的组织，看上去像伦敦地铁线图或电路图的翻版。在每个网络中，有着关键点或"节"点，在它们所调控的过程中起着速率限制的作用。正是编码位于这些各式电路关键节点或连接点的蛋白的基因，如同突变体，可以驱动克隆逃脱，促使癌症发生。

　　我们现在才刚刚开始领教到生物系统的异常复杂性和动态性，无论是正常的还是恶性的。生物学研究在未来最大的挑战之一是建立工具去研究、理解和控制这种复杂性——就是所谓"系统生物学"。我之所以认为这项挑战或者说是难题很有趣是因为：我们是否需要深入理解细胞信号网络的复杂性才能智慧地设计出有效的癌症治疗方法？或者，会不会有什么更加基于经验的办法可以绕过所有这些复杂机理而及早对癌症加以预防，早期就捕获它们或者抑制它们？我不知道答案是什么，但也许这些策略并不是互相排斥、不能兼顾的。

癌症易感性和"错配"的悖论

　　不断有新的证据表明我们快速变化的奇异的生活方式与我们缓慢进化的遗传学严重不符。后者是在完全不同的环境和社会中选择出来的。这很大程度上似乎有违直觉，对于那些对我们的进化过程不甚了解的人来说甚至是荒谬的。没有什么比我们和微生物世界的复杂关联和协同进化更能体现这一点了。现在有着有说服力的证据证明 I 型糖尿病这个富裕或"西方化"社会的流行病的发生很大程度上是因为基因易感的个体缺乏感染（例如寄生虫）。这个"卫生"假设只有在理解了免疫系统本身进化的目的是和这些感染作斗争、在缺乏感染的时候会失去作用这个道理之后才讲得通。同样，罕见疾病血色沉着病易感基因的存在较为普遍，反映了其在一定进化时期缓解缺铁状况和对抗潜在致命细菌的益处。

　　对于癌症的发生，在第 15 章和第 19 章提到的对乳腺癌和皮肤癌的发生负有一定责任的行为与基因之间的冲突仍然可以对许多恶性肿瘤的风险做出可信的解释。在我本人的研究领域，儿童白血病，这个造成癌症发生的冲突论受到了近期流行病学病例对照研究的相当大的重视。这些研究揭示了婴儿期发生（在与伙伴做游戏时的）感染性疾病可以防止白血病发生，和"卫生"假设预言的机制很相像。这些新认识的意义很深远，特别是将来也许会诞生预防性疫苗来防止Ⅰ型糖尿病的发生，也许还有其他自身免疫性疾病如多发性硬化症和儿童白血病，前景令人向往。然而，我们愿意相信这样一个令人难以接受的事实吗，我们洁净的富裕的生活方式带来的并不是百分之一百的好消息？也许在飞速城市化的和享乐的生活方式背后我们失去了某种先天的智慧？

达尔文的遗产

在查尔斯·达尔文诞生200多年后，继续评价他的进化论对于人类理解医学和疾病的影响依然是合适的。

自本书（译者注：指英文原版书。第二十六章是作者特为中译本所写）出版几年来，更多的作者对癌症采取了一个达尔文的进化观，采用了自然选择、生态学、适合度景观和癌细胞选择的数学模型这些正式的法则。这就使得癌细胞克隆发展的真实画面被呈现出来，非常复杂但也更加强劲。癌细胞克隆非线性的动力学以及微环境对恶性亚克隆的选择和出现耐药等进化轨迹得到展示。癌症遗传基因易感性以及我们对癌症的低免疫力，如上面强调的，也有着深植于我们的进化生物学的逻辑。

杜布赞斯基针的著名格言"除非从进化的角度来理解，否则生物学中的一切不具任何意义"开始被严肃思考，可依据的证据也越来越强。与这个主题相关的文献不断增加，这方面的国际会议、网站和教学方案也越来越多。如达尔文本人也许会说的：早该如此了！

第二十七章

结语：进化是癌症的根本属性

　　《癌症：进化的遗产》第一版是 20 多年前所著，其后至今我们对癌症生物学的认识及其治疗方法无疑都有了巨大的进步。这些进步受益于全基因组测序等技术创新。通过全基因组测序，我们能够以适中的花费迅速绘制出不同癌症和个体癌细胞的完整 DNA 序列图谱。基因组学的实际应用也需要大数据处理与分析的计算工具同步发展。一个癌细胞的基因组有 30 亿个片断或者数据信息。我们需要检测成千上万个癌细胞的序列才能发现其中的基本规律。这种计算分析工具可以检测出是否存在许多（数百种）已知的癌症突变，可以界定几类主要癌症（例如乳腺癌、肝癌和白血病）各自的基因亚型，不同亚型的临床表现和治疗结果也不同。因而，基因组学方面的突破所带来的现实意义，主要在于可以根据患者个体的特定的突变谱选择最佳的治疗方案。另外，由于癌细胞会将其 DNA 片断释放到血液中，因此这些突变可以作为癌症标志物，不需要使用侵入的方式就可以检测到，可以在治疗过程中连续监测癌细胞的动态变化。而且，重要的是，癌细胞突变为治疗提供了新的、针对性的治疗靶点。在一些癌症中，特别是慢性髓细胞白血病，新型靶向治疗使患者的生存率得到极大的提高。

另一个关键进步是以深度学习和人工智能为核心的计算分析工具的发展。它们有望进一步推动主要癌症类型的精准诊断、预后预测和相关新药研发。

本书提出的主要观点是进化观，它可以给我们提供最好的框架来理解癌症的复杂性并寻求更有效的治疗方法。在当下的 2023 年这种观点还依然正确吗？笔者认为，在过去的 20 年中，得益于基因组学及其他领域的发展，进化观已成为癌症生物学和治疗方面的主流观点。它不再仅仅是一个论点，而是被认为是癌症的根本属性。它对与癌症相关的教学、学术机构和商业组织的研究策略以及患者管理产生了深远影响。

在本新增章节中笔者将简要讨论一些关键问题，希望能对这一关于癌症的新颖乐观的观点提供支持，同时也能对一些仍然突出的问题给予解释：为什么我们如此易患癌症？癌症是如何在体内发展的？为什么化疗的耐药问题如此顽固？还有，我们理解了癌症的进化属性后能够做什么呢？

癌症自然史以及为什么进化很重要。

我们现在能够确切地识别数百种癌症亚型。对于患者个体来说，他所携带的突变谱是独特的。但在科学层面，我们在不断探索其中的共性模式和基本规律，以帮助理解其复杂性。成人常见的癌症中大多数都有一个共性的发展模式，或者可以称为自然史，据此可以进行诊断：

第一阶段：有增殖潜能的单个细胞 DNA 发生突变，为该细胞及其克隆后代带来相对其他细胞而言的生长或者生存优势。

第二阶段：某个组织（乳腺、结肠等）内的某处出现单个"肿块"形式的肿瘤。一旦肿瘤直径超过 1 厘米，位于中心的癌细胞就会缺氧而死，除非它们被新建立的微小血管所"拯救"，或者发生进一步突变从而获得生存。这是在癌症发展进程中发现的突破点，大部分（也许 90%）肿瘤的进展不会超过这个阶段，它们要么停止发展要么退化，通常不会被发现或者诊断出来。也许我们都携带了那些沉默而无害的肿瘤。

第三和第四阶段：最初的肿块中，癌细胞获得进一步的突变和特定的生物属性，使它们能够发生转移。首先是从原发组织到局部淋巴结，然后通过血管转移到身体其他组织，并在那些组织中进行第二次的生长，"劫持"了那些组织的正常功能，导致疾病进一步发展。在最后阶段，癌细胞数量变得更多，基因变异发生的概率更高。这样造成的后果就是，在这群变异细胞中，有很大概率会存在一些对任何肿瘤药物或者免疫治疗都不敏感的细胞，治疗就会变得非常困难。

在癌症这种进化或者阶段式渐进发展的模式下，从进化的角度可以回答以下三个重要问题。

1. 为什么在已扩散的晚期癌症中耐药现象如此普遍，从而降低了治愈的可能性？

大部分，也许 90% 的处在第四阶段的晚期癌症确实对单一或者多重化疗药物有反应，但后面会发生耐药，从而无法治疗。为什么这种情况这么普遍呢？原因很简单，这反映了进化的基本属性。许多肿瘤药物是创新药，是智慧的科学发明。但细胞的耐药性和生命一样古老，有着几十亿年的历史。生存是所有生物体的第一目标，毫不惊讶的是，单细胞细菌——我们最古老的祖先发明了各种逃避死亡的策略。首先，它们玩起了一个数字游戏，允许一定程度的随机的基因变异，从统计学上来说，这有可能产生新的变异体，它们可以抵抗任何环境挑战或者产生免疫力。如果挑战很严酷，细菌祖先会通过提高 DNA 突变的概率来增加逃逸突变体生存的可能性。其次，它们还有"基因博彩"以外的手段。细菌可以采用休眠或者静默的策略抵抗许多挑战以逃避死亡，它们可以保持这种状态以至于数千年。还有，它们在小生境中或者微环境中寻找到避难所，一直躲在那里，以获得生存。

研究发现，正常人体细胞从我们的细菌祖先那里继承了同样的生存策略，一旦环境恶变，就会运用这些策略来逃避治疗。肿瘤学家在努力地与数十亿年的进化斗智斗勇，所以我们也许可以理解为什么通过解决耐药这个难题来有效治疗晚期癌症会异常困难。至今还没有药物或者免疫治疗方法可以解决耐药问题。

耐药问题的进化观并不仅仅局限于癌症。在人类社会的其他领域，类似的挑战也很常见，包括医院中常见的抗生素耐药、农业领域的杀虫剂和除草剂耐药，以及迅速进化的病毒，例如新冠病毒（SARS-CoV-2）就可以不断发生基因变异来逃避免疫系统。这些困境形象地反映了细胞和生物体通过进化来适应致死挑战的内在能力，以及我们因此所面临的风险和不利因素。我们能生存在地球上，原因很简单，正如达尔文著名的进化论所提出的，是自然选择的结果。癌细胞的生存之道也遵循这一个规则，常常挫败我们的努力。

2. 癌症是如何发展的呢？

几乎所有癌症都是从单个细胞内的一个突变发展而来的。那个细胞在体内获得了生存或者生长优势，产生细胞的后代克隆。历经或长或短的一段时间，也许是几个月，几年或者甚至几十年，后代克隆如果未受限制，可以增殖成万亿个细胞，在全身扩散开来。但是在这段漫长的时间内发生了什么呢？据推测，癌细胞在默默地进化，不断积累更多的突变，以获得更多的生长优势。从根本上来说，这是一个达尔文自然选择"适者生存"的过程，一切以利己为核心。在这种情况下只有最适应环境的细胞能够生存下来，尽管对于整个生物体或者人来说可能是有害的。要更充分地理解癌细胞的演进过程，就必须在单细胞水平揭示癌细胞的基因组信息，认识到这个过程与进化过程一样，是受到生态压力驱动的，对于癌症而言，是来自组织微环境的压力，包括氧气和营养供应，对空间的竞争，免疫系统以及诊断后采取的治疗措施对癌细胞及其生态系统带来的影响。

图 27.1 是对某个患者成百上千的细胞进行突变检测后发现的规律的示意图。从数字 1 代表的起始突变开始，形成了细胞进化树的分枝，这些分枝代表癌细胞不同的基因变异（或者"亚克隆"）。2009 年我们首次在儿童白血病中发现这种规律，让人惊讶

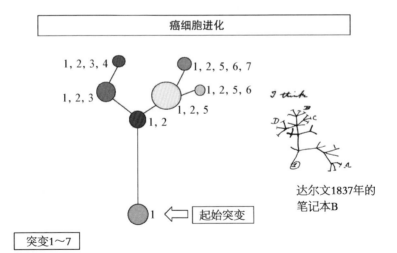

图 27.1　癌细胞进化。本图展示了单细胞遗传分析的结果，显示每个患者的癌细胞在确诊时都形成了进化树，进化发生了一系列突变（这里简单标注为 1～7 ）。不同尺寸的圆圈是不同细胞的相关亚克隆，但都是来源于同一个突变细胞 1。在所有癌症中进化树都有着分枝结构，与达尔文推测的进化的发生及其过程非常相似，正如他当时在笔记本中绘制的图形（右侧图形）。

的是它与达尔文绘制的进化图是如此地相似。达尔文推测（今天已知是正确的）新的变异或者物种（右侧的 A、B、C、D）源于一个共同的祖先（1），不是简单的一个接一个的线性模式，而是分枝模式。有一个类似的例子，人类不是直接从黑猩猩进化而来，但我们和黑猩猩拥有一个共同的祖先，生活在 600 万年前。我们和黑猩猩形成了不同的分枝。事实上所有癌细胞的进化都形成了这样一个包含树干与分枝的结构，从中我们可以得出很多重要的结论（图 27.2）。总的来说，癌细胞进化树的分枝越多越复杂，细胞耐药性就会越强。

　　但是，在进化过程中，总体而言癌细胞进化树的特征属性并不是自发或者由于某种内在进程形成的。细胞进化树的结构和通常存在的突变是由来自组织微环境或者生态系统的自然选择的压力而形成的。那些使癌细胞有着致癌作用的突变被称为驱动突变，它们有别于那些同时生成的数量更多但在功能上表现为惰性或者中立的（乘客）突变。

达尔文1837年的笔记本B	癌症
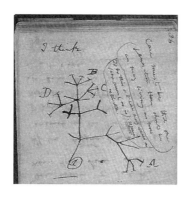	• 特定患者癌细胞进化树 • 非线性，分枝：基因变异 • 树干对应于不同的分枝突变 • 分枝上的重复突变 • 身体组织不同区域的亚克隆（活检结果偏差） • 处于高度动态化的不断变异中 • 亚克隆拥有干细胞，可能会再生，发展为癌症 • 储备的干细胞造成癌症复发、耐药

图 27.2　达尔文对进化树的有关推测反映了癌症的许多重要特征。

虽然总体来说已发现有数百种致癌驱动突变，但它们当中只有相对较少的一部分在不同患者中重复发生，常常表现为个体患者癌细胞的不同亚克隆（或者进化树分枝）。这种重复发生的模式被称为趋同进化，反映了存在某种共同的强大的环境选择压力，细胞通过力所能及范围内的最佳方式确保生存和适应度优势。这种情况可以最常见的癌症驱动基因 *TP53* 为例来解释。*TP53* 是人类肿瘤中发生突变最多的基因，与肿瘤的发展、耐药及不良预后密切相关。

TP53 在早期多细胞生物中是作为细胞应激探测器的，一旦细胞发生应激反应或者受损，就会发出信号停止增殖，要么对 DNA 损伤进行修复，要么死亡。一个正常的胚胎在子宫中发育的过程中，*TP53* 起到重要作用：清除任何受损的细胞，减少新生儿畸形的发生。在癌细胞克隆的渐进扩张过程中，需要突破 *TP53* 筑起的数道关口或者瓶颈。如果细胞分裂的速度太快，它们会被迫停止。癌细胞处于进化早期时会形成局部肿块，肿块的中央缺氧，细胞就会死亡。当然，通过治疗可以杀死癌细胞。所有这些限制癌细胞发展的过程都必须激活 *TP53*。也就是说，如果任何癌细胞的 *TP53* 发生突变，失去原有功能，在自然选择的结果下癌细胞就会生存下去，继续增殖。它们不仅生存下来，而且还携带着受损的 DNA，更能抵抗生物体的防御机制和不同的治疗方法。已有足够的实验证据和临床观察证实这种从进化角度给出的解释，即为什么所有中后期的侵袭性肿瘤都带有 *TP53* 突变体。有趣的是，极少数即便在诊断时已扩散至全身但可以通过化疗治愈的癌症，特别是儿童白血病和睾丸癌，不带有 *TP53* 突变体。它们通过某种方式逃避那些选择压力。毫不奇怪，有关 *TP53* 的正常功能是否可以通过治疗进行恢复引起了广泛的研究兴趣。

经过 20 多年的研究，我们还清楚地认识到癌细胞进化的另一个特性。不同于细菌，所有癌细胞并不是平等地增殖。一部分称为干细胞的癌细胞，和体内正常干细胞一样，复制的能力超强。造成的结果就是这些细胞驱使癌症不断发展和扩张，形成转移灶，并提供细胞储备，造成耐药的发生。而且，干细胞如果带有 *TP53* 突变体，增殖会更加积极。用进化生物学理论来解释，癌症干细胞是癌症发展进程中所有关键步骤的自然选择的基本单位。突变干细胞比例越高的癌症往往侵袭性越强，预后越差。据此，干细胞也是治疗的关键靶标。

3. 我们易患癌症的进化起源

尽管已知癌症的发生有一些明确的诱因，例如抽烟、紫外线 B（UVB）照射以及病毒例如人乳头状瘤（HPV）感染，但还有一个更大的问题，我们为什么易患癌。一些简单的数据对比就可引发对这个问题的关注。所有多细胞生物包括原始的无脊椎动物，也许海绵除外，都会得癌，但是概率相对小，但有两类生物比例特别高：一是人类，特别是在现代或者技术更先进的社会；另一个是我们驯养或者圈养的动物（例如狗），它们会患上和人相似的癌症。所以，问题来了，这些特别情况是不是能用进化来解释？

癌症在动物中的普遍存在提示了 7 亿年前多细胞生物的进化设计，尽管能带来巨大的优势，但也包含了增加患癌风险的一些属性，包括 DNA 会突变这个内在属性，如果没有这个属性，进化就没有可能，以及干细胞这项进化创新，终生都具有无限增殖的潜能。此外还有氧化代谢、伤口愈合能力和炎症反应等一系列防御机制。这些自然的生理过程每一种都对我们有利，但是不幸的是也会产生化学副产品，例如损伤 DNA 的氧自由基。但是进化并不是无视这些风险属性，还有一些保护机制被建立起来用以平衡这些风险，例如 DNA损伤修复，抑癌基因和负反馈控制。不幸的是，这些限制措施尽管对于降低患癌风险有效，但它们本身又易于突变，因此可能会存在一些漏洞，导致癌症的发生。

但是为什么家畜和现代人类患癌的比例会这么高呢？20多年前本书第一版中曾提出一种观点，即这种过高的患癌风险来自快速的社会进化，它逐步增加了进化设计的内在风险。人类和圈养动物行为上的进化改变并不会像在自然界中那样受遗传驱动，而是受社会驱动。这些社会变革巨大且快速，绕过了自然界运行了数十亿年之久的自然选择适应法则的筛选。以往不曾有动物进化获得抽烟的习惯，也没有一种天然的动物长得看上去像卷毛狗，近亲繁殖的狗是非自然的，因此某些品种的狗中特定癌症的发生率特别高。野生环境中没有哪种禽类会像人工鸡笼中的家禽那样接受不间断的光照刺激连续生蛋，从而易患卵巢癌。我们以及那些人工驯养的动物的生活方式，与塑造我们基因和生理的史前环境已经极不相配。这种错配增加了患癌的风险。

进化错配造成的高风险，最好的例子就是本书前面章节中讨论过的皮肤癌和乳腺癌。浅色或者白色肤色大约在1万年前（从我们共同的祖先原本暗黑色的肤色）进化形成，很大可能是为了使皮肤获得更多 UVB 刺激产生维生素 D 而作出的适应性改变。但是如果浅色肤色在未保护的情况下过多地日晒，例如在热带国家度假或者移民到那些国家的人，患黑色素瘤或其他皮肤癌的风险就会大大增加。黑皮肤中的黑色素能够过滤掉损伤 DNA 的 UVB 射线，失去黑色素的保护，白色肤色的人患癌的风险提高1 000倍。乳腺癌也是类似情况。相比我们依靠狩猎和采集而生的祖先，现今第一胎生育较晚、哺乳减少等现代生活方式的改变增加了乳腺组织的风险。

近来，发现许多癌症包括消化道肿瘤和儿童白血病与肠道中微生物菌缺乏有关，这些微生物菌从人类进化以来就一直在调节我们

<table>
<tr><td colspan="2" align="center">进化错配</td></tr>
</table>

• 我们祖先所处环境中的进化（历史的）适应性	**VS.** 快速的社会进化带来的生活方式或暴露

早期生命的免疫系统对微生物菌群的进化　　**VS.**　常见的肠道微生态失调
需求
                                                −剖宫产
                                                −母乳喂养减少
                                                −社会接触减少
                                                −抗生素
                                                −饮食（低纤维）

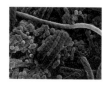

胃肠道癌症（炎性肠疾病）
儿童急性淋巴细胞性白血病
其他：自身免疫性疾病
           过敏
           2型糖尿病/肥胖

图 27.3　进化错配。本图展示了快速的社会变迁带来的现代生活方式与我们对健康多样的肠道微生物菌群的进化需求不相适应。微生态失调或者微生物菌缺乏，源于图中列出的生活方式的多重变化，与一些癌症和其他常见疾病相关。左下方展示了肠道微生态系统中的各种菌群。

的免疫系统和代谢功能（图 27.3）。现代生活方式的许多方面会引起生态失调或者引起我们肠道中有益菌群的缺乏。现代社会另一些常见的慢性病也许就是源于微生物菌缺乏导致的免疫或者代谢问题，包括自身免疫性疾病、过敏、炎性疾病、肥胖、2 型糖尿病。一个好消息是早期的临床试验结果显示，有可能通过将肠道微生物菌提高或者恢复到健康水平来治疗这些疾病，更为重要的是，预防它们的发生。例如，急性淋巴细胞白血病是儿童发生率最高的白血病，也许可以通过在婴儿期提高肠道微生物菌的水平来充分激活免疫系统，使之能够对致癌感染产生适度反应。

　　对此我们能做什么呢？

　　用自然选择的基本进化原理来解释癌症听上去似乎有些悲观，似乎癌症的发生是不可避免、超出我们控制能力范围的，但我不这么认为。我们现在已经更加清楚地认识到问题所在，认识到为什么过去很多的治疗方法会无效。我们甚至可以换个角度来描述或者重新定义我们面临的挑战：

我们怎样才能最好地阻扰或者挫败癌症的进化适应力？

没有快速解决之道，也没有灵丹妙药。但是，有一个可行的策略。由于癌症是细胞的一种渐进性进化突变，那么根据疾病被诊断出来的时间（图 27.4），就有三种可能的干预方法，它们都是必要的。首先，只要有可能，就实施 A 计划，即以预防为目标。理论上来说，大多数癌症是可预防的，当然，我们必须了解导致癌症发生的原因才能采取干预措施。迄今为止最好的例子就是注射 HPV 疫苗来预防宫颈癌，早期临床试验结果显示非常有效。对于其他一些癌症，需要进行癌症预防的科普教育，例如减少日晒，特别是抽烟。

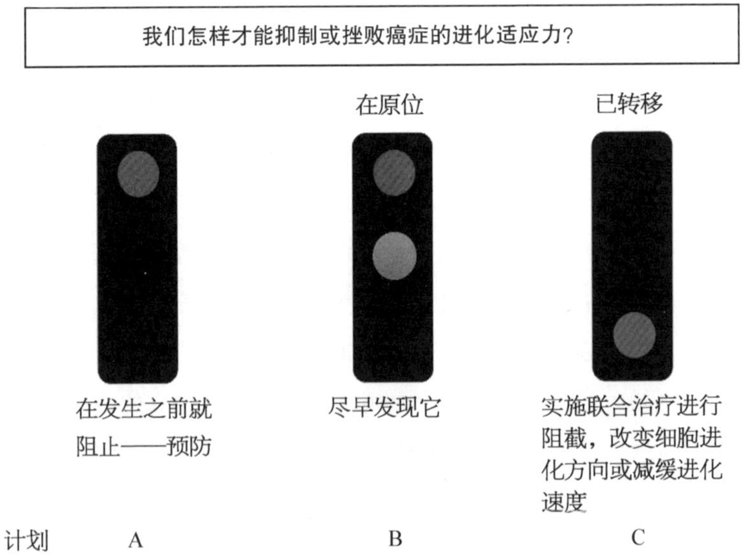

图 27.4　我们怎样才能挫败癌症进化的适应力——三步走的策略。如果可能，先尝试 A 计划；如果不行，就采取 B 计划；如果没有选择了，只能启用 C 计划。

令人担忧的是中国的成年烟民数量还是很庞大的，患肺癌和心血管疾病的风险很高。大约三分之一的成人癌症与慢性炎症感染有关。通过服用益生菌来纠正肠道微生物菌的失调，也许会降低患癌或者疾病进展的风险。

如果 A 计划没有可能，那我们就诉诸 B 计划，尽早发现癌症并进行干预。在癌症从原发部位到转移扩散之前，通常可以通过手术治愈。如果化疗是必需的，在早期阶段不太可能发生耐药。基于检测血液中癌细胞 DNA 片断的新的高灵敏度的特异性检测方法可能会彻底改观大规模的人群筛查过程，它们有可能成为标准化体检的组成部分。

但是在现阶段和未来一段时间内，许多癌症都是到了中晚期才被诊断出来，例如，肺癌、胰腺癌、卵巢癌和脑癌。对晚期癌症我们通常会诉诸杀伤力强的治疗方法，使用人体忍受极限的药物剂量。不幸的是，这些治疗方法都有严重的不良反应，影响生活质量。而且，关键的是，它们也会驱动或者筛选出耐药细胞。我们需要新的 C 计划，利用癌症进化属性和内在的易损性来采用更加精细的治疗策略。

在过去的十年中，不同形式的免疫治疗被重新采用，成为治疗某些晚期或者无法治愈的癌症的有效疗法，特别是黑色素瘤和某些肺癌，尽管成功的概率还很有限，一些案例也出现了耐药现象。药物和免疫治疗的联合也在尝试之中。但有一种完全不同于以往理念的治疗方法被提出，称为适应疗法，它寻求利用癌症的进化属性进行治疗。策略是应用更低剂量的给药计划来减慢癌细胞进化的速度，引导它向良性方向发展，持续监测癌细胞数量的动态变化，并相应地调整治疗剂量。这意味着这种方法试图控制或者驯化癌细胞，而不是尽可能杀死它们。这应该有望延长高质量的生活，特别是对高龄患者，同时减少侵袭性耐药细胞的出现。

许多国家包括英国、美国和中国支持癌症研究的政府或私人机构以及慈善组织，现在都理解了上述三步走的逻辑。我们可以很乐观地展望，在多学科协作和国际合作的推动下，人类社会巨大的癌症负荷经过未来数年的努力会逐步被消除。

注　释

第一部分

[1] 和许多科学家存在的问题一样，他们在理解致癌通路时可能有点目光狭隘或有点地方主义。见罗斯（1997）的评论《生命线》，企鹅出版社，英国。

[2] 阿拉贡费兰特一世（40～50岁）的画像，卡迪斯科拍自"三圣王的礼拜"。由玛彻缇和佛那希亚瑞医生友情提供。对他所患肿瘤的描述见佛那希亚瑞（1994）《医学史杂志》，**6**：13—46；玛彻缇等（1996）《柳叶刀》，**347**：1272。

[3] 英国自然史博物馆的丹·布拉斯威尔以及其他古病理学家对这些遗体作了广泛的研究。布拉斯威尔和桑迪森（1967）《古尸的疾病》，查尔斯·托马斯出版社，伊利诺伊。

[4] 关于治癌药物的早期历史，较好的综述有：哈根森（1933）《展示对癌症理解的进步的重要书籍、论文和大事记一览》，美国癌症杂志，**18**：42—146。德·穆林（1983）《乳腺癌简史》，克鲁威尔科学出版社，多德勒支。

[5] 亨特的许多关于癌症的作品据称遭到他的妻弟埃韦拉德的剽窃。埃韦拉德也曾鲁莽地烧毁了亨特的稿件。科恩（1993）《病理学家约翰·亨特》，英国皇家学会医学杂志，**86**：587—92；鲁滨逊（1959）《约翰·亨特的癌症观》，英国皇家外科医师学会纪事，**25**：176—81。

［6］ 见杜波依斯（1959）《健康的海市蜃楼。乌托邦，进步和生物学变化》。哈珀兄弟出版社，纽约。

［7］ 这些书中值得称赞的有很多，但是对我来说最好的是：戴蒙德（1998）《C：因为懦夫也会患癌》。弗密里奥出版社，伦敦；皮卡迪（1998）《告别之前》，企鹅出版集团，伦敦。还有一些作者根据他们个人的抗癌经历来探索或信奉一个特定的致癌观。生态学家，同时是雷切尔·卡森的追随者的桑德拉·斯坦格雷伯所著的《生活在河下游》（1988，悍女出版社）是这些书中的佼佼者之一。

［8］ 关于这些从进化医学的角度对癌症的早期认识，一篇较好的综述是：特洛威尔和伯基特（1981）《西方顽疾：出现和预防》，爱德华·阿诺德出版社，伦敦。后期对进化或达尔文医学更全面的分析和认识可阅读下列精选优秀综述：内瑟和威廉斯（1995）《进化和康复：达尔文医学新科学》，威登费尔德和尼古森出版社（最早于1994年由泰晤士出版集团在美国出版，当时的书名为《我们为何生病》）；内瑟和威廉斯（1998）《进化和疾病的起源》，《科学美国人》，**11**：58—65；斯戴恩主编（1999）的《健康和疾病的进化》，牛津大学出版社，牛津。还可阅读保罗·爱沃德主编（1994）的《传染性疾病的进化》，牛津大学出版社，牛津。

［9］ 关于其他动植物中的肿瘤和癌症的综述，可阅读贝克主编（1975）的《癌症》，第四卷，普莱能出版社，纽约。

第二部分

［1］ 例如，原生动物的单细胞寄生虫是造成发展中国家主要疾病的原因，包括利什曼原虫病、阿米巴痢疾、昏睡病和南美锥虫病（查格斯氏病）。

［2］ 癌细胞也许是进化退变体这种观点并不新颖。莫利·罗伯茨和赫伯特·斯诺爵士分别于1926年和1893年就提出癌症源于那些保留了阿米巴样自私行为记忆的细胞以及通过中断与其所在细胞群体通信联系而逃脱的细胞。罗伯茨的观点鲜被引用，但是极具预见性。他将癌症看作一个自然进化过程并是一个发育生物学问题。他认识到一些组织在压力下再生并允许其他细胞迁移和侵入的能力为癌细胞行为提供了必需的某些内在特性。新近，卢斯安·伊斯瑞尔提出癌细胞的出现也许反映了一种细胞生存程序的表达，这种程序源于我们的单细胞祖

先，并在胚胎发育生长和伤口愈合中发挥作用，虽然是短暂的有益作用。然而，伊斯瑞尔也主张，癌细胞持续表达这样一个程序也许不依赖于随机的突变和自然选择。见罗伯茨（1926）《恶性与进化》，格雷森出版社，伦敦；斯诺（1893）《癌症及癌变过程》，J & A 丘吉尔出版社，伦敦；伊斯瑞尔（1996）《肿瘤进程：随机突变或来自单细胞生物体的细胞应激综合生存反应》，理论生物学杂志，**178**：375—80。

[3] 要轻松但是又要尽可能详细了解皮肤痣的文化史，可阅读艾瑞尔（1981）《恶性黑色素瘤》第一章"美人痣是美丽的标志，还是凶险癌症的前兆？"Appleton-Century-Crofts 出版社，纽约。

[4] 息肉的大小和进一步向恶性进化的可能性之间也许有着一定的关联。然而这里没有一个普遍规则。良性肿瘤或息肉偶尔也会长得相当大而不会威胁生命。伯朗德·苏顿在他首次出版于 1893 年（卡塞尔斯出版社，伦敦）的《肿瘤：良性和恶性》一书中引用了一个长着 21 厘米长、状如牛角的乳头状疣的"老年威尔士妇女"的病例。

[5] 有时分别指致癌基因和肿瘤抑制基因。

[6] 很受欢迎的文学摘录，已纳入进化生物学词典。雷·凡·瓦伦使用它作为进化"发展"的一个有效和形象化隐喻：生物体是怎样必须不断地前进（就遗传而言）和创新（如性别）以与寄生虫及其他威胁它们生计的竞争者并驾齐驱。见马特·里德利的《红皇后》，企鹅出版社，1993。

[7] 诺贝尔奖获得者、生化学家曼弗雷德·艾根提出了通过一系列连续的本质上随机的突变实现高效酶分子进化的一个类似解释。本质上，比它们的"野生"型祖先有着某些优越性的突变体为进一步的选择压力的运作提供了扩张和暴露的场所。艾根（1992）《生命之旅：一种进化观》，牛津大学出版社，牛津。

[8] 汤姆林森和保德玛（1999）"选择，突变率和癌症：以免主次颠倒"，自然医学，**5**：11—12。要了解此问题上有些相反的观点，可阅读劳依伯（1991）"多步骤致癌机制可能需要突变表型"，癌症研究，**51**：3075—9。

[9] 这些信号通路可以看作是复杂适应系统的一个例子，混合了多重或组合式的相互作用、非线性动力学和新生特性（股票市场的行为是另一个例子）。模拟和理解这样的系统本质上是一项艰巨复杂的任务，不过数学、混沌理论和计算机模拟可以提供一些帮助。如希望更深入

清晰地理解有关癌症与细胞信号传导异常，请阅读施瓦布和皮安塔
（1997）"用复杂适应系统解释癌症细胞结构和细胞信号传导异常"，
分子和细胞生物学进展，**24**：207—47；翁·巴拉，艾杨格（1999）
"生物信号系统复杂性"，科学，**284**：92—5。

[10] 详请见：泰伯威尔，佩那，维尔肯兹，勒里奇，郝斯曼，诺威特等
（1995）"支气管癌前上皮损伤癌变过程中累积性基因缺失的证据"，癌
症研究，**55**：5133—9；巴拉特，桑切斯，伯瑞弗，翁，加力普，普尔森
等（1999）"巴雷特食管瘤细胞系的进化"，自然遗传学，**22**：106—9。

[11] 一些敏锐的病理学家早在多年前就认识到这一点：弗尔兹（1969）《肿
瘤的发展》，学术出版社，纽约。

[12] 见哈恩，康特，伦德伯格，贝杰斯伯根，布鲁克斯，温伯格（1999）
"采用规定遗传元件建立人肿瘤细胞"，自然，**400**：464—8。

[13] 资料来源：安德鲁斯（1895）"拿破仑一世的疾病，死亡和尸体解
剖"，美国医学协会杂志，1081—5；绍高罗夫（1938）"波拿巴家族
的患癌倾向"，美国外科杂志，**40**：673—8；以及克劳尼格（1994）
《拿破仑》，哈伯·柯林斯出版社，伦敦。

[14] 在这些有关患癌倾向的例子中，遗传基因带来癌性克隆的异常基因
型，它们可以间接造成遗传不稳定性由此带来进一步突变的风险，也
可以直接破坏一些细胞内的信号通路，但是其他导致高患癌风险的遗
传路线也可能存在，虽然不常被观察到。例如，在伴随溃疡性结肠炎
被称为幼年性息肉病综合征的疾病中，具有10%～20%患结肠癌的
风险，遗传的"缺陷"基因对处于恶变风险的上皮细胞周围的细胞环
境有着重大影响。这被恰当地称为"生境"遗传效应。见金氏勒和沃
盖尔斯坦（1998）科学：1036—7。

第三部分

[1] 但并非所有人都同意这个观点。一些科学家支持"祖母效应"这一观
点。该观点的要旨是：也许是在人类进化的过程中给后代的后代提供
帮助和支持的祖母推动了对增强长寿的基因的自然选择的发生。

[2] 一些人类学家近日提出煮食植物块茎（山药以及其他马铃薯样的地下
淀粉贮藏器官）的"发明"是大约180万年前原始人进化过程中的一
个重要转折点，它是热量丰富的来源，也带来了重要行为习性的选
择。但是这个观点也许不是很成熟的——见潘尼西（1999）*Science*，

283: 2004—5 的评论。还有一些人认为对火的控制对人类进化产生了深远的影响。既然从本质上来说火是个危险或致命的活动，正如克莱尔·卢赛尔提出的，它也许会带来选择压力，需要更大更聪明的脑袋，拒绝粗糙的体毛（指裸猿的毛发）。卢赛尔还有趣地提出，由于黑猩猩无法用喉部完成"吹"这个动作，也许就此错失了获得生火和语言这两个技能的良机——见卢赛尔（1978）*Biol Hum Affairs*, **43**: 14—20。

[3] 阅读了这一章之后，你也许可以做一个猜测。有奖征集最佳答案。

[4] 目前尚无精确的方法或计算法则可以计算乳腺癌或任何癌症的风险，但是指导原则逐步制定出来。国家癌症研究所设计了可以储存在光盘上的软件，命名为"乳腺癌风险评估工具"。这主要是为健康专业人士设计的，提出了计算未来数年内患乳腺癌的近似风险。重要的参数包括生育和家族史、种族和年龄——但是不包括饮食或运动量。

[5] 这里的基本前提是所有当代智人的确是在 150 000 到 250 000 年前起源于东非。尽管这是个流行的假设，但并不是每个人都同意这个"走出非洲"的观点。

[6] 这个观点是由恩斯沃斯·卢密斯提出的（见卢密斯，1967 年，*Science*, **157**: 501—6）。其他有关肤色的可能进化意义的观点，见戴蒙德 J（1991 年）《第三种猩猩的兴衰》，雷迪斯出版社，英国；琼斯（1996 年）《血液中》，哈伯·柯林斯出版社，伦敦；以及德尔（1975 年）*Ann Hum Genet Lond*, **38**: 501—3。

[7] 由乌缇佳和帕克在 *Cancer*（1966），**19**: 607—10 中报道。在非常简短的描述中，作者提到了 7 具木乃伊，但是由于措辞不清，不太清楚到底是所有还是几个木乃伊患有黑色素瘤。木乃伊上残余的皮肤据说是"堆积了黑色素块"，但是遗憾的是没有提供照片。我们已不能够再对这个材料进行仔细核实，诊断仍然不明确。还有一种可能性，就是所研究的木乃伊有 1 000 年左右的历史，而不是如原始报道中所提出的 2 400 年（关基兰，与作者的私人交流）。

[8] 要想了解英国乌黑的烟囱、扫烟囱工和他们的皮肤疣的浓缩史，可阅读亨利（1946 年）《职业阴囊癌》，牛津大学出版社。图 21.1 摘自此书。在拉马齐尼的《论文》发表 200 年后，托马斯·奥利弗编撰了一个类似的但是篇幅更长、内容更加详尽的调查报告《危险的行当》（1902 年），约翰穆雷出版社，伦敦。此报告中记录了扫烟囱工比英国

其他行业的男性更易患癌，肺部疾病的发生率很高，总体死亡率也很高。从这方面来说也许一点也不奇怪他们也被报道"纵欲"的概率是普通工人的四倍，自杀的概率是普通工人的两倍。

[9] 儿童癌症的显著群发有着特别的警示意义。一个最确定的例子之一是多年前的——1957—1960 年生活在芝加哥奈尔斯同一个郊区的儿童中出现了 8 个白血病病例。原因一直未明确，但是很可能和感染有关。在其他事例中，如沃本（马萨诸塞州）的病例（催生了《民事诉讼》一书和同名电影），环境中的化学污染被诉讼团体指控，但是没有证据。距离现在最近的白血病群发事件（这次是成人）涉及三个教授和一个萨尔茨堡莫扎特音乐学院的校友——是偶然性，是空调被污染，还是撒旦的复仇？谁知道呢。要在诸如此类的孤立事件中证明致病机制是异常困难的。

[10] 我要感谢华盛顿国家动物园的迪克·蒙塔利博士和格拉斯哥大学的大卫·俄尼恩教授。他们指引我获得了有关野生动物、圈养动物和家禽的癌症的有用信息来源。一些有用的参考文献包括居伯、肯尼迪、帕尔玛编著，《家禽的病理学》（1993）第三卷，第四版。学术出版社，圣地亚哥；蒙塔利和密加其编著，《动物园动物的病理学》（1980 年）。史密森纳研究院出版社，华盛顿；国家癌症研究所《无脊椎和低等脊椎动物的肿瘤和相关疾病》（1969 年 7 月）。专论 31。美国卫生教育和福利部公共服务署下属国家癌症研究所，贝塞斯达；哈仁斯蒂安、蒙松、斯尔、美国动物园和水族馆协会乳腺癌研究组（1996），《圈养野生猫科动物的乳腺癌及其风险因素：31 个病例的临床表现回顾研究》。*J Zoo Wildlife Med*, **27**: 468—76。

第四部分

[1] 西方社会在获取医疗资源方面存在着不平等，这是不容否认的事实。有证据表明出身社会经济底层人群的癌症患者的病情在临床上常常发展到了晚期或高度恶性的程度。这反映了基础医疗保健和就诊政策方面的某些不足。同样，不同医院在治疗癌症的成功率方面也存在差异——程度远比提供卫生服务的部门和政府愿意承认或公开的要大。这既和专业资源的普及和分布有关，也与治疗威胁生命的疾病和采用存在危险性的治疗方法方面积累的经验有很大关系。1999 年在美国的一项研究中，研究人员发现了对重大冠状动脉病变的治疗结果在拥有

住院医师培训资格的教学医院要比在那些非教学医院的好很多。有趣的是，一项类似的研究发现病人自己感觉到非教学医院提供的情感支持更大。对于那些熟悉美国和英国卫生服务结构和组织的人来说这些情况一点也不奇怪。1998 年美国国家科学院医学研究所的一个报道调查了少数民族和贫困人口遭受不平等癌症负荷的问题以及给研究经费投入和研究重点带来的启示。这份报告可在美国国家科学院的网站上（http://www.nap.edu/reading room）浏览。

[2] 这里有争议。美国《国立癌症研究所学报》的编辑部新闻（1999）**91**：750 对这个问题做了一个讨论。Cuzick J（1999）Screening for cancer: future potential, *Eur J Cancer,* **35**: 685—92 对癌症的预防性筛选的逻辑和技术方面做了一个较好的全面的讨论。

[3] 关于增加液体摄入对减少膀胱癌发生风险的可能益处的讨论请阅读 Jones PA and Ross RK（1999）Prevention of bladder cancer, *N Engl J Med,* **340**: 1424—6。

[4] 防晒霜也许会起到一些防护作用，但并不周全。它们也许同时会导致其他形式有害暴露的风险增加。更有效的防晒或保护性局部外用产品也许会被研制出来。类维生素 A（维甲酸）的衍生物似乎是很好的候选药物，实验证据表明它们可以防止紫外线对皮肤的损伤或增强皮肤的晒后修复能力［见 Gilchrest B（1999）*Nature Med,* **5**: 376—7 的评论］。

[5] Guzman RC, Yang J, Rajkumar L, Thordarson G, Chen X and Nandi S（1999）Hormonal prevention of breast cancer: mimicking the protective effect of pregnancy. *Proc Natl Acad Sci USA,* **96**: 2520—5.

[6] Jordan VC and Morrow M（1999）Taxomifen, raloxifene, and the prevention of breast cancer. *Endocrine Review* **20**: 253—78.

补充阅读

第一部分

Ames B and Gold LS (1989) Pesticides, risks and apple sauce. *Science,* **244**: 755—7.

Ames BN, Profet M, Gold LS (1990) Nature's chemicals and synthetic chemicals: comparative toxicology. *Proc Natl Acad Sci USA,* **87**: 7782—6.

Doll R and Peto R (1981) *The causes of cancer.* Oxford University Press, Oxford.

Efron E (1984) *The apocalyptics: cancer and the big lie—how environmental politics controls what we know about cancer.* Simon and Schuster, New York.

Epstein SS (1979) *The politics of cancers.* Anchor Press, New York.

Greer S (1983) Cancer and the mind. *Br J Psychiat,* **143**: 535—43.

Kowal, SJ (1955) Emotions as a cause of cancer. *The Psychoanalytic Review,* **42**: 217—27.

Proctor R (1995) *Cancer wars.* Basic Books, New York.

Roberts C and Manchester K (1995) *The archaeology of disease.* 2nd edn. Cornell University Press.

Rothschild BM, Witzke BJ, Schultz M (1999) Metastatic cancer in the Jurassic. *Lancet,* **354**: 398.

Satinoff MI and Wells C (1969) Multiple basal cell naevus syndrome in ancient Egypt. *Med History,* **13**: 294—7.

Shimkin MB (1977) *Contrary to nature—cancer.* US Department of Health, Education and Welfare. Public Health Service, NIH, USA.

Sontag S (1983) *Illness as metaphor.* Penguin Books.

Stathopolous G (1975) Kanam mandible tumour. *Lancet,* **1**: 165.

Walshe WH (1846) *Nature and the treatment of cancer.* (Includes presentation of Rigoni-Stern's data on cancer incidence in Verona.) Taylor and Walton, London.

第二部分

历史

Boveri T (1929) *The origin of malignant tumors.* Baillière Tindall & Cox, London—the original, in translation. For a critique see Wolf U (1974) Theodor Boveri and his book 'On the problem of the origin of malignant tumors'. In: German J, ed. *Chromosomes and cancer.* J Wiley, New York.

Lawley PD (1994) Historical origins of current concepts of carcinogenesis. *Adv Cancer Res,* **65**: 17—111.

Long ER (1965) *A history of pathology.* Dover Publishers Inc, New York.

Raven RW (1990) *The theory and practice of oncology. Historical evolution and present principles.* The Parthenon Publishing Group, New Jersey.

自然界中的克隆现象

Benditt EP and Benditt JM (1973) Evidence for a monoclonal origin of human atherosclerotic plaques. *Proc Natl Acad Sci USA,* **70**: 1753—6.

Cleary PP, Kaplan EL, Handley JP, Wlazlo A, Kim MH, Hauser AR, *et al.* (1992) Clonal basis for resurgency of serious *Streptococcus pyogenes* disease in the 1980s. *Lancet,* **399**: 518—21.

da Silva W (1997) On the trail of the lonesome pine. *New Scientist,* **2111**: 36—9.

Edelman G (1994) *Bright air, brilliant fire.* Penguin Books, London.

进化和身体构造形成

Buss LW (1987) *The evolution of individuality.* Princetown University Press, New Jersey.

Coffey DS (1998) Self-organization, complexity and chaos: the new biology for medicine. *Nature Med,* **4**: 882—5.

Gerhart J and Kirschner M (1997) *Cells, embryos and evolution.* Blackwell Science, Malden, Massachusetts.

Kauffman SA (1993) *The origin of order. Self-organization and selection in evolution.* Oxford University Press, New York.

进化生物学

Dawkins R (1995) *River out of Eden.* Harper Collins, New York.

Dennett DC (1995) *Darwin's dangerous idea. Evolution and the meanings of life.* Allen Lane, Penguin Press.

Maynard Smith J (1988) *Did Darwin get it right? Essays on games, sex and evolution.* Penguin Books, London.

Williams G (1966) *Adaptation and natural selection. A critique of some current evolutionary thoughts.* Princetown University Press, New Jersey.

Williams G (1996) *Plan and purpose in nature.* Harper Collins, New York.

细胞凋亡

Evan G and Littlewood T (1998) A matter of life and cell death. *Science,* **281**: 1317—22 (and other reviews in the same issue of *Science*).

Vaux DL, Haecker G, Strasser A (1994) An evolutionary perspective on apoptosis. *Cell,* **76**: 777—9.

自然界中的突变及作为癌症发生的驱动力

Cairns J (1975) Mutation selection and the natural history of cancer. *Nature,* **255**: 197—200.

Eigen M (1992) *Steps towards life. A perspective on evolution.* Oxford University Press.

Jonason AS, Kunala S, Price GJ, Restifo RJ, Spinelli HM, Persing JA, *et al.* (1996) Frequent clones of *p53*-mutated keratinocytes in normal human skin. *Proc Natl Acad Sci USA,* **93**: 14025—9.

Sniegowski P (1997) Evolution: setting the mutation rate. *Curr Biol,* **7**: 487—8.

Vogelstein B and Kinzler KW (1998) *The genetic basis of human cancer.* McGraw-Hill, New York.

干细胞和癌细胞起源

Knudson AG (1992) Stem cell regulation, tissue ontogeny, and oncogenic events. *Sem Cancer Biol,* **3**: 99—106.

Pierce GB, Shikes R, Fink LM (1978) *Cancer. A problem of developmental biology.* Prentice-Hall, New Jersey.

Stem cells and regeneration: series of five scholarly reviews. *Science* (1997) pp.60—87.

癌细胞的克隆演进

Bodmer WF (1996) The somatic evolution of cancer. The Harveian Oration of 1996. *J Royal College Phys London,* **31**: 82—9.

Burnett M (1974) The biology of cancer. In: German J, ed *Chromosomes and cancer.* J Wiley, New York, pp.21—38.

Farber E (1973) Carcinogenesis—cellular evolution as a unifying thread: presidential address. *Cancer Res,* **33**: 2537—50.

Hopkin K (1996) Tumor evolution: survival of the fittest cells. *J NIH Res,* **8**: 37—41.

Nowell PC (1976) The clonal evolution of tumor cell populations. *Science,* **194**: 23—8.

Woodruff M, ed. (1990) *Cellular variation and adaptation in cancer.* Oxford University Press, Oxford.

癌细胞的细胞和分子遗传学

Bishop JM (1991) Molecular themes in oncogenesis. *Cell,* **64**: 235—48.

Breivik J (2001) Don't stop for repairs in a war zone: Darwinian evolution unites genes and environment in cancer development. *Proc Natl Acad Sci USA,* **98**: 5379—81.

Cavenee WK and White RL (1995) The genetic basis of cancer. *Scientific American,* **March**: 50—7.

Hanahan D and Weinberg RA (2000) The hallmarks of cancer. *Cell,* **100**: 57—70.

Nowell PC (1993) Chromosomes and cancer: the evolution of an idea. *Adv Cancer Res,* **62**: 1—17.

Sidransky D (1997) Nucleic acid-based methods for the detection of cancer. *Science,* **278**: 1054—8.

Varmus H and Weinberg RA (1993) *Genes and the biology of cancer.* Scientific American Library.

血管新生和癌症转移

Kerbel RS (1990) Growth dominance of the metastatic cancer cell: cellular and molecular aspects. *Adv Cancer Res,* **55**: 87—132.

Hanahan D and Folkman J (1996) Patterns and emerging mechanisms of the angiogenic switch during tumorigenesis. *Cell,* **86**: 353—64.

Liotta LA, Steeg PS, Stetler-Stephenson WG (1991) Cancer metastasis and angiogenesis: an imbalance of positive and negative regulation. *Cell,* **64**: 327—36.

Weiss L (1985) *Principles of metastasis.* Academic Press Inc, New York.

细胞中的信号机制

Alberts B (1998) The cell as a collection of protein machines: preparing the next generation of molecular biologists. *Cell*, **92**: 291—4.

Huang S and Ingber DE (1999) The structural and mechanical complexity of cell growth control. *Nature Cell Biology*, **1**: 131—8.

Tjian R (1995) Molecular machines that control genes. *Scientific American*, **February**: 38—45.

癌症遗传易感性

Crow JF (1999) The odds of losing at genetic roulette. *Nature*, **397**: 293—4.

Eeles RA, Ponder BAJ, Easton DF, Horwich A, eds. (1996) *Genetic predisposition to cancer.* Chapman Hall Medical Publishers, London.

Lindor NM, Greene MH, Mayo Familial Cancer Programme (1998) The concise handbook of family cancer syndromes. *J Natl Cancer Inst*, **90**: 1039.

肿瘤退化和较长的潜伏期

Papac RJ (1996) Spontaneous regression of cancer. *Cancer Treatment Rev*, **22**: 395—423.

Wheelock EF, Weinhold KJ, Levich J (1981) The tumor dormant state. *Adv Cancer Res*, **34**: 107—40.

癌细胞在个体间的转移

Ford AM, Ridge SA, Cabrera ME, Mahmoud H, Steel CM, Chan LC, *et al.* (1993) In utero rearrangements in the trithorax-related oncogene in infant leukaemias. *Nature*, **363**: 358—60.

Hancock BW, Newlands ES, Berkowitz RS, eds. (1997) *Gestational trophoblastic disease.* Chapman & Hall Medical Publishers, London.

Holland E (1949) A case of transplacental metastasis of malignant melanoma from mother to foetus. *J Obstet Gynaecol*, **56**: 529—36.

Penn I (1991) Donor transmitted disease: cancer. *Transpl Proc*, **23**: 2629—31.

Scanlon EF, Hawkins RA, Fox WW, Smith WS (1965) Fatal homotransplanted melanoma. *Cancer*, **18**: 782—9.

"保护性"炎症反应和癌症

Balkwill F and Mantovani A (2001) Inflammation and cancer: back to Virchow? *Lancet*, **357**: 539—45.

第三部分

癌症流行病学、致病通路和病原学

Adami H-O and Trichopoulos D, eds. (1998) *Progress in Enigmas in Cancer Epidemiology*, Seminars in cancer biology. Vol.8, No.4.

Doll R and Peto R (1981) *The causes of cancer*. Oxford University Press, Oxford. (1996) Harvard report on cancer prevention. Vol.1: causes of human cancer. *Cancer Causes and Control*, **7 (suppl).**

International Agency for Research on Cancer (IARC) *Monographs on the evaluation of carcinogenic risks to humans*. IARC, Lyon. (A large series of careful and authoritative analyses and risk assessments of various biological, chemical, and physical agents that may be involved in cancer causation.)

Lewontin RC (1993) *The doctrine of DNA biology as ideology*. Penguin Books.

Liechtenstein P, Holm NV, Verkasalo PK, Iliadou A, Kaprio J, Koskenvuo M, *et al.* (2000) Environmental and heritable factors in the causation of cancer. *N Engl J Med,* **343**: 78—85.

Parkin DM, Pisani P, Ferlay J (1999) Estimates of the worldwide incidence of 25 major cancers in 1990. *Int J Cancer,* **80**: 827—41.

Perera FP (1996) Uncovering new clues to cancer risk. *Scientific American,* **May**: 54—62.

Root-Bernstein (1993) Evolution and emergent properties. In: *New frontiers in cancer causation* (Iverson OH, ed.), pp.1—14. Taylor and Francis Publishers, Washington DC.

Schottenfeld D and Fraumeni JF, eds. (1996) *Cancer epidemiology and prevention*. 2nd edn. Oxford University Press, New York.

Taubes G (1995) Epidemiology faces its limits. *Science,* **269**: 164—9.

Tomatis L (1995) Socioeconomic factors and human cancer. *Int J Cancer,* **62**: 121—5.

Trichopoulos D, Petridou E, Lipworth L, Adami H-O (1997) In: *Cancer: principles and practice of oncology* (DeVita VT, Hellman S, Rosenberg SA). 5th edn, pp.231—51. Lippincott-Raven Publishing, Philadelphia.

老年和癌症

Cohen HJ (1994) Biology of aging as related to cancer. *Cancer,* **74**: 2092—210.

Balducci L, Lyman GH, Ershler WB, eds. (1998) *Comprehensive geriatric oncology*. Harwood Academic.

Pennisi E (1996) Premature aging gene discovered. *Science,* **272**: 193—4.

Peto R, Roe FJC, Lee PN, Levy L, Clack J (1975) Cancer and ageing in mice and men. *Br J Cancer,* **32**: 411—26.

Simpson AJG and Camargo AA (1998) Evolution and the inevitability of human cancer. *Sem Cancer Biol,* **8**: 439—46.

Tollefsbol TO and Cohen HJ (1984) Werner's syndrome: an underdiagnosed disorder resembling premature aging. *Age,* **7**: 75—88.

生火

Brink AS (1957) The spontaneous fire-controlling reactions of two chimpanzee smoking addicts. *South African J Science,* **April**: 241—7.

Frazer JG (1930) *Myths of the origin of fire.* Macmillan, London.

Goudsblom J (1993) *Fire and civilization.* Allen Lane, Penguin Press, London.

James SR (1989) Hominid use of fire in the lower and middle pleistocene. *Curr Anthropology,* **30**: 1—26.

Perlès C (1977) *Préhistoire du feu.* Masson, Paris.

烟草和肺癌

BR Med J (whole issue on 'Towards a smoke free world'), 5 August 2000, No.7257.

Count Corti (1931) *A history of smoking.* (Translated by Paul England). G G Harrap Publishers, Bombay and Sydney. (A remarkably erudite, informative, and entertaining book. Some of the historical tales recounted in 'And then you set fire to it?' derive from this source.)

Denissenko MF, Pao A, Tang M, Pfeifer GP (1996) Preferential formation of benzo [a] pyrene adducts at lung cancer mutational hotspots in *P53. Science,* **274**: 430—2.

Doll R and Hill AB (1950) Smoking and carcinoma of the lung. Preliminary report. BMJ, **2**: 739—48.

Doll R, Peto R, Wheatley K, Gray R, Sutherland I (1994)Mortality in relation to smoking: 40 years'observations on male British doctors. *BMJ,* **309**: 901—9.

Erichsen-Brown C (1979) Medicinal and other uses of North American plants. A historical survey with special reference to the Eastern Indian Tribes. General Publishing Co., Toronto.

Gao Y-T, Blot WJ, Zheng W, Ershow AG, Hsu CW, Levin LI, *et al.* (1987) Lung cancer among Chinese women. *Int J Cancer,* **40**: 604—9.

Hecht SS (1999) Tobacco smoke carcinogens and lung cancer. *J Natl Cancer Inst,* **91**: 1194—210.

Hoffman FL (1931) Cancer and smoking habits. *Ann Surg,* **93**: 50—67.

James I (republished 1954) *A counter-blaste to tobacco.* The Rodale Press, London. (A wonderfully scripted diatribe.)

Johnson DH, ed. (1977) Lung cancer. *Seminars in Oncology,* **vol.24 (4).**

Mackay J (1996) Tobacco: the third world war. Advice from General Sun Tzu. *J Royal Coll Physicians,* **30**: 360—5.

Peto R, Chen Z-M, Boreham J (1999)Tobacco—the growing epidemic. *Nature Med,* **5**: 15—17.

Proctor RN (1996) The anti-tobacco campaign of the Nazis: a little known aspect of public health in Germany, 1933—45. *BMJ,* **313**: 1450—3.

Redmond DG (1970) *Tobacco and cancer: the first clinical report,* 1761. N Engl J Med, **282**: 18—23.

Wynder EL and Graham EA (1950) Tobacco smoking as a possible etiologic factor in bronchogenic carcinoma. *J Am Med Assoc,* **143**: 329—36.

对烟草工业致癌罪行的揭露

Glantz S, Slade J, Bero LA, Hanauer P, Barnes DE (1996) *The cigarette papers.* California Press, Berkeley.

Hilts PJ (1996) *Smokescreen. The truth behind the tobacco industry cover-up.* Addison-Wesley, Reading, MA.

Kluger R (1996) *Ashes to ashes. America's hundred-year cigarette war, the public health, and the unabashed triumph of Philip Morris.* Knopf, New York.

乳腺癌

Colditz GA and Frazier AL (1995) Models of breast cancer show that risk is set by events of early life: prevention efforts must shift focus. *Cancer Epidemiol, Biomarkers and Prevention,* **4**: 567—71.

Couch FJ and Hartmann LC (1998) *BRCA1* testing—advances and retreats. *J Am Med Assoc,* **279**: 955—6.

DeMoulin D (1983) *A short history of breast cancer.* Kluwer Publishers, Dordrecht, The Netherlands. (An excellent review of historical ideas on breast cancer.)

Eaton SB, Pike MC, Short RV, *et al.* (1994) Women's reproductive cancers in evolutionary context. *Quarterly Rev Biol,* **69**: 353—67. (A series of reviews detailing some of the evolutionary ideas on breast cancer risk propounded by S Boyd Eaton and Malcolm Pike in particular.)

Galdikas BMF and Wood JW (1990) Birth spacing patterns in humans and apes. *Am J Physical Anthropol,* **83**: 185—91.

Graham CE, ed. (1981) *Reproductive biology of the great apes.* Academic Press, New York.

Hankinson SE, Willett WC, Colditz GA, Hunter DJ, Michaud DS, Deroo B, *et al.* (1998) Circulating concentrations of insulin-like growth factor-I and risk of breast cancer. *Lancet,* **351**: 1393—6.

Henderson BE, Ross RK, Pike MC, Casagrande JT (1982) Endogenous hormones as a major factor in human cancer. *Cancer Res,* **42**: 3232—9.

Hulka BS and Stark AT (1995) Breast cancer: cause and prevention. *Lancet,* **346**: 883—7.

Jordan VC (1998) Designer estrogens. *Scientific American,* **October**: 36—43.

Kagawa Y (1978) Impact of Westernization on the nutrition of Japanese: changes in physique, cancer, longevity and centenarians. *Preventive Med,* **7**: 205—17.

Kelsey JL, ed. (1993). Breast cancer. *Epidemiol Rev,* **vol.15 (no.1).**

Konner M and Worthman C (1980) Nursing frequency, gonadal function, and birth spacing among! Kung hunter-gatherers. *Science,* **207**: 788—91.

Land CE (1995) Studies of cancer and radiation dose among atomic bomb survivors. The example of breast cancer. *J Am Med Assoc,* **274**: 402—7.

Light A and Saraf I (1997) *Rachel's daughers.* Light/Saraf Films (home video version), distributed by Women Make Movies, New York, USA.

Lipworth L (1995) Epidemiology of breast cancer. *Eur J Cancer Prevention,* **4**: 7—30.

MacMahon B, Cole P, Brown J (1973) Etiology of breast cancer: a review. *J Natl Cancer Inst,* **50**: 21—42.

Mezzetti M, La Vecchia C, Decarli A, Boyle P, Talamini R, Franceschi S (1998) Population attributable risk for breast cancer: diet, nutrition, and physical exercise. *J Natl Cancer Inst,* **90**: 389—94.

Mustacchi P (1961) Ramazzini and Rigoni-Stern on parity and breast cancer. *Arch*

Int Med, **108**: 639—42.

Pike MC, Krailo MD, Henderson BE, Casagrande JT, Hoel DG (1983) 'Hormonal' risk factors, 'breast tissue age' and the age-incidence of breast cancer. *Nature,* **303**: 767—70.

Risch HA, Weiss NS, Lyon JL, Daling JR, Liff JM (1983) Events of reproductive life and the incidence of epithelial ovarian cancer. *Am J Epidemiol,* **117**: 128—39.

Shattuck-Eidens D, Oliphant A, McClure M, McBride C, Gupte J, *et al.* (1997) *BRCA1* sequence analysis in women at high risk for susceptibility mutations. *J Am Med Assoc,* **278**: 1242—50.

Spencer Feigelson H, McKean-Cowdin R, Coetzee GA, Stram DO, Kolonel LN, Henderson BE (2001) Building a multigenetic model of breast cancer susceptibility: *CYP17* and *HSD17B1* are two important candidates. *Cancer Res,* **61**: 785—9.

Stuart-Macadam P and Dettwyler KA (1996) *Breast feeding. Biocultural perspectives.* A de Gruyter Publishers, New York.

Symmers WStC (1968) Carcinoma of breast in trans-sexual individuals after surgical and hormonal interference with the primary and secondary sex characteristics. *BMJ,* **2**: 83—5.

Szabo CI and King M-C (1997) Population genetics of *BRCA1* and *BRCA2. Am J Hum Genet,* **60**: 1013—20.

Tokunaga M, Land CE, Tokuoka S, Nishimori I, Soda M, Akiba S (1994) Incidence of female breast cancer among atomic bomb survivors, 1950—1985. *Radiation Res,* **138**: 209—23.

Yalom M (1997) *A history of the breast.* Alfred A Knopf, New York.

前列腺癌

Bruce AW and Trachtenberg J, eds. (1987) *Adenocarcinoma of the prostate.* Springer-Verlag, London.

Cohen P (1998) Serum insulin-like growth factor-I levels and prostate cancer risk—interpreting the evidence. *J Natl Cancer Inst,* **90**: 876—9.

Das S and Crawford ED, eds. (1993) *Cancer of the prostate.* Marcel Dekker Inc, New York.

Hebert JR, Hurley TG, Olendzki BC, Teas J, Ma Y, Hampl JS (1998) Nutritional and socioeconomic factors in relation to prostate cancer mortality: a cross-national study. *J Natl Cancer Inst,* **90**: 1637—47.

Karp JE, Chiarodo A, Brawley O, Kelloff GJ (1996) Prostate cancer prevention: investigational approaches and opportunities. *Cancer Res,* **56**: 5547—56.

Makridakis NM, Ross RK, Pike MC, Crocitto LE, Kolonel LN, Pearce CL, *et al.* (1999) Association of mis-sense substitution in *SRD 5A2* gene with prostate cancer in African-American and Hispanic men in Los Angeles, USA. *Lancet,* **354**: 975—8.

Ross RK, Pike MC, Coetzee GA, Reichardt JKV, Yu MC, Feigelson H, *et al.* (1998) Androgen metabolism and prostate cancer: establishing a model of genetic susceptibility. *Cancer Res,* **58**: 4497—504.

Sakr WA, Haas GP, Cassin BF, Pontes JE, Crissman JD (1993) The frequency of carcinoma and intraepithelial neoplasia of the prostate in young male patients. *J Urology,* **150**: 379—85.

Sidney S, Quesenberry CP, Friedman GD, Tekawa IS (1997) Marijuana use and cancer incidence (California, United States). *Cancer Causes and Control,* **8**: 722—8.

Steele R, Lees REM, Kraus AS, Rao C (1971) Sexual factors in the epidemiology of cancer of the prostate. *J Chron Dis,* **24**: 29—37.

宫颈癌和人乳头状瘤病毒

Bauer HM, Ting Y, Greer CE, Chambers JC, Tashiro CJ, Chimera J, Reingold A, *et al.* (1991) Genital human papillomavirus infection in female university students as determined by a PCR-based method. *J Am Med Assoc,* **265**: 472—7.

Brinton LA, Reeves WC, Brenes MM, Herrero R, Gaitan E, Tenorio F, *et al.* (1989) The male factor in the etiology of cervical cancer among sexually monogamous women. *Int J Cancer,* **44**: 199—203.

Cuzick J, Terry G, Ho L, Hollingworth T, Anderson M (1992) Human papillomavirus type 16 DNA in cervical smears as predictor of high-grade cervical cancer. *Lancet,* **339**: 959—60.

Ellis JRM, Keating PJ, Baird J, Hounsell EF, Renouf DV, Rowe M, *et al.* (1995) The association of an HPV16 oncogene variant with HLA-B7 has implications for vaccine design in cervical cancer. *Nature Med,* **1**: 464—9.

Franco EL (1995) Cancer causes revisited: human papillomavirus and cervical neoplasia. *J Natl Cancer Inst,* **87**: 779—80.

Morris JDH, Eddleston ALWF, Crook T (1995) Viral infection and cancer. *Lancet,* **346**: 754—8.

Shingleton HM and Orr JW, eds. (1995) *Cancer of the cervix.* JB Lippincott Co, Philadelphia.

Thomas DB, Ray RM, Pardthaisong T, Chutivongse S, Koetsawang S, Silpisornkosol S, *et al.* (1996) Prostitution, condom use, and invasive squamous cell cervical cancer in Thailand. *Am J Epidemiol,* **143**: 779—86.

其他感染性微生物和癌症

Gross L, ed. (1983) *Oncogenic viruses.* 3rd edn. Pergamon Press, New York.

Parsonnet J, Ed (1999) Microbes and Malignancy. Oxford University Press, New York.

Newton R, Beral V, Weiss RA, eds. (1999) *Infections and human cancer.* Cold Spring Harbor Laboratory Press, Cold Spring Harbor.

Scheiman JM and Cutler AF (1999) *Helicobacter pylori* and gastric cancer. *Am J Med,* **106**: 222—6.

阳光、肤色和癌症

Ariel IM, ed. (1981) *Malignant melanoma.* Appleton-Century-Crofts, New York.

Armstrong BK and Kricker A (1994) Cutaneous melanoma. In: *Cancer surveys, volume 19: trends in cancer incidence and mortality,* pp.219—40. Imperial Cancer Research Fund, London.

Elwood JM (1996) Melanoma and sun exposure. *Sem Oncol,* **23**: 650—66.

Harris CC (1996) Molecular epidemiology of basal cell carcinoma. *J Natl Cancer Inst,* **88**: 315—17.

Leffell DJ and Brash DE (1996) Sunlight and skin cancer. *Scientific American,* **July**: 38—43.

Pennisi E (1996) Gene linked to commonest cancer. *Science,* **272**: 1583—4.

Yarbro JW, Bornstein RS, Mastrangelo MJ, eds. (1996) Melanoma. *Seminars in Oncology,* **Vol.**23, No.6.

饮食和癌症风险

Block G (1992) The data support a role for antioxidants in reducing cancer risk. *Nutrition Rev,* **50**: 207—13.

Blot WJ, Li J-Y, Taylor PR, Guo W, Dawsey S, Wang G-Q, *et al.* (1993) Nutrition intervention trials in Linxian, China: supplementation with specific vitamin/ mineral combinations, cancer incidence, and disease-specific mortality in the general population. *J Natl Cancer Inst*, **85**: 1483—92.

Cheng KK, Day NE, Duffy SW, Lam TH, Fok M, Wong J (1992) Pickled vegetables in the aetiology of oesophageal cancer in Hong Kong Chinese. *Lancet,* **339**: 1314—18.

Correa P (1992) Human gastric carcinogenesis: a multistep and multifactorial process—first American Cancer Society Award lecture on cancer epidemiology and prevention. *Cancer Res,* **52**: 6735—40.

Eaton SB, Eaton Ⅲ SB, Konner MJ (1997) Paleolithic nutrition revisited: a twelve-year retrospective on its nature and implications. *Eur J Clin Nutrition,* **51**: 207—16.

Eaton SB, Konner M, Shostak M (1988) Stone agers in the fast lane: chronic degenerative diseases in evolutionary perspective. *Am J Med,* **84**: 739—49.

Food, nutrition and the prevention of cancer: a global perspective (1997). World Cancer Research Fund in association with the American Institute for Cancer Research.

Frankel S, Gunnell DJ, Peters TJ, Maynard M, Davey Smith G (1998) Childhood energy intake and adult mortality from cancer: the Boyd Orr cohort study. *BMJ,* **316**: 499—504.

Kaplan HS and Tsuchitani PJ (1978) *Cancer in China.* Alan R Liss Publishers, New York.

Milton K (1993) Diet and primate evolution. *Scientific American,* **August**, 70—7.

Muñoz N and Day NE (1996) Esophageal cancer. In: *Cancer epidemiology and prevention.* 2nd edn., pp.681—706. Oxford University Press, New York.

O'Dea K (1991) Traditional diet and food preferences of Australian Aboriginal hunter-gatherers. *Phil Trans R Soc Lond B,* **334**: 233—41.

Potter JD (1992) Reconciling the epidemiology, physiology, and molecular biology of colon cancer. *J Am Med Assoc,* **268**: 1573—7.

Potter JD, Slattery ML, Bostick RM, Gapstur SM (1993) Colon cancer: a review of the epidemiology. *Epidemiologic Rev,* **15**: 499—545.

职业、医学和环境暴露导致的癌症风险

Band P, ed. (1990) *Occupational cancer epidemiology.* Springer-Verlag, Berlin.

Bhatia S, Robison LL, Oberlin O, Greenberg M, Bunin G, Fossati-Bellani F, *et al.* (1996) Breast cancer and other second neoplasms after childhood Hodgkin's disease. *N Engl J Med,* **334**: 745—51.

Boice JD and Travis LB (1995) Body wars: effect of friendly fire (cancer therapy). *J Natl Cancer Inst,* **87**: 705—6.

Butlin HT (1892) Three lectures on cancer of the scrotum in chimney-sweeps and others. *BMJ,* **2 July**: 1—6.

Caufield C (1989) *Multiple exposures.* Secker & Warburg, London.

Doll R (1995) Hazards of ionising radiation: 100 years of observations on man. *Br J Cancer,* **72**: 1339—49.

Enderle GJ and Friedrich K (1995) East German uranium miners (Wismut)— exposure conditions and health consequences. *Stem Cells,* **13 (suppl 1)**: 78—89.

Kossenko MM, Degteva MO, Vyushkova OV, Preston DL, Mabuchi K, Kozheurov VP (1997) Issues in the comparison of risk estimates for the population in the Techa river region and atomic bomb survivors. *Radiation Res,* **148**: 54—63. For editorial commentaries on this environmental disaster, see Marshall E (1997), *Science,* **275**: 1062 and Edwards SR (December 1997), *New Scientist,* p.15.

Leitch A (1924) Mule-spinners'cancer and mineral oils. *BMJ,* **22 Nov**: 941—4.

London NJ, Farmery SM, Will EJ, Davison AM, Lodge JPA (1995) Risk of neoplasia in renal transplant patients. *Lancet,* **346**: 403—6.

Pearce N, Matos E, Vanio H, Boffetta P, Kogevinas M, eds. (1994) *Occupational cancer in developing countries.* IARC Scientific Publications, No 129, Lyon.

Peto J, Hodgson JT, Matthews FE, Jones JR (1995) Continuing increase in mesothelioma mortality in Britain. *Lancet,* **345**: 535—9.

Potts P (1775) Chirurgical observations relative to the cataract, the polypus of the nose, the cancer of the scrotum, the different kinds of ruptures, and the mortification of the toes and feet. *Tracts 92*. London. Hawes L, Clarke W, Collins R.

Ramazzini B (1964) *Diseases of workers.* Hafner Publishing Co., New York.

Schull WJ, ed. (1995) *Effects of atomic radiation.* Wiley-Liss, New York.

Southam AH and Wilson SR (1922) Cancer of the scrotum. *BMJ,* **18 Nov**: 971—3.

第四部分

Amos CI, Wu X, Broderick P, Gorlov IP, Gu J, Eisen T, *et al.* (2008) Genome-wide association scan of tag SNPs identifies a susceptibility locus for lung cancer at 15q25.1 *Nature Genet,* **40**: 616—622.

Bailar JC and Gornik HL (1997) Cancer undefeated. *NEngl J Med,* **336**: 1569—74.

Beardsley T (1994) A war not won. *Scientific American*, January: 118—26.

Boehm T, Folkman J, Browder, T, O'Reilly MS (1997) Antiangiogenic therapy of experimental cancer does not induce acquired drug resistance. *Nature,* **390**: 404—7. With a commentary in the same issue by Kerbel RS (A cancer therapy resistant to resistance, pp.335—6). And a cautionary note: Cohen J (1999) Behind the headlines of endostatin's ups and downs. *Science,* **283**: 1250—1.

Borst P, ed. (1997) Seminars in cancer biology. *Multidrug Resistant Proteins,* Vol.8, No.3.

Cain JM and Howett MK (2000) Preventing cervical cancer? *Science,* **288**: 1753—4.

Campisi J (2003) Cancer and ageing: rival demons? *Nature Rev Cancer,* **3**: 339—49.

Collins I and Workman P (2006) New approaches to molecular cancer therapeutics. *Nature Chem Biol,* **2**: 689—700.

Crespi B and Summers K (2005) Evolutionary biology of cancer. *Trends Ecol Evol,* **20**: 545—52.

Dean M, Fojo T and Bates S (2005) Tumour stem cells and drug resistance. *Nature Rev Cancer,* **5**: 275—84.

Doll R (1990) Are we winning the fight against cancer? An epidemiological assessment. *Eur J Cancer,* **26**: 500—8.

D'Angio GJ (1975) Pediatric cancer in perspective: cure is not enough. *Cancer,* **35** (suppl 3): 866—70.

Easton DF, Pooley KA, Dunning AM, *et al.* (2007) Genome-wide association study identifies novel breast cancer susceptibility loci. *Nature,* **447**: 1087—93.

Farmer H, McCabe N, Lord CJ, Tutt AN, Johnson DA, Richardson TB, *et al.* (2005) Targeting the DNA repair defect in BRCA mutant cells as a therapeutic strategy. *Nature,* **434**: 917—21.

Fidler IJ (1995) Modulation of the organ microenvironment for treatment of cancer metastasis. *J Natl Cancer Inst,* **87**: 1588—92.

Findel T, Serrano M and Blasco MA (2007) The common biology of cancer and ageing. *Nature,* **448**: 767—74.

Futreal PA, Coin L, Marshall M, Down T, Hubbard T, Wooster R, *et al.* (2004) A census of human cancer genes. *Nature Rev Cancer,* **4**: 177—83.

Gatenby RA and Vincent TL (2003) An evolutionary model of carcinogenesis. *Cancer Res,* **63**: 6212—20.

Gazit Y, Baish JW, Safabakhsh N, Leunig M, Baxter LT, Jain RK (1997) Fractal characteristics of tumor vascular architecture during tumor growth and regression. *Microcirculation,* **4**: 395—402.

Giovannucci E, Egan KM, Hunter DJ, Stampfer MJ, Colditz GA, Willett WC, *et al.* (1995) Aspirin and the risk of colorectal cancer in women. *N Engl J Med,* **333**: 609—14.

Gluckman P and Hanson M (2006) *Mismatch. Why our world no longer fits our bodies.* Oxford University Press, Oxford.

Greaves M (2006) Infection, immune responses and the aetiology of childhood leukaemia. *Nature Rev Cancer,* **6**: 193—203.

Greaves M (2006) The causation of childhood leukemia: a paradox of progress? *Discovery Med,* **6**: 24—8.

Greaves M (2007) Darwinian medicine: a case for cancer. *Nature Rev Cancer,* **7**: 213—21.

Greayes M (1997) Aetiology of acute leukaemia. *Lancet,* **349**: 344—9.

Greenman C, Stephens P, Smith R, Dalgliesh GL, Hunter C, Bignell G, *et al.* (2007) Patterns of somatic mutation in human cancer genomes. *Nature,* **446**: 153—8.

Guo J and Xin H (2006) Chinese gene therapy. Splicing out the West? *Science,* **314**: 1232—5.

Haber DA and Settleman J (2007) Drivers and passengers. *Nature,* **446**: 145—6.

Hahn WC, Stewart SA, Brooks MW, York SG, Eaton E, Kurachi A *et al.* (1999) Inhibition of telomerase limits the growth of human cancer cells. *Nature Med,* **5**: 1164—70.

Hickman JA, Potten CS, Merritt AJ, Fisher TC (1994) Apoptosis and cancer chemotherapy. *Phil Trans R Soc Lond B,* **345**: 319—25.

Hong D, Gupta R, Ancliff P, Atzberger A, Brown J, Soneji S, *et al.* (2008) Initiating and cancer-propagating cells in *TEL-AML1*-associated childhood leukemia. *Science,* **319**: 336—9.

Jain RK (1998) The next frontier of molecular medicine: delivery of therapeutics. *Nature Med,* **4**: 655—7.

Janssen WF (1979) Cancer quackery—the past in the present. *Sem Oncol,* **6**: 526—36.

Jordan JD, Landau EM and Iyengar R (2000) Signaling networks: the origins of cellular multitasking. *Cell,* **103**: 193—200.

Karp JE and Broder S (1995) Molecular foundations of cancer: new targets for intervention. *Nature Med,* **1**: 309—20.

Linding R, *et al.* (2007) Systematic discovery of *in vivo* phosphorylation networks. *Cell,* **129**: 1415—26.

Lowe SW (1997) Progress of the smart bomb cancer virus. *Nature Med,* **3**: 606—8.

Merlo LMF, Pepper JW, Reid BJ and Maley CC (2006) Cancer as an evolutionary process. *Nature Rev Cancer,* **6**: 924—35.

Michor F, Iwasa Y anhd Nowak MA (2004) Dynamics of cancer progression. *Nature Rev Cancer,* **4**: 197—205.

Moalem S (2007) *Survival of the Sickest.* Harper Collins Publishers.

Nesse RM and Stearns SC (2008) The great opportunity: evolutionary applications to medicine and public health. *Evol Appl,* **1**: 28—48.

Nurse P (2008) Life, logic and information. *Nature,* **454**: 424—6.

Pardal R, Clarke MF and Morrison SJ (2003) Applying the principles of stem-cell biology to cancer. *Nature Rev Cancer,* **3**: 895—902.

Passalacqua R, Campione F, Caminiti C, Salvagni S, Barilli A, Bella M, *et al.* (1999) Patients' opinions, feelings, and attitudes after a campaign to promote the Di Bella therapy. *Lancet,* **353**: 1310—4.

Peto J, Hodgson JT, Matthews FE, Jones JR (1995) Continuing increase in mesothelioma mortality in Britain. *Lancet,* **345**: 535—9.

Rosenberg, SA (1999) A new era for cancer immunotherapy based on the genes that encode cancer antigens. *Immunity, 10*: 281—7.

Rossi DJ, Jamieson CHM and Weissman IL (2008) Stem cells and the pathways to aging and cancer. *Cell, 132*: 681—96.

Shanks N and Pyles RA (2007) Evolution and medicine: the long reach of "Dr. Darwin". *Philos Ethics Human Med, 2*: 4: doi: 10.1186/1747-5341-2-4.

Sharpless NE and DePinho RA (2007) How stem cells age and why this makes us grow old. *Nature Rev Mol Cell Biol, 8*: 703—13.

Stearns SC and Koella JC, eds. (2008) *Evolution in health and disease*. 2nd edition. Oxford University Press, Oxford.

Swisher SG, Roth JA, Nemunaitis J, Lawrence DD, Kemp BL, Carrasco CH, *et al.* (1999) Adenovirus-mediated *p53* gene transfer in advanced non-small-cell lung cancer. *J Natl Cancer Inst, 91*: 763—71.

Tang C, Ang BT and Pervaiz S (2007) Cancer stem cell: target for anti-cancer therapy. *FASEB J, 21*: 3777—85.

The Wellcome Trust Case Control Consortium (2007) Genome-wide association study of 14,000 cases of seven common diseases and 3,000 shared controls. *Nature, 447*: 661—78.

Twardowski P and Gradishar WJ (1997) Clinical trials of antiangiogenic agents. *Curr Opinion Oncol, 9*: 584—9.

Wang JCY and Dick JE (2005) Cancer stem cells: lessons from leukemia. *Trends Cell Biol, 15*: 494—501.

Weisberg E, Manley PW, Cowan-Jacob SW, Hochhaus A and Griffin JD (2007) Second generation inhibitors of BCR-ABL for the treatment of imatinib-resistant chronic myeloid leukaemia. *Nature Rev Cancer, 7*: 345—56.

Zaccone P, Burton OT and Cooke A (2008) Interplay of parasite-driven immune responses and autoimmunity. *Trends Parasitol, 24*: 35—42.

Zhu J, Chen Z, Lallemand-Breitenbach V and de Thé H (2002) How acute promyelocytic leukaemia revived arsenic. *Nature Rev Cancer, 2*: 1—9.

第五部分

Greaves M and Maley C (2012) Clonal evolution in cancer. *Nature, 481*: 306—13.

Apericio S and Caldas C (2013) The implications of clonal genome evolution for cancer medicine. *New Engl J Med, 368*: 842—51.

Greaves M (2015) The evolutionary determinants of cancer. *Cancer Discovery,* **5**: 806—20.

Papaemannuil E, et al. (2016) Genomic classification and prognosis in acute myeloid Leukemia. *New Engl J Med,* **374**: 2209—21.

Tamburini S, et al. (2016) The microbiome in early life: implications for health outcomes. *Nature Medicine,* **22**: 713—22.

Gerstung M, et al. (2020). The evolutionary history of 2658 cancers. *Nature,* **578**: 122—30.

Zhang J, et al. (2022) Evolution base mathematical models significantly prolong response to abiraterone in metastatic castrate resistant prostate cancer and identify strategies to further improve outcomes. *ELIfe,* **11**: e76284.

Stankunaite R, et al. (2022) Circulating tumour DNA sequencing to determine therapeutic response and identify tumour heterogeneity in patients with paediatric sold tumours. *Eur J Cancer,* **162**: 209—20.

Pich O, et al. (2022) The translational challenges of precision oncology. *Cancer Cell,* **40**: 458—78.

Yin X, et al. (2022) Artificial intelligence prediction of clinical outcome in immunotherapy and targeted therapy of lung cancer. *Semin Cancer Biol,* **86**: 146—59.

Wilms P (2022) The gut microbiome molecular complex in human health and disease. *Cell Host Microbe,* **30**: 1201—6.

网站

http: //evmedreview.com

http: //www.evolutionandmedicine.org

有用信息、帮助和建议

Sikorski R and Peters R（1997）Oncology ASAP. J Am Asso, 277: 1431。这篇文章可以让读者了解到哪些网站提供与癌症有关的可信的信息。

要了解国立癌症研究所（NCI）关于癌症的一般信息，请浏览 http: //www.nci.nih.gov。如在美国国内，也可致电 NCI 癌症信息服务中心（+1-800-422-6237）。

关于癌症遗传学的信息，请浏览 http: //www.cancergenetics.org。该网站由美国西北大学综合癌症中心的罗伯特·卢里创办。它提供肿瘤学家和其他健康服务专业人士以及患者的相关信息。

BACUP 是一个癌症患者援助组织，开通了热线电话。你可以浏览其互动的癌症信息网站 http: www.cancerbacup.org.uk。

《你能避免癌症吗？降低你的风险指南》是英国健康教育委员会

出版的一本提供丰富信息的小册子。

《免于癌症：欧洲规范》是英国和爱尔兰癌症教育协调组制作的一个简明却有力的宣传册，是"欧洲防治癌症"运动的一个组成部分。

一些国立癌症学会以在因特网上发布信息以及以小册子的形式提供关于如何降低主要癌症风险方面的信息和建议。这些学会包括癌症研究运动（http: //www.cancer.org）和美国癌症学会（http: //www.cancer.org）。

"美国癌症发生和生存发展趋势：数据分析与比较"在《国立癌症研究所杂志》发表，以 SEER 癌症数据统计综述（1973—1993）的最新数据为依据。该综述可浏览 http: //www.seer.ims.nci.nih.gov/Publications/CSR7393.

《国家癌症控制计划》（1995 年）是日内瓦世界卫生组织发布的有用的出版物。

"提供癌症相关信息的因特网资源指南"是由英国癌症研究人员西蒙·考特瑞尔创办的一个网站。该网站提供了许多有关不同类型癌症信息的国际资源的链接。它还提供了通往一个站名有趣地称为"Quackwatch（学术打假）"的网站的链接。（www.ncl.ac.uk/child-health/guides/clinks1.htm）。

最后要提醒的是：任何人都可以将信息提交到因特网上，网站内容的质量不能保证。

BRCA-1, 2 乳腺癌易感基因 1 和 2，与乳腺癌（及其他癌症）的发生密切相关。携带了突变形式的 *BRCA-1, 2* 基因的个体患癌风险会显著增加。

DNA 脱氧核糖核酸，是控制生物遗传性状的基本遗传物质，由两条核苷酸链以互补配对原则构成双螺旋结构。位于个体染色体上。

HBV 乙型肝炎病毒，与肝癌关系密切的常见病毒。通常通过血液传播。

HIV 人类免疫缺陷病毒。

HLA 人组织相容性抗原，是个体独特的细胞表面蛋白，能够引起器官移植后的排斥反应。它的正常功能是帮助免疫系统识别外来抗原（如微生物抗原）。

HPV 人乳头状瘤病毒，一种常见病毒，其中某些类型与癌症关系密切。

HTLV 人类嗜 T 淋巴细胞病毒，其常见类型 HTLV-I 与日本和加勒比海地区的一种成人白血病关系密切。

p53 p53 蛋白（分子量为 53 千道尔顿）是保护细胞免受应激刺激或 DNA 损伤的重要蛋白质，在癌症患者中通常发生缺失或突变。*p53* 基因是编码 p53 蛋白的基因。（基因用斜体表示，蛋白质用罗马字体表示。）

PAP 巴氏涂片，指从子官颈部取少量的细胞样品，放在玻璃片上，然后在显微镜下研究是否异常或具癌变倾向。以该项技术发明人巴巴尼科拉乌医生的姓命名。

PCR   聚合酶链式反应，是一项分子生物学技术，能在一个试管内将所要研究的目的基因或某一DNA片段于数小时内扩增至十万乃至百万倍，使肉眼能直接观察和判断，对诊断医学和司法科学具有重要价值。该项伟大发明曾获诺贝尔化学奖。

RAS   许多类型癌症中的常见突变基因。其编码的蛋白质参与了控制基因转录的激酶信号传导路径，从而能调节细胞的生长与分化。

癌基因   人类或其他动物细胞（以及致癌病毒）固有的一类基因，又称转化基因，它们一旦激活便能促使人或动物的正常细胞发生癌变。

氨基酸   生物功能大分子蛋白质的基本组成单位。

白血病   一组源于白细胞异常的血液恶性肿瘤。

苯并芘   含碳物（如香烟）燃烧的焦油产物中的一种化学成分，会损伤DNA。

表型   构成一个生物体的独特性状。

病原（学）   引起特定疾病发生的原因（或对该种疾病风险因素的研究）。

雌激素   一种女性激素，主要由卵巢分泌产生。雌二醇是其主要类型。

单克隆   源于单个细胞。

蛋白质   一种复杂的有机化合物，是生命的物质基础。组成蛋白质的基本单位是氨基酸，氨基酸通过脱水缩合形成肽链。蛋白质是由一条或多条多肽链组成的生物大分子，每一条多肽链有二十～数百个氨基酸残基不等；各种氨基酸残基按一定的顺序排列。蛋白质的氨基酸序列是由对应基因所编码。机体中的每一个细胞和所有重要组成部分都有蛋白质参与。

等位基因   位于一对同源染色体的相同位置上控制某一性状的不同形态的基因。

电离   电解质在特定的溶剂（如水，酒精）中被离解成可以自由运动的带电离子的过程。

凋亡   细胞自杀死亡程序。

氡气   岩石中的镭衰变产生的一种天然放射性气体。

恶性   一个医学术语，用以形容威胁生命的癌症的性质。通常指已经扩散的肿瘤。

分化   生物个体发育过程中，通过细胞分裂在细胞之间产生形态结构与功能上稳定性差异的生命活动过程。经分化具备了特定功能的细胞有的例如红细胞也许在执行短暂功能后随即死亡；还有的例如肌细胞和神经细胞会停止分裂但其功能会维持多年。

干细胞　一类具有自我更新能力（self-renewing）的多潜能细胞，在一定条件下，它可以分化成多种功能细胞，如血细胞、上皮细胞、表皮细胞和肝细胞。干细胞是多种类型癌症的主要靶标。

睾丸激素　主要的男性性激素，主要由睾丸分泌。

寒武纪　约为五亿四千五百万年至四亿九千五百万年前古生代初期的一段地质时间。多细胞生物在这一时期大量出现。

核苷酸　一类由嘌呤碱基或嘧啶碱基、核糖或脱氧核糖以及磷酸三种物质组成的化合物，是生物体内重要的小分子化合物，具有许多生理功能，除作为 DNA、RNA 的前体，也作为生理、生化过程的调节物质参与体内物质代谢。

黑色素瘤　制造黑色素的皮肤细胞发生异常而导致的一种癌症。如未尽早发现和切除，可导致高度恶性肿瘤的发生。

黄曲霉毒素　一种污染储藏食物（如坚果）的毒素，源于真菌（曲霉类）。可能是那些生活在气候潮湿地区的肝癌患者的致癌因素之一。

基因　DNA 分子上具有遗传信息的特定核苷酸序列的总称，是具有遗传效应的 DNA 分子片段。基因通过指导蛋白质的合成来表达自己所携带的遗传信息，从而控制生物个体的性状表现。

基因编码　DNA 携带的信息，决定每个蛋白质内的氨基酸序列，由此控制细胞制造的所有蛋白质的性质。

基因型　控制每个生物体独特性状的全部基因的总和。

基因组　包含在一个生物体 DNA 中的全部遗传信息。

寄生物　以全部或部分摄取另外一种生物即寄主（或宿主）的养分为生的生物。

抗体　免疫系统用来识别和抑制外源物质的一种蛋白质。

抗原　任何被免疫系统识别为"异质"的物质，会刺激机体产生免疫应答，生成抗体。

克隆　生物体通过体细胞进行的无性繁殖，以及由无性繁殖形成的基因型完全相同的后代个体组成的种群。也可以用作动词，指利用生物技术由无性生殖产生与原个体有完全相同基因类型的后代的过程。

良性肿瘤　非癌性肿瘤，不会侵犯周围组织，也不会发生转移。

淋巴瘤　一组源于淋巴结或其他淋巴组织的恶性肿瘤。

淋巴细胞　白细胞的一种，由淋巴器官产生，机体免疫应答功能的重要细胞成分。淋巴细胞分为 T 淋巴细胞和 B 淋巴细胞等多种类型。其中，B

细胞和 T 细胞能够产生抗体或直接清除感染细胞。

毛细血管　极细的血管。

酶　由生物体内活细胞产生的一种生物催化剂，大多数由蛋白质组成，能在机体中十分温和的条件下，高效率地催化各种生物化学反应，促进生物体的新陈代谢。

缺失　部分或全部基因或染色体丢失。

染色体　DNA 和蛋白质的线状结构。每个正常人体细胞都含有 23 对染色体。

染色体易位　一种染色体异常现象，指非同源染色体的片段重新排列组合，是血液恶性肿瘤和恶性肉瘤中的常见突变机制。

人科　人属，包括智人、直立人和尼安德特人。

绒毛膜癌　发生于子官的一种癌症，源于胚胎（胎盘）组织。

肉瘤　源于间叶组织（包括结缔组织、肌肉和骨）的恶性肿瘤。

上皮组织癌肿　从上皮组织发展而来的一种癌症类型。

上皮组织　覆盖于身体表面并衬贴于体内有腔器官腔面的组织。

生殖细胞　多细胞生物体内能繁殖后代的细胞的总称。

受体　一种能够识别和选择性结合某种配体（信号分子）的大分子物质。

突变　由于细胞分裂时遗传基因的复制发生错误、或受化学物质、射线或病毒的影响而导致细胞中的遗传基因发生永久的改变。根据改变程度大小，突变带来的后果可能是中性的，偶尔也是有利的（促进功能），但更多是有害的（丢失一个或多个功能）。

息肉　黏膜表面（上皮或表皮）生长的赘生物。

细胞核　位于细胞中央、被核膜包围的一个区域，含有染色体。

细胞色素 P450 酶　参与致癌分子氧化代谢的重要酶系之一。

细胞衰老　细胞的老化过程，增殖中止，进入休眠或死亡。

腺瘤　上皮组织发生的良性肿瘤，具有癌变的可能。

血管生成　在原来存在的血管结构上长出新血管的生物学过程。

炎症反应　具有血管系统的活体组织对各种损伤因子的刺激所发生的一种以防御反应为主的基本病理过程。局部的血管反应是炎症过程的主要特征和防御反应的中心环节。炎症的局部表现为红、肿、热、痛和功能障碍，也伴有发热、末梢血白细胞计数改变等全身反应。

抑癌基因　一类能遏制肿瘤形成的基因。通常通过直接抑制细胞过度生长、增殖或促进其他细胞活动（如衰老、分化或凋亡）来行使功能。抑癌基因正常功能的丢失（缺失或突变）使激活的癌基因发挥作用而致癌。

原位癌　一种早期癌症，癌变仅局限于黏膜的上皮层内或皮肤表层内。

增生　由于实质细胞数量增多而导致的组织或器官的可逆性体积增大。持续存在情况下可转为肿瘤。

致癌物　损伤 DNA、诱导癌症发生的化学物质或电离辐射。

转基因技术　一项分子生物学技术，将某些生物的基因转移到其他物种中，改造生物的遗传物质，使遗传物质得到改造的生物在性状、营养和消费品质等方面向人类需要的目标转变。

转移　癌细胞从原发部位扩散到体内其他部位的过程。

组织病理学　一种通过对活组织切片进行观察和研究以诊断肿瘤类型并进行分级的标准诊断方法。对组织切片进行染色或借助于其他试剂（抗体或分子探针等）可提高诊断有效率。

译者致谢

    本书在翻译过程中得到了许多专家和同事的大力支持和帮助。译者要特别感谢本书的两位主审：上海交通大学医学院附属瑞金医院上海血液学研究所陈赛娟教授和上海交通大学系统生物医学研究院王一煌先生。他们对译稿进行了认真的审阅和修改，对译稿质量严格把关，为本书付出了很多心血。他们严谨细致、一丝不苟的工作作风和渊博的学识使译者深感钦佩。译者还要感谢上海交通大学系统生物医学研究院敖平教授、中国医学科学院肿瘤医院周光飚研究员、上海交通大学医学院附属瑞金医院上海血液学研究所刘建湘研究员及中国医科大学附属第一医院血液内科颜晓菁主任。他们分别阅读了译稿的部分章节，提出了许多批评和修改意见。

    由于译者水平有限，本书肯定有翻译不当之处，恳请广大读者批评指正。任何文责由译者本人承担。

闻朝君

2023 年 10 月